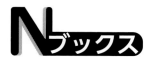

Nブックス

疾病の成り立ち：臨床医学〔第5版〕

編著　田中　明・加藤昌彦

共著　津田博子・豊田　元・横越　浩・苅部ひとみ・藤岡由夫
　　　今中美栄・金内雅夫・進藤政臣・藤岡由美子・増子佳世

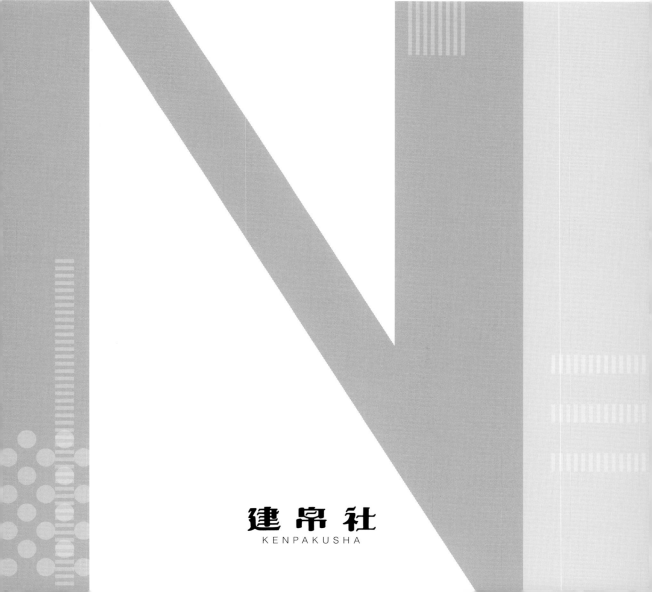

建帛社
KENPAKUSHA

　「臨床医学」はさまざまな疾患の病態，臨床症状，合併症，診断，および治療について学ぶ学問です。管理栄養士国家試験のガイドラインに示された「人体の構造と機能と疾病の成り立ち」の分野には，人体の構造を学ぶ「解剖学」，人体の機能を学ぶ「生理学」や「生化学」，疾病発症の基本的な病態変化を学ぶ「病理学」，そして「臨床医学」がありますが，「臨床医学」はこの分野における総まとめ的な学問であります。すなわち，さまざまな疾患の病態を学ぶためには，「解剖学」で正常者の人体構造を知る必要があります。また，「生理学」や「生化学」で正常者の生理機能や代謝状態を知る必要があります。さらに，「病理学」で疾病発症により正常の構造や機能がどのように変化するかを知る必要があります。つまり，「臨床医学」は「解剖学」，「生理学」，「生化学」，「病理学」の積み重ねの上に成り立つ学問であり，「臨床医学」を学ぶためにはこれら学問の基礎知識が不可欠であります。

　本書では，以上のことを考慮して，各疾患の病態を学ぶために必要な「解剖学」「生理学」「生化学」「病理学」の基本的知識を可能な限り解説して，理解しやすくなるように努力しました。

　「臨床医学」は「人体の構造と機能及び疾病の成り立ち」の分野の総まとめ的学問でありますが，一方では，「臨床栄養学」への橋渡しとなる学問でもあります。「臨床栄養学」では，栄養療法の内容を単に暗記するのではなく，この疾患では，なぜ，このような栄養療法が有効なのか，なぜ，このような栄養療法をしなければならないのかを常に考えてほしいと思います。そのためには，「臨床医学」で学んだ疾患病態についての知識が大いに役立ちます。「臨床栄養学」を理解するためにも「臨床医学」を十分に学んでほしいと思います。

　近年，臨床の場ではチーム医療による治療体制が確立し，管理栄養士は栄養ケアのプロとしての高度な専門的知識が要求されるようになりました。また，医療チームの一員として，医師，看護師，薬剤師など他の職種とのコミュニケーションを保ち，患者の治療全般にかかわるようになれば，管理栄養士は，栄養学的知識はもちろん，薬物療法など他の治療法や疾患病態など「臨床医学」の広い知識が必要になります。

本書を利用して，「臨床医学」を十分に学ぶことにより，「臨床栄養学」において，疾患病態を踏まえた栄養療法を考えられる管理栄養士に，また，臨床の場において，栄養の専門家として，他の医療スタッフと交流できる管理栄養士になられることを願っています。

　2012年2月

田　中　　明

加　藤　昌　彦

「第5版」にあたって

　2015年2月に「管理栄養士国家試験ガイドライン」が改定され，2016年3月の国家試験から適用されることとなり，「疾病の成り立ち」に関連する項目にも若干の変更があったため，関連項目の加筆修正をするとともに，各疾患の最新の治療ガイドライン等に沿い，必要な改訂を行い，「第2版」を2015年9月に発行しました。その後，各種疾病ガイドラインが毎年公表されてきたため，その都度版を更新してきました。さらに2019年2月には，「管理栄養士国家試験ガイドライン」が再度改定されており，今般，「動脈硬化性疾患予防ガイドライン2022年版」，「糖尿病治療ガイド2022−2023」など，2022年7月現在の最新のものを取り入れ，その他，用語の見直し等も含めて必要な改訂を行い，「第5版」を上梓します。これまで同様に管理栄養士養成にご活用いただけることを願います。

　2022年8月

田　中　　明

加　藤　昌　彦

疾病の成り立ち
目　次

疾病の成り立ち

1. 疾病（disease）とは

　疾病とは，わたしたちが身体的あるいは精神的に健康でない異常状態にあることをいい，"病気"や"疾患"と同義語である。

　わたしたちの身体は，約60兆個の細胞から構成されている。これらの細胞のうち，系統を同じくする細胞仲間が集まって組織を形成し，さらに数種類の組織から臓器や器官ができ，こうした臓器や器官によりわたしたちの体は構成されている。健常者は，体を構成する細胞，組織や臓器間のバランスが常に保たれ，体全体として均衡がとれた状態〔ある範囲のなかでこの状態に保持することを恒常性（ホメオスタシスhomeostasis）という〕にあるが，恒常性がさまざまな原因により構造的あるいは機能的に乱されたとき，わたしたちは"病気に罹った"という。

　構造的な乱れとは，細胞自体や細胞の集合体である組織・臓器などが，炎症，変性，壊死あるいは腫瘍の発現といった形態学的変化を引き起こすことをいう。こうした形態学的変化により起こる疾病を器質的疾患といい，肺炎，大腸がん，脳出血や心筋梗塞などがそれにあたる。一方，形態学的変化が認められないにもかかわらず，細胞や組織・臓器が正常に働かない場合を機能的な乱れといい，それによって起こる疾病を機能的疾患という。緊張や不安により生じる消化不良（神経性消化不良や下痢）や片頭痛，過敏性腸症候群などがあてはまる。したがって，疾病とは器質的疾患または機能的疾患のいずれか，もしくは両者が存在する状態をいう。また，疾病に罹り医師の治療を受けている人を患者と呼ぶ。

2. 症状（symptom）と徴候（sign）

　疾病に罹ると，患者自身が自らの異常を感覚的に自覚するようになる。たとえば，食欲不振，悪心・嘔吐，全身倦怠などであり，これらを症状あるいは自覚所見という。それに対して，黄疸やチアノーゼなど，患者自身は自覚していなくても医師が診察することによって見つける異常を徴候（兆候）または他覚所見という。しかし症状と徴候に関しては，言葉の定義があいまいで厳密な区別がないため，両者を合わせて症候と呼ぶことが多い。

3．疾病の種類

疾病の種類はさまざまで，分類法もいろいろあるが，疾病の原因や本質を表している分類は理解しやすく，直接疾病の予防や治療につなげることができる（表1）。

表1　疾病の分類

循 環 障 害	心筋梗塞，脳梗塞，高血圧症，など
炎　　　症	肺炎，扁桃腺炎，腎盂腎炎，など
腫　　　瘍	脂肪腫（良性），大腸がん（悪性），骨肉腫（悪性），など
免疫・アレルギー	食物アレルギー，花粉症，関節リウマチ，など
代 謝 異 常	糖尿病，痛風，脂質異常症，など

4．疾病の原因

疾病には，さまざまな原因があり，これを病因（etiology）という。病因を知ることにより，病気の予防や治療が可能になることが少なくない。

病因のうち，細菌感染や外傷など，外部から体に加わる原因を外因という。一方，疾病に対する感受性が高いなど，身体側にある原因（体質，素因）を内因という（表2）。しかし，現実には内因と外因が独立して疾病を引き起こす場合よりも，両者が複雑に絡み合って引き起こしている場合が多い。たとえば，免疫不全症の患者は，免疫力がない（低下している）といった内因があるために，本来は病原性をほとんど示さない常在細菌が外因となって日和見感染を発症する，といった例があげられる。

表2　疾病の原因

内　因	①年齢，②性別，③遺伝，体質，④心因，⑤免疫異常，など
外　因	①物理的傷害：機械的外力，日光，温度，放射線，など ②化学的傷害：酸，アルカリ，その他の化学物質，など ③生物学的原因による傷害：ウイルス，細菌，寄生虫，など ④栄養素の欠乏と過剰：たんぱく質欠乏，亜鉛欠乏症，ビタミンA過剰症，など

5．疾病の結末

患者が，現在罹っている疾病が治るのか，治らないのか，さらに詳細に，この先どのような経過をたどり，どのくらいの日数がかかり，どのような結末になっていくのかは，患者や家族の誰もが知りたい情報である。疾病の経過において，最終的に治癒したのか，悪化したのか，あるいは死に至ったのかなど，その疾病の結末を転帰という。疾病の診断が明らかになると，疾病の転帰に関して，より具体的な予測が可能と

なる。この予測のことを予後といい，疾病の経過が良好で改善あるいは完治することを予測したとき "予後が良い" といい，反対に "予後が悪い" という場合は，その疾病がこの先，重篤となり死の危険もありうることを意味する。

6．疾病の診断

診断とは，疾病の本質を正確に把握し，病名を決定することをいう。しかし，病名は便宜上考えられた分類の一つにすぎず，病名が患者のすべての異常を表しているわけではない。したがって，"正しく診断する" とは，単に病名を決定することにとどまらず，現在の患者の異常を正確に把握することである。正しく診断することにより，適切な処置や治療を行うことができると同時に，予後の信頼度を高めることができる。

正しい診断を下すためには，患者に関する正確な情報を必要十分に得ることが重要であり，そのため，診断プロセスに従って情報を収集する。診断プロセスに従うことにより，誤った情報が氾濫・錯綜したり，情報不足となるリスクを軽減することができる。

診断プロセスは，問診，診察および臨床検査からなり，それぞれに一定の順序，方式が用いられている。詳細については次章で詳しく述べる。

7．臨床医学，臨床栄養学と管理栄養士の役割

臨床における管理栄養士の役割は，傷病者の病態や栄養状態を十分に把握・理解し，それに応じた適切な栄養管理を行うことにある。そのために，管理栄養士を志す者は，臨床栄養学を身につけることが重要である。

さらに，現在わが国の臨床現場では，管理栄養士，医師，看護師あるいは薬剤師などの専門多職種によって構成される栄養サポートチーム（nutrition support team：NST）が，医療・介護の一環として個々の患者あるいは高齢者ごとに最適な栄養管理を行う動きが活発化している。管理栄養士が，多職種のなかでチームメンバーの一員としての役割を果たすためには，臨床栄養学の知識はいうに及ばず，疾病の成り立ち，傷病者の病態をきちんと把握，理解する，すなわち臨床医学をしっかりと学習しなければならない。

第 1 章

疾患診断の概要

　診断（diagnosis）とは，患者の異常状態（疾病）を正確に把握し，適切な治療や処置を行うための根拠を得ることである。まず患者の一般的診察から患者の症候を把握し，それを裏づける客観的根拠を得るために臨床検査や画像検査を行い，これらの結果を総合することによって患者の異常状態を診断する。

1. 一般的診察

　診断のための患者からの情報収集は，まず患者の主訴を中心とした病歴の聴取（問診）と患者の身体所見（現症）を種々の方法を用いて調べることから始まる。

1. 1　問　　診

　問診は，医師などの医療従事者が患者に質問し，患者がこれに答えることによって診断に必要な情報を得ることである。

（1）現病歴（history of the present illness）

　現病歴では，患者が医師を訪れる直接の動機となった異常の内容について知る。まず，主訴（chief complaint）を聞くが，これは患者の訴えの中心となる症状である。たとえば，腹痛とか倦怠感といったものがこれに相当する。次に，その症状がいつごろからどのように発症したのか，どのくらい持続したのか，患者がこれまでに受けた治療を含めてどのように推移してきたかを明らかにする。

（2）既往歴（past history）

　患者の過去の健康状態や罹患した疾病などについて調べる。患者の出生地，生育した場所，経済状態を含めた生活環境を知り，過去に罹患した疾病名とその経過，職業歴，生活習慣として食事，便通，睡眠の状況，喫煙歴，飲酒歴，常用薬なども把握する。女性では，月経（初経，閉経），妊娠，分娩などについても聞く。

（3）家族歴（family history）

　疾病の家族内発生，遺伝性，伝染性などを知るために，両親やきょうだいなどの近親者に関連のある病的状態が存在しないかを聞く。

1. 2　身体診察

　患者が現在示している身体の状態を現症（present condition）という。現症を把握す

表 1-1　現症として把握すべき項目

全　身　状　態	局　所　状　態
身長・体重	頭部
体格・栄養状態	顔面
体位・姿勢	顔面一般・眼・耳・鼻・口腔
顔貌	頸部
精神状態	リンパ節・甲状腺・血管
意識・不穏・知能・睡眠	胸部
皮膚	心臓・肺・乳腺・背部
色・発疹・体毛・爪・浮腫	腹部
体温	腹壁・胃・腸・肝臓および胆嚢・膵臓・
脈拍	脾臓・腎臓
血圧	直腸・肛門
呼吸	性器
食欲・便通	四肢
口渇・排尿	神経学的所見

るために，視診，触診，打診，聴診の 4 つの方法〔理学的検査（physical examination）〕が用いられる。視診では患者を視覚的に観察し，触診では手指で触って状態を知り，打診では手指または簡単な器具で叩いてそのときに生ずる音を観察し，聴診では聴診器を用いる。全身状態と局所状態のそれぞれについて，見落としがないように把握していく（表 1-1）。たとえば，爪の成長は全身状態によって著しく影響を受けるので，全身の健康状態の指標となる。爪にたてに亀裂が入るのは栄養状態不良のときで，匙のように凹形となった匙状爪（spoon nail）とともに，重症の貧血でみられる。ばち指（clubbed finger）は，指趾の末端が丸くふくれ，爪が丸みをおびてその上にのり，太鼓のばち状になっているもので，多くはチアノーゼを伴い，先天性心疾患，慢性閉塞性肺疾患（COPD）などでみられる。

2.　主な症候

　症候とは，患者が自覚している異常，すなわち症状（symptom）と，患者が自覚していないが医師が見つけた異常，すなわち徴候（sign）の両方を含む。症候を正確に把握することが診断の基礎となる。

2.　1　バイタルサイン

　診断にあたって，脈拍，呼吸，体温，血圧，意識状態などは，生体の生きている状態を示す重要な指標なので，特に生命徴候〔バイタルサイン（vital sign）〕と呼ぶ。入院患者の毎日の体温，脈拍数，呼吸数をグラフとして記録したもの（温度表）は，臨床経過を知るうえで重要である。また，救急救命治療において，バイタルサインは患者がショック状態になっているかを判断するためのきわめて重要な徴候である。

（1）脈拍（pulse）

患者の左右の橈骨動脈を手指で触れて，脈拍数（pulse rate），リズム（rhythm），血管の性状を調べる。脈拍数は，1分間に心拍動による脈拍がいくつ末梢動脈に伝えられたかの頻度を示すものである。成人健常者では65〜85/分である。乳幼児では120くらいであり，高齢者では60くらいに減少する。成人で100/分以上のものを頻脈，60/分以下のものを徐脈という。脈拍の間隔をリズムというが，健常者では一定の間隔の整脈であるが，間隔が一定でないものを不整脈という。動脈硬化があれば，血管壁は硬く触れる。

（2）呼吸（respiration）

呼吸数，深さ，型，胸郭の動きなどに注意する。成人健常者では1分間の呼吸数は14〜20で，新生児では45にもなる。呼吸数の増加したものを頻呼吸，少なくなったものを徐呼吸という。呼吸の異常としては，呼吸困難，起座呼吸，無呼吸，過換気などがある。無呼吸とは呼吸運動が一過性に中断された状態で，睡眠時無呼吸症候群では夜間の睡眠時に無呼吸が起こる。過換気とは代謝の要求以上に換気することをいい，呼吸の頻度，大きさともに異常に増大したもので，激しい運動の後，まれに神経性の原因でも起こる。代謝性アシドーシス（糖尿病や尿毒症など）で呼吸数が増加し呼吸の深さも増したものをクスマウル（Kussmaul）呼吸と呼ぶが，昏睡が切迫している可能性が高い。

（3）体温（body temperature）

脳や腹胸部の重要な臓器の存在する部分の温度（核温度）は，ほぼ37℃で安定している。体温計による検温では，直腸温，口内温，腋窩温などが測定されるが，直腸温が最も高く，次いで口内温で，腋窩温が最も低い。体温は生理的にも変動し，午前2〜4時ころに最低となり，午後2〜6時ころに最高となる。正常腋窩温は36.0〜37.0℃とされ，37.0℃以上のときは発熱，35.0℃以下のときは低体温症を疑う。

（4）血圧（blood pressure）

血液が血管壁に及ぼす圧力を血圧といい，一般に動脈血圧を指す。臨床的には，上腕動脈の側圧を血圧計を用いて測定する。心収縮が最大のときの血圧を最高血圧（収縮期血圧），心拡張が最大のときの血圧を最低血圧（拡張期血圧）といい，この両者の差を脈圧という。血圧はいろいろな条件で影響を受けやすいので，なるべく条件を一定にして測定することが望ましい。

日本高血圧学会のガイドラインでは，診察室血圧は，水銀血圧計を用いた聴診法または自動血圧計を用い，カフを心臓の高さにして安静座位で1〜2分の間隔をおいて複数回測定し，安定した値を示した2回の値の平均値としている。成人健常者では，最大血圧100〜130mmHg，最小血圧50〜85mmHg，脈圧30〜40mmHgである。140/90mmHg以上を高血圧，90/50mmHg以下を低血圧とする。

（5）意識状態

言葉，音，光，痛みなどの刺激に対する反応から，意識状態を判定する。反応が正

常な場合，たとえば質問に対して素早く適切に回答できれば，意識清明と考える。意識清明以外はすべて意識障害があると解釈される。

2. 2　全身症候

（1）発熱（fever）

　発熱とは，視床下部の体温調節中枢の異常のため体温が正常より高いレベルに維持された状態である。腋窩温で37.0〜37.9℃くらいの熱を微熱，39℃以上を高熱という。感染症のなかには特有の熱型を示すものがあり，弛張熱は急性ウイルス性呼吸器感染症や細菌性肺炎など多くの感染症に，間欠熱はマラリアなどに，稽留熱は腸チフスなどにみられる。

（2）全身倦怠感

　「気分がすぐれない」「だるい」「気力がない」などの訴えがあるときに用いる表現である。このような感覚は，ほとんどの病人に存在している。

（3）体重増加・減少

　体組成に占める体脂肪量が過剰に蓄積された状態を肥満（obesity）という。一方，一定に維持している体重が急速に，あるいは徐々に減少する状態をやせ（weight loss）という。判定にはBMI（body mass index）＝体重（kg）/身長（m）^{2}が広く用いられ，日本肥満学会はBMI≧25.0kg/m^{2}を肥満，BMI＜18.5kg/m^{2}をやせと定義している。体内水分量の増減も体重増加・減少の原因となるので，判定にあたって浮腫や脱水の有無を確認する必要がある。

（4）末梢循環不全（ショック：shock）

　何らかの原因により全身の循環障害が起こったため，組織や臓器細胞の機能低下を生じた状態で，適切な治療が行われないと多臓器不全から死に至る。原因としては，末梢血管が拡張し血流が停滞する場合，血液が急激に失われて血液量が減少し心臓が適当な拍出量を維持できない場合，心臓のポンプ機能障害により心臓の拍出量を維持できない場合などがある。血圧低下を主徴とし，収縮期血圧が90mmHg以下であった場合はショックなのか否かを判断する。

（5）意識障害

　意識が一過性に失われる状態を失神（syncope）という。意識が継続して失われる場合，意識障害の程度が軽い順から，傾眠（somnolence），昏迷（stupor），昏睡（coma）という。傾眠は外部刺激に容易に反応するがすぐにうとうとする状態，昏迷は強い外部刺激には反応するがすぐに眠ってしまう状態，昏睡は完全に意識を消失した状態である。覚醒しているが正常な認識力に欠けた興奮状態を錯乱状態というが，特に興奮，妄想，幻覚，錯覚などの強い陽性所見を呈する急性錯乱状態はせん妄（delirium）という。傾眠，昏迷，せん妄はしばしば昏睡の前後にみられる。意識障害の評価法として，わが国ではJapan Coma Scale（JCS）がよく用いられている（表1-2）。

表 1 - 2　Japan Coma Scale

Ⅰ　覚醒している（1桁の点数で表現）	
0	意識清明
1	見当識は保たれているが意識清明ではない
2	見当識障害がある
3	自分の名前・生年月日が言えない
Ⅱ　刺激に応じて一時的に覚醒する（2桁の点数で表現）	
10	普通の呼びかけで開眼する
20	大声で呼びかけたり，強く揺するなどで開眼する
30	痛み刺激を加えつつ，呼びかけを続けると辛うじて開眼する
Ⅲ　刺激しても覚醒しない（3桁の点数で表現）	
100	痛みに対して払いのけるなどの動作をする
200	痛み刺激で手足を動かしたり，顔をしかめたりする
300	痛み刺激に対しまったく反応しない
注　R（不穏），I（糞便失禁），A（自発性喪失）	

（6）不穏（restlessness）

緊張が高まり落ち着きのなくなっている状態で，さまざまな疾患で認められる。

（7）痙攣（convulsion）

筋肉が発作的に異常に収縮する状態をいう。痙攣には，中枢神経系細胞の過剰な興奮によるもの（てんかん発作など），単一の末梢神経の興奮によるもの（顔面痙攣など），骨格筋の痙攣で痛みを伴うもの（こむら返り）が含まれる。

（8）めまい（vertigo）

内耳などの平衡感覚の障害による真性めまい（vertigo）と，それ以外の仮性めまいを区別する必要がある。真性めまいでは，「外界がグルグル回る」といった運動性の訴えとなり，悪心・嘔吐，頭痛などを伴う。仮性めまいでは，「立ちくらみ」といった訴えで，過労，睡眠不足，貧血なども原因となる。

（9）脱水（dehydration）

水と電解質（主にNaCl）が失われ，体液量あるいは細胞外液量が減少した状態をいう。水と電解質の欠乏の比率によって，等張性脱水，高張性脱水，低張性脱水の3型に分けられる。

（10）浮腫（edema）

細胞外液のうち組織間液が組織間隙に異常に増加した状態をいう。全身浮腫では著しい組織間液の貯留をきたし，症状が明らかな場合は体重の約10%の増加がみられる。

2. 3　その他の症候

（1）チアノーゼ（cyanosis）

皮膚や粘膜が青紫色～暗赤色になる状態で，末梢毛細血管の血液内の還元ヘモグロビン量が 5 g/dL以上存在する場合に出現する。毛細血管の豊富な口唇，口腔粘膜，耳朶，爪床で認められやすい。

（2）黄疸（jaundice）

血液中のビリルビンが増加するために，全身の組織，体液が黄染する状態をいう。血中ビリルビンが 2 mg/dL以上になると肉眼的に黄疸が認められる（顕性黄疸）。

（3）発疹（exanthema）

発疹とは，皮膚にみられる肉眼的変化をいう。発疹には，紫斑，紅斑，色素沈着，毛細血管拡張，丘疹，結節，膨疹，水疱，萎縮，びらん，潰瘍，鱗屑などがある。

（4）頭痛（headache）

頭部，顔面，後頸部の痛みを総称して頭痛という。頭蓋内疾患，精神的ストレス，全身的代謝疾患などさまざまな原因によって起こる。

（5）運動麻痺（motor paresis）

まったく関節運動がみられないものを完全麻痺（paralysis），筋力低下はあるが，関節運動が残っているものを不全麻痺（paresis）という。四肢のうち，1 肢のみの麻痺を単麻痺（monoplegia），身体一側半身の麻痺を片麻痺（hemiplegia），両上肢または両下肢の麻痺を対麻痺（paraplegia）という。

（6）動悸（palpitation）

動悸とは「心臓の拍動を感知すること」と定義される不快な自覚的現象をいう。心臓に原因があるもの（心房細動などの不整脈），心因性のもの，心疾患以外の疾患（甲状腺機能亢進症など）によるものがある。

（7）呼吸困難（dyspnea）

呼吸運動に不快な努力が必要なことを自覚する場合をいう。患者は「息が苦しい」「空気が十分に吸えない」などと訴える。

（8）血痰（bloody sputum）・喀血（hemoptysis）

呼吸器系から出血した血液が痰に混じったものを血痰，血液のみを比較的大量に咳とともに口腔から排出する場合を喀血という。

（9）胸痛（chest pain）

胸部に起こる痛みないし不快感を胸痛という。心臓，大動脈，肺，胸膜，食道，胃などの内臓だけでなく，胸部，頸部，肩の筋肉骨格系の疾患によっても起きる。

（10）腹痛（abdominal pain）

腹部の痛みを腹痛という。多くの場合腹部疾患が原因となっているが，心筋梗塞など腹部以外の疾患が原因のこともあるので注意する。

（11）食欲不振（anorexia）

食欲（appetite）は食物に対する生理的欲求であり，空腹感と密接な関係にあるが，同義語ではない。食欲は視覚，嗅覚，味覚など各種感覚の影響を強く受け，過去の食物の記憶に左右されるなど，精神的要素が強い。食欲不振は空腹感の有無に関係なく，食物を摂取しようとする意欲の低下あるいは消失した状態である。

（12）悪心（nausea）・嘔吐（vomiting）

悪心は嘔吐したい切迫した不快な気分であり，嘔吐は胃内容物を食道，口腔を通じて排出する状態である。

（13）嚥下困難（dysphagia）

嚥下とは，飲食物などを口腔から食道を経て胃に送り込む運動である。嚥下困難はこの嚥下運動が円滑に行われない状態であり，症状としては物がつかえた感じから，まったく通過できない場合まである。

（14）便秘（constipation）・下痢（diarrhea）

通常，排便は1日1回朝食前後に起こる胃・結腸反射によって行われるが，個人に固有の排便習慣がある。便秘とは，排便回数が少なくなり，排便時に苦痛を伴う状態をいう。下痢は，糞便中の水分量が増加して泥状または水様性になった場合であり，通常，排便回数は増加することが多い。

（15）吐血（hematemesis）・下血（melena）

上部消化管内で出血した血液が，口腔を通じて新鮮な血液のまま，またはコーヒー残渣様物として排出される場合を吐血という。下血とは，血液が腸管内で変化を受けて黒くなったもの（黒色便）や，ねばねばしたタール状となったもの（タール便）を指す。これに対して，下部消化管からの出血により，新鮮血が排泄あるいは糞便に新鮮な血液が混入ないし表面に付着する場合は血便という。

（16）腹部膨隆（abdominal distension）

腹部膨隆とは，腹壁が膨らみ出た状態をいう。腸管内の気体の貯留〔鼓腸（meteorism）〕，腹腔内の液体の貯留〔腹水（ascites）〕によって起こることが多いが，腹腔内の大きな腫瘤，肥満，妊娠によっても腹部膨隆がみられる。

（17）睡眠障害（sleep disorder）

夜よく眠れない，寝入りがよくない，すぐに眼がさめるなど，入眠，睡眠に何らかの異常がある状態を指す。睡眠時無呼吸症候群や種々の神経系疾患でもみられるが，心不全の初期にもしばしば出現する。不眠を訴える患者は多いが，睡眠はある程度とれているのに，自覚では眠っていないと思うものがかなりある。

3. 臨 床 検 査

　臨床検査は，患者の異常状態について客観性の高い情報を提供するので，診断や治療方針の決定には欠かせないものとなっている。

3. 1　検査の種類と特性

（1）検査の種類

1）検 体 検 査

　患者から得られる試料（排泄物，分泌物，生体の一部分など）について，物理化学的分析，形態学的分析，微生物学的分析，免疫学的分析などの測定法を用いて行う検査をいう。

2）生体機能検査

　患者自身を対象として，機械工学や電子工学の技術を用いて行う検査をいう。

（2）検査の診断能力

　ある疾患の有無を陽性・陰性で診断する検査の場合，その検査の診断能力は疾患の有無をいかに正確に陽性・陰性に振り分けられるかで示される。すなわち，疾患を有する群での検査の陽性率〔真の陽性率：感度（sensitivity）〕，および疾患を持たない群での検査の陰性率〔真の陰性率：特異度（specificity）〕ができるかぎり高いことが望ましい（図1-1）。感度が高い検査は目的とする疾患を持つ患者を見逃すことが少なく，特異度が高い検査は疾患を持たない人を偽陽性とすることが少ない。したがって，両者がともに高い検査ほど診断能力が高いことになる。

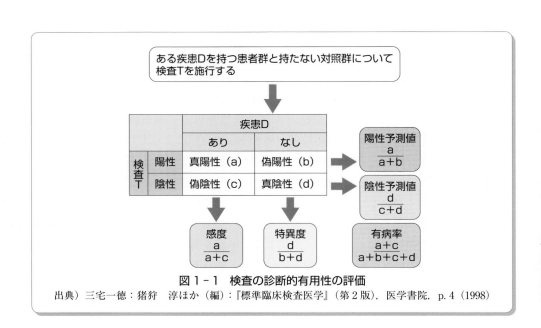

図1-1　検査の診断的有用性の評価

出典）三宅一徳：猪狩　淳ほか（編）：『標準臨床検査医学』（第2版），医学書院，p. 4（1998）

3. 2 基 準 値

　臨床検査結果を判定するには目安となる基準，すなわち基準値（reference value，巻末付表を参照）が必要である。連続した数値として測定結果が表される場合，一定の医学的条件で健康と判定された多数の人（数百人単位）の測定値の分布型を検討し，分布型に応じた計算式を用いて健康人測定値の中央部95%を含むと推定される数値範囲〔基準範囲（reference interval）〕を基準値とする。たとえば正規分布型の場合は，「平均値±1.96×標準偏差」の式から基準範囲（下限値と上限値）を算出する（図1-2）。健康人でも5%の人は基準値をはずれることになるので，従来の正常値という用語は適切ではない。

　実際の検査では健康人と有疾患者の測定値の分布が重なる場合も多く，感度と特異度を最も高くできる陽性・陰性の判別点（カットオフ値），または血糖値や血清脂質などのように発症リスクの増加する値などが臨床判断値として設定されている。

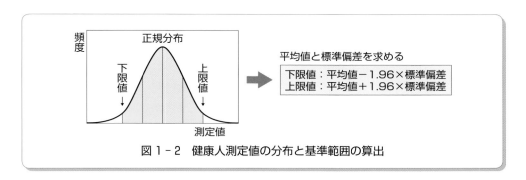

図1-2　健康人測定値の分布と基準範囲の算出

3. 3 検 体 検 査

（1）検体の種類・採取方法

　検体としては，患者から得られる血液，尿，糞便，髄液（ずいえき），その他の体液，生検による組織試料などを用いる。検体採取（巻末付表p.191を参照）にあたって注意すべき点としては，①採取後できるだけ迅速に測定する，②採取時の患者の状態（食前，食後，運動負荷など）を明らかにする，③検査項目によって検体採取方法が異なる場合がある，などがある。患者検体はすべて感染源になりうるので，注意して取り扱う必要がある。

（2）一般臨床検査

1）尿 検 査

　尿の一般的性状（外観，尿量，比重，pH）と尿中化学成分（たんぱく，糖，ケトン体，ビリルビン，ウロビリノゲン，潜血反応など）について検査する。尿沈渣検査（ちんさ）では，尿を遠心して得られる沈殿物中の細胞，円柱，結晶，微生物などを顕微鏡で観察する。

2）糞 便 検 査

　糞便には消化管の状態がよく反映されるので，スクリーニング検査や消化器疾患の

診断のために潜血反応や寄生虫検査が行われる。

3）喀 痰 検 査

喀痰は肺胞から気管支，気管までのさまざまな部分からの分泌物であり，微生物学検査と呼吸器悪性腫瘍を対象とする細胞診に用いられる。

4）脳脊髄液，腹水・胸水などの穿刺液

脳脊髄液（髄液）は中枢神経系疾患の診断に有用である。腹水・胸水など体内に貯留した液体は穿刺により採取し，外観，比重，たんぱく量，微生物，細胞などを検査する。

（3）血液学的検査

1）血　　　算

血液中の細胞成分を定量的に測定する検査である。最も基本的な検査の一つで，赤血球系，白血球系，血小板についてそれぞれ評価する。

2）血 液 像

末梢血液像と骨髄像があり，それぞれ末梢血液中および骨髄中の細胞成分の形態を観察する検査である。骨髄像では，有核細胞数と巨核球数も測定する。

3）凝固線溶系検査

止血機構のスクリーニング検査として，出血時間，プロトロンビン時間（PT），活性化部分トロンボプラスチン時間（APTT），フィブリン分解産物（FDP）などを測定する。この結果に基づいて，血小板数，血小板機能検査，凝固因子測定，線溶因子測定などを行う。

（4）生化学検査

血液中の液体成分中に含まれる生体成分を，物理化学的手法を用いて測定する検査であり，検体として主に血清を用いる。測定する成分としては，グルコース（血糖），たんぱく質，含窒素成分（尿素，クレアチニン，尿酸），脂質・リポたんぱく質，ビリルビン，酵素，電解質，ビタミン，ホルモン，腫瘍マーカーなどが含まれる。

（5）免疫学検査

病原微生物などの「非自己」を排除するための機構である免疫に関連した検査である。炎症マーカー，感染症の血清学検査のほかに，自己抗体，免疫グロブリン（Ig），補体，細胞性免疫，移植免疫に関する検査などが含まれる。

（6）微生物学検査

感染症の診断と治療のための検査である。検体としては血液，脳脊髄液，尿，喀痰，糞便，胆汁，穿刺液などが用いられ，一般細菌，結核菌，真菌，ウイルス，リケッチア，クラミジア，マイコプラズマ，寄生虫などの感染症が対象となる。細菌検査では顕微鏡検査，培養/同定検査，薬剤感受性試験などが行われ，グラム染色の染色性と形態によってグラム陽性球菌，グラム陽性桿菌，グラム陰性球菌，グラム陰性桿菌に分けられる。

3．4 生体機能検査

（1）呼吸機能検査

1）スパイロメトリー（spirometry）

換気機能（肺が膨張・収縮する機能）は，肺の大きさ（肺気量）と肺・気管支などの気道の性状に関係している。スパイロメトリーでは肺気量分画と努力性呼出曲線を測定し，%肺活量（%VC）と1秒量に対する比率（%FEV$_1$）から換気障害の型を判定する。

2）動脈血ガス分析

動脈血中の酸素（O_2）ガス濃度〔動脈血酸素分圧（PaO_2）〕，二酸化炭素（CO_2）ガス濃度〔動脈血二酸化炭素分圧（$PaCO_2$）〕，pH，重炭酸イオン濃度（HCO_3^-）を測定し，base excess（BE），動脈血酸素飽和度（SaO_2）を算出して，肺胞でのガス交換機能と酸塩基平衡を評価する。

（2）心機能検査

1）心電図検査（electrocardiogram：ECG）

心電図とは，心筋収縮によって発生する活動電位の変動を身体表面に置いた導子によって記録したものである。標準肢誘導（I，II，III），単極肢誘導（aVR，aVL，aVF），単極胸部誘導（V1，V2，V3，V4，V5，V6）からなる12誘導心電図が一般に行われており，不整脈，心肥大，心筋虚血，電解質の異常などの診断に有用である。

2）心音図検査（phonocardiogram：PCG）

心音や心雑音を記録し，心疾患，ことに弁膜症，先天性心疾患などの診断に役立てる。

3）心エコー検査（ultrasound cardiogram：UCG）

胸壁から心臓に向かって超音波を投入し，反射された超音波を受信して画像化することにより，心臓の形や動きをみる検査である。心房や心室の大きさ，左心室の駆出率，弁や血流の動きなどを評価する。

（3）脳波（electroencephalogram：EEG）

脳神経細胞の電気的興奮を多くの場合は頭皮上に装着した電極で記録したものである。脳の機能，特にその活動性について情報を得ることができる。

（4）筋電図（electromyogram：EMG）

骨格筋の収縮によって発生する活動電位を，同心型針電極を筋肉内に刺入して記録したものである。筋肉だけでなく，それを支配している脊髄前角細胞と運動神経線維の機能を評価できる。

4．画像検査

画像検査とは，X線，超音波，磁気共鳴，放射性同位元素などを用いて，人体の内部構造について解剖学的情報を得る検査法である。画像検査の進歩は目覚ましく，臨床検査と同様に診断や治療方針の決定には欠かせないものとなっている。ただし，放

射線被曝，磁場下の安全性，造影剤の副作用などには十分な配慮が必要である。

4.1　X 線 検 査

（1）単純X線検査

人体各臓器の持つ固有のX線吸収の差だけを利用するものを単純X線といい，胸部，腹部，骨，軟部組織（乳房，甲状腺など）などの検査がある。

（2）造 影 検 査

X線吸収の差が小さく単純X線検査では診断が困難な臓器で，造影剤を投与してX線像を得る方法である。消化管（胃，腸），胆道系（胆嚢，胆管），尿路系（尿路，尿管，膀胱，尿道），血管などが対象となる。

（3）コンピュータ断層撮影法（computed tomography：CT）

1〜10mmの薄いX線ビームを人体に多方向から照射し，透過したX線強度を計測し，断層面のX線吸収値（CT値）分布像をコンピュータ処理によって再構築して人体の断層像（横断面）を得る方法である（図1-3）。造影剤を使用しない単純CTと造影剤投与後に行う造影CTがある。頭部，胸部，腹部，心臓，脊椎，骨・関節・軟骨などほとんどの臓器が対象となる。

4.2　超音波検査法

人間の耳に聞こえない高周波数の音波（超音波）を生体内に発信し，戻ってくる反射波〔エコー（echo）〕を分析して画像化したものが超音波検査である。組織の2次元像を得る断層法と，脈管内の血流を測定するドップラー法に大別される。断層法は主

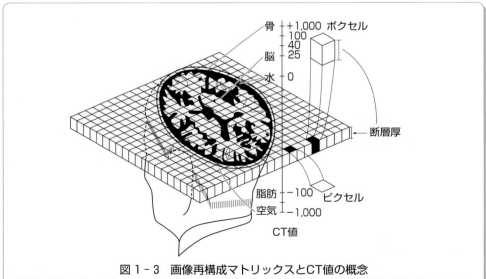

図1-3　画像再構成マトリックスとCT値の概念
出典）松井　修：高島　力・佐々木康人監修：『標準放射線医学』（第6版），医学書院（2001）より一部改変

に肝臓，胆嚢，膵臓，脾臓，腎臓，心臓など，ドップラー法は心血管などが対象となる。前述の心エコー検査では，断層法とドップラー法を用いる。

4．3　磁気共鳴検査法

　磁気共鳴検査法とは，磁性のある原子核を周波数が変動する磁場に置いたときに，原子核が回転する現象（核磁気共鳴，nuclear magnetic resonance：NMR）を利用した検査法である。画像診断としては磁気共鳴イメージング（magnetic resonance imaging：MRI）がある。人体で信号を出すのは^{1}H原子核なので，MRIは^{1}Hを含む水からの信号を画像化しているといえる。MRIでは横断面，矢状断面，冠状断面，斜断面など任意の断面が得られるので，CTよりも詳細な解析が可能である。

4．4　核医学検査法

　核医学検査は放射性同位元素（radioisotope）から放出される放射能を測定する検査方法で，人体に標識トレーサ（放射性医薬品）を投与して検査する。シンチグラフィーでは画像は2次元で表示される。断層像を得る方法としては，陽電子放出断層装置（positron emission tomography：PET），およびPETとCTを組み合わせたPET/CTが悪性腫瘍の診断法として注目されている。陽電子放出核種の^{18}F（フッ素）で標識したグルコース誘導体FDG（^{18}F-fluorodeoxy glucose）を投与し，糖代謝が亢進している腫瘍細胞に多く取り込まれたFDGから放出される放射能をPETで検出する。

4．5　内視鏡検査法

　内視鏡技術を活用することにより，病変を直接観察して診断するだけでなく，レーザー治療や病理診断のための組織採取，腫瘍切除，食道静脈瘤の硬化療法などの処置が可能となる。内視鏡としては，硬式内視鏡，ファイバースコープ，電子スコープ，超音波内視鏡など種々のものがある。主に，消化管や気管支などの内腔構造の観察に有用である。

参考文献

- 黒川　清，江藤澄哉，中原一彦（編）：『吉利和 内科診断学』（改訂9版），金芳堂（2004）
- 杉本恒明，矢崎義雄（編）：『内科学』（第9版），朝倉書店（2007）
- 猪狩　淳，中原一彦（編）：『標準臨床検査医学』（第2版），医学書院（1998）
- 高島　力，佐々木康人（監修）：『標準放射線医学』（第6版），医学書院（2001）
- 大友　邦，興梠征典，杉村和朗，福田国彦，松永尚文，松田喜代史（監修）：『画像診断update—検査の組み立てから診断まで』日本医師会雑誌，**140**（特別号1）（2011）

第 2 章

疾患治療の概要

1. 種類と特徴

1.1　原因療法，対症療法

　　原因療法とは，疾病の原因を調べ，その原因を除いて疾病を治そうとする治療法である。しかし，診断が確定されても治癒させられない疾患もある。

　　対症療法とは，原因に対する治療とは別に，疾病にみられる症状に対して，それを鎮静または除去するために行う療法である。たとえば，発熱に対する解熱薬投与，疼痛に対する鎮痛薬投与などである。臨床上，病因が判明するまでの間，または判明していても，原因の根治療法が奏効するまでの間の併用療法として，あるいは根治療法が不能な場合に患者の苦痛を和らげるために行われる。

1.2　保存療法，根治療法，特殊療法

　　保存療法とは，根治を目的とせず，現在の異常を軽くしようとする療法をいう。悪性疾患時にみられる疼痛の除去や胃がん患者のバイパス作成，骨折時に副木固定法などを用いて，観血的手術を行わない治療法などをいう。

　　根治療法とは，病気の原因を完全に取り除こうとする療法である。悪性腫瘍などの外科的手術療法によく用いられる。一方，良性疾患の場合でも，病因を取り除く治療に対して用いられる。

　　特殊療法とは，放射線療法，臓器移植，免疫療法，物理療法，心理療法，人工透析あるいは遺伝子治療など，保存療法にも根治療法にも分類困難な治療法が含まれる。

2. 治療計画・実施・評価

2.1　治療の適応・選択

　　治療法が複数ある場合に，患者にとって満足の得られる治療法を選ぶことが重要である。悪性疾患を有する高齢者に根治療法が良いか保存療法が良いか，医学的な見地以外に本人や家族の要望などを加味して，決定することが望ましいと考えられている。これらを治療の適応と位置づけ，通常，複数の医師あるいは医療チームにおいて検討し決定する。

2. 2　実施，モニタリング，評価

　治療方針が決定されると，その方針に沿って加療を行い，適切な間隔で血液検査，尿検査，心電図検査，レントゲン検査，超音波検査，CT検査およびMRI検査などを用いて経過をモニタリングする。それらの客観的データを基に，病状の再評価を行う。期待した効果が得られなければ治療方針の変更が必要となることもある。

3.　治療の方法

3. 1　栄養・食事療法

　病状の改善・回復を図る目的で，食事による栄養計画を立て，栄養状態の改善を図る方法。経口摂取においては，味覚，嗅覚，視覚などの工夫による食欲増進，嚥下障害に対する食物の形状の工夫とともに，1日必要量の検討が必要となる。食事の経口摂取が困難な場合は，経管栄養法として経鼻胃管，胃瘻や腸瘻がある。まれに経直腸的に栄養を注入することもある。また，腸管が利用できない場合は，静脈栄養法（いわゆる点滴など）を用いる。

　静脈栄養法としては，四肢の末梢静脈より浸透圧バランスの良い栄養輸液を投与する末梢静脈栄養法（peripheral parenteral nutrition：PPN）と，中心静脈より高カロリー輸液を投与する中心静脈栄養法（total parenteral nutrition：TPN）がある。PPNでは，高カロリーの輸液は血管痛や静脈炎を起こしやすいため，栄養補給を目的とするよりは，水分と電解質の補給，薬液の注入などに用いられている。

　TPNでは，鎖骨下静脈，内・外頸静脈，大腿静脈などの比較的太い静脈を穿刺し，中心静脈にカテーテルを留置し，そのカテーテルを用いた持続点滴により高カロリー輸液を投与する。

3. 2　運動療法

　病状の改善や回復を目的として，運動を適切かつ積極的に行うこと。骨折や長期臥床により廃用萎縮を起こした場合や脳卒中後などの運動機能障害のみられた場合などの筋肉の回復を目的とした運動，糖尿病患者や肥満に対する運動などが，これに該当する。リハビリテーション科でリハビリテーション専門医の指示に従い，理学療法士（PT），作業療法士（OT），言語聴覚士（ST）などと協力して病状の回復を図ることが多い。一方，糖尿病や肥満は心臓，腎臓，脳といった重要臓器の疾患の発生に関連が深いことから，予防医学の視点からも運動療法は重要である。

3. 3　薬物療法

　各種の薬物を用いて，治療する方法。薬物の投与経路は経口，座剤として経直腸，経腔投与，吸入，皮膚や粘膜への塗布，注射などさまざまである。薬物療法においては，投与薬剤の種類，投与量，投与方法，投与期間および投与後の経過や副作用の評価を慎重に検討することが重要となる。

3．4　輸液，輸血，血液浄化

　輸液とは，循環血漿量の確保や，体液の恒常性の維持，栄養補給の目的で，経静脈的に，不足と思われる水分，電解質，栄養素などを補充する方法。輸液を補液と称することもある。手術前処置，頻回の嘔吐，水様性下痢あるいは高度の熱傷などでしばしば用いられる。

　輸血は，出血や血液の産生に異常があり，血液成分に異常がみられる場合に，血液成分を補充する目的で，経静脈的に投与される。免疫性や感染性の副作用を軽減する目的で，照射保存血や成分輸血，手術時などに備えてあらかじめ自分の血液を保存しておく自己血輸血や研究段階ではあるが人工血液などがある。

　血液浄化とは，体内に蓄積した毒性物質の除去を目的とした治療のことである。血中の異常成分が，他の方法で除去が困難か，放置しておくと生命に危険を及ぼすと思われるときに用いられる。血液透析や腹膜透析，劇症肝炎に対する血漿交換などがある。腎不全，薬物中毒，免疫異常，代謝性疾患などの治療法の一つとして選択されることがある。

3．5　手術，周術期患者の管理

　手術は通常，麻酔下に行われる。麻酔法は，局所麻酔によるものと全身麻酔で行われるものとに大きく分類される。全身麻酔の手術は，術前管理・術中管理・術後管理が重要である。全身麻酔で手術が行われる場合，手術前に，循環器，呼吸器，代謝内分泌，腎機能などの全身状態の把握や既往歴，服薬状況などを知っておくことは重要である。重篤な合併症のある場合や生体予備能が低下していることの多い高齢者，新生児などでは特に注意が必要である。

　周術期とは手術を中心とした手術前後の時期をいう。手術は治療を目的として行われる行為であるが，生体にとっては侵襲となる。したがって，周術期の患者に対しては特別な配慮が必要となる。たとえば，手術数日前からネブライザーを使用した呼吸器系の管理などがある。

3．6　臓器・組織移植，人工臓器

　臓器移植とは，腎臓，心臓，肝臓，肺臓など自らの臓器を他人の臓器と交換する方法で，臓器の移植に関する法律（臓器移植法，1997年）の制定以降増加している。眼科で行われる角膜移植は臓器移植の一つである。心臓移植，肝臓移植など，一つの症例に莫大な費用を要する経済的評価，適応に関する倫理的評価など多方面からの検討が今後の課題である。

　組織移植とは，生体の組織の一部を切り離し，または茎を利用して同じ個体の異なった部位に移植し，一時的あるいは永久的にその部位の一部とさせることをいう。広範囲の高度の熱傷などに対する有茎または無茎皮膚移植，皮膚をロールにした代用食道や，乳がんによる乳房切除後の乳房再建術などもこの範疇に入る。

人工臓器としては，心臓弁膜症患者における人工弁や，動脈瘤患者への人工血管，整形外科領域における人工関節，歯科治療におけるインプラントなどが知られている。

3. 7　放射線治療

物質に作用して電離を引き起こす性質を有する電離放射線を放射線と呼んでいる。電離とは，その放射線が物質を通過するとき，その物質を構成している原子の電子を外へ弾き飛ばす現象をいう。X（レントゲン）線，ガンマ線は電磁放射線と呼ばれるが，電子線，陽子線，中性子線，π中間子線，重イオン線などは，粒子放射線と呼ばれる。これらの電磁放射線と粒子放射線を，電離放射線と呼び，それにより発生してくる電子を放射能と呼んでいる。この放射能が生物に照射されると細胞増殖の停止や突然変異の誘発が引き起こされてくる。細胞内のターゲットはDNA（デオキシリボ核酸）分子であると考えられている。このような性質を特に悪性腫瘍などに応用し，不要な細胞を死滅させたり，増殖を抑制したりする治療を，放射線治療と呼んでいる。乳がん，食道がん，子宮がんなどにおける放射線併用療法，脳腫瘍におけるガンマナイフ，サイバーナイフなどの定位放射線療法，前立腺がんにおける前立腺内小線源埋め込み療法などがある。

3. 8　リハビリテーション

何らかの原因で社会生活に支障をきたした人が，再び通常の生活が送れるように治療することをリハビリテーションという。疾患により正常の状態が機能の低下を起こした場合に，病気発症前の状態に戻すべく治療する場合に用いられることが多い。奇形や脳血管障害，整形外科的疾患あるいは手術後の運動機能障害，発音障害，嚥下障害などに対して行われる。できるだけ早期に始めると大きな効果が期待できる。

3. 9　再 生 医 療

再生医療とは不足した組織を何らかの方法で補充し，正常臓器に戻そうとする医療である。再生医療は移植治療や幹細胞研究とも密接に関連しており，倫理面での整備が急がれている。脊髄損傷など回復不可能とされている中枢神経系への応用や心筋への応用などが期待されている。

3. 10　救急救命治療（クリティカルケア）

救急救命治療（クリティカルケア）とは，救急救命を行う医療で階層化が行われている。初期救急医療機関は，独歩で来院する軽度の救急患者への夜間および休日における外来診療を行う医療機関である。二次救急医療機関は，初期救急医療機関からの紹介を基本としている。救急患者への初期診療と応急処置を行い，必要に応じて入院治療を行う。また，自施設では対応困難な救急患者については，必要な処置を行った

後，速やかに三次救急医療機関などへ紹介する。三次救急医療機関は緊急性・専門性の高い脳卒中，急性心筋梗塞，重症外傷などの複数の診療科領域にわたる疾病など，幅広い疾患に対応している。ICU（集中治療室）やCCU（冠疾患治療室）といった治療室を備え，必要に応じてドクターカーやドクターヘリを用いた救急救命医療を提供する。

　近年，一般の人も簡単に使用可能な自動体外式除細動器（automated external defibrillator：AED）の設置が普及し，救急救命に寄与している。

4.　終末期患者の治療

4．1　終末期医療（ターミナルケア）

　回復が望めない病状に対し，患者の希望，家族の希望などを加味して，人生の最期を迎えるための医療である。余命がおよそ3か月以内とされる患者に対して，QOL（生活の質，生命の質）の向上をめざし，身体的・精神的な苦痛を軽減することを主眼に行われる。

4．2　緩和ケア

　WHO（世界保健機関）により，「生命を脅かす疾患による問題に直面している患者とその家族に対して，疾患の早期より，痛み，身体的問題，心理社会的な問題，スピリチュアル（霊的・魂）の問題に関してきちんとした評価を行い，それが障害とならないように予防したり対処したりすることで，QOLを改善するためのアプローチである」と定義されている。わが国においても緩和ケアを実践する医療機関は増加の傾向にあるが，主としてがん末期における疼痛の緩和や症状のコントロールを指すことが多い。

4．3　尊　厳　死

　死期が迫っていることが明らかとなった場合，人為的に延命を図る目的のみの人工栄養や酸素吸入などを拒否し，自然の摂理によって人間らしく死を迎えることをいう。すなわち，患者の尊厳を失わない方法で死を迎える方法を尊厳死という。日本医師会生命倫理懇談会で検討されているが，まだ法的な整備はなされていない。

　不治の病気に罹り激しい苦痛に悩んでいる人に対して，薬剤の注射などで死期を積極的に早める安楽死とは異なる。

5.　根拠（エビデンス）に基づいた医療（EBM）

5．1　EBM（evidence-based medicine）

　EBMとは，疾患の診断をはじめとした医療のとらえ方である。臨床疫学的に臨床医が疾患の社会的背景を考慮し，臨床研究において個人個人の患者から得られた知見を集団のデータとして定量的に表す。疾患の検査ならびに診断においても，いろいろ

な情報を集積し，感度や特異度といった定量的なデータに基づいて治療や検査を進めることをいう。

5. 2　診療ガイドライン

　1992年試験管内において遺伝子組換え実験が成功した。この結果，各国政府は組換えDNA実験の安全性について規制する必要性があると判断し，遺伝子治療に対する診療ガイドラインが策定された。以来，医学の各分野すなわち糖尿病，高血圧症あるいは肝硬変など，それぞれの疾患ごとに基本的な治療法が，「ガイドライン」として推奨されるようになった。

第 **3** 章

栄養障害と代謝疾患

1. 栄養障害

1.1 飢 餓

概 念 飢餓とは，慢性的な貧困，紛争などの人為的災害，地震や津波，洪水，干ばつなどの自然災害などの外的要因により食料を満足に得ることができず慢性的な栄養不良に陥った状態で，水以外の絶対的なエネルギー，たんぱく質，必須脂肪酸，ビタミン，ミネラルの不足を伴う最も重篤な栄養障害である。一方，自分の意思により，短期あるいは長期にわたり食事を制限する場合は断食（絶食）と呼ぶが，水分の摂取や点滴などを受けている状態を含む。いずれの場合も，エネルギー代謝の低下，筋肉・脂肪組織ならびに内臓の極度の萎縮により死に至る（餓死）可能性を有する状態である。

病 態 脳の神経細胞や赤血球はエネルギー基質として1時間あたり約6gのグルコースを消費する。血液中には約3gのグルコースが存在するが，これは肝臓からのグルコースの放出が0と仮定すると，わずか30分の生存が許されるにすぎない。したがって，肝臓からのグルコースの放出をいかに維持し，血糖を60mg/dL以上に維持するかが生命を維持するうえで問題となる。

肝臓は食後の豊富なグルコースの流入を受け，最大100gのグリコーゲンを貯蔵し，約12時間まで，血糖をグリコーゲンの分解により維持することができる。運動時，あるいは12時間以上の絶食では，脂肪組織より脂肪酸とグリセロールが放出され，脂肪酸は心筋，骨格筋でエネルギー基質となりグルコースの消費を軽減する一方，グリセロールは肝細胞に取り込まれ糖新生経路によりグルコースとなり，肝臓より放出され血糖が維持される。次に筋たんぱく質の分解により放出されるアラニン，グリシンなどの糖原性アミノ酸が肝臓での糖新生の基質として利用される。

この状態が2〜3日続くと，肝臓への脂肪酸の流入が増加し，肝臓よりケトン体の放出が始まり，血中ケトン体濃度が上昇する。ケトン体は脳神経，心筋，骨格筋，腎臓でエネルギー基質として利用され，結果として，グルコースの消費が軽減され，筋たんぱく質の崩壊が抑制される（尿中窒素排泄は1日3g程度まで減少）。

約1か月の絶食で体重は25%低下する。脂肪組織，筋肉以外に，肝臓，胃腸の萎縮が著しく，無酸症，下痢を伴う。徐脈，血圧低下，肺活量低下により運動能力は低下

24

し，低体温，脱力感が出現する。内分泌機能は低下し，生殖腺の萎縮により無月経となる。神経系は保たれるが，無気力や苛立ちが認められる。創傷治癒は遅延し，細胞性免疫も低下する。絶食前の体たんぱく質の70%まで減少すると，アミノ酸を用いた糖新生が困難となり死に至る（窒素死：nitrogen death）。

　検査所見では血中ケトン体高値，血清アルブミン低値，血中コレステロール低値，遊離脂肪酸の上昇を認める。血中アミノ酸は初期には上昇するが，徐々に低下する。血糖は低下するが，脂肪分解，たんぱく質分解により一定レベルは維持される。

|診断・治療|　飢餓の診断は病歴，食物摂取状況ならびに栄養アセスメントにより明らかである。治療は，少量頻回の流動食の経口投与（100mL程度）から開始し段階的に消化管の機能回復に従い増量するのが原則で，急激な栄養素の投与は低リン血症をきたし，致死的（refeeding症候群）となるため禁忌である。42%粉末脱脂乳，32%の食用油，25%のショ糖と電解質，ビタミン，ミネラルを強化した処方などが推奨されている。体重回復に伴い，ビタミン，ミネラルの摂取の不均衡が現れることがあるので，注意深い観察と食事指導が必要で，推奨量の2倍程度のビタミン，ミネラル投与も考慮する。

1．2　たんぱく質・エネルギー栄養障害（栄養失調）

|概　念|　飢餓と正常な栄養状態の中間には，さまざまな栄養素の摂取のレベルがあるが，このなかでエネルギーとたんぱく質の欠乏状態に注目したものを，たんぱく質・エネルギー栄養障害（protein-energy malnutrition：PEM）と呼ぶ（図3-1）。

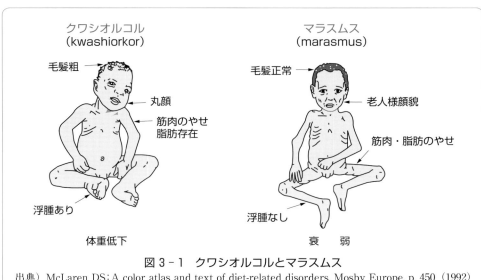

図3-1　クワシオルコルとマラスムス

出典）McLaren DS：A color atlas and text of diet-related disorders. Mosby Europe, p. 450（1992）より改変

病　型

1）クワシオルコル（kwashiorkor）型

クワシオルコルでは必ずしもエネルギーが不足していないが，たんぱく質の絶対的不足がある。たんぱく質の摂取量減少と，炭水化物摂取量の相対的な増大によりたんぱく質合成が低下し，低アルブミン血症と浮腫（ふしゅ）が生じる。またアポリポたんぱく質合成の低下により脂肪肝，肝腫大（かんしゅだい）を認める。肝臓でのアミノ酸基質の低下により，アミノ酸合成酵素は増加し，尿素の生成は低下する（窒素を体内に保持）。当初たんぱく質合成は保たれるが，進むとたんぱく質合成は低下し低アルブミン血症となり，成長，免疫，創傷治癒，酵素，ホルモン産生が阻害される。全身性浮腫，脱毛と毛髪の退色，肝腫大，情緒障害，感染症（肺炎，中耳炎，胃腸炎，尿路感染，敗血症（はいけつしょう））を認める。

2）マラスムス（marasmus）型

マラスムスでは，長期にわたるエネルギー不足により，脂肪組織からの脂肪酸放出，骨格筋たんぱく質の分解によるアミノ酸放出が促進され，肝臓でのグルコースとケトン体の合成が維持される。脂肪酸は脳，心筋などでのエネルギー基質として利用される。この状態ではコルチゾルや成長ホルモンの濃度が高値に維持される一方，インスリン，インスリン様成長因子，甲状腺ホルモンの分泌が抑制され，筋肉の分解によりアミノ酸が肝臓でのたんぱく質合成の基質として供給されるため，血中たんぱく質はある程度維持される。空腹感，体重減少，成長の遅れ，皮下脂肪と筋肉の消耗，下痢を呈する。血中アルブミン，トランスフェリン，分枝アミノ酸，β-リポたんぱく質，グルコースの低下を認める。

3）混在型（marasmic kwasiorkor）

クワシオルコルとマラスムスの混在型は高齢者や入院患者で認められ（消耗症，悪液質（あくえきしつ）），筋萎縮，体脂肪低下，低アルブミン血症と免疫低下を認める。

検査所見

血中ヒドロキシプロリンの減少（成長障害），尿中3-メチルヒスチジンの増加（筋たんぱく質の崩壊），体内水分（細胞外液）の増加，カリウム，マグネシウム，カルシウム，リンの低下，鉄欠乏による貧血，代謝性アシドーシスを認める。

治　療

第一に体液と電解質の異常の補正と抗菌薬による感染症の治療，第二に栄養素の補給とミネラル（Fe, Cu, Zn, Mn, I, その他）・ビタミンの補給を考慮する。小児では治療開始後数日間は，電解質バランスの乱れがみられ，敗血症，低体温，心不全により死に至る（死亡率は5～40%）。クワシオルコルのほうがマラスムスより回復が早い。

1.3　悪液質（カヘキシー：cachexia）

概　念

慢性疾患（外傷，手術，熱傷，敗血症，がんおよびAIDSなど）の経過中に起こる全身の衰弱状態で，食欲不振，エネルギー消費増大（基礎代謝亢進（こうしん）），除脂肪組織の減少が特徴である。がん性悪液質，下垂体性悪液質，心性悪液質など多くの慢性の消耗性疾患の経過中に認められる。

病態・症候　　　　悪液質は単なる食欲不振による食事摂取の減少が原因ではない。腫瘍細胞や各種病態下の宿主細胞によって産生される複数のサイトカイン（TNF-α，IL-1bおよびIL-6など）が，レプチン様シグナルとして視床下部の食欲・体重調節機構に働き，エネルギーバランスが負にもかかわらず食欲抑制，基礎代謝の増加の持続をきたす。加えてサイトカイン類は局所臓器においてたんぱく質合成低下，ユビキチンプロテアソーム系などのたんぱく質分解経路の活性化をもたらし，臓器の萎縮をもたらす。筋肉萎縮は筋力低下・疲労の増加により患者のQOLに深刻に影響し，皮下脂肪の喪失は骨隆起部の圧迫潰瘍のリスクが増大する。全身衰弱，眼瞼や下腿の浮腫，貧血による皮膚蒼白などの症状を呈する。

診断・治療　　　　悪液質は，基礎疾患の種類，体重減少ならびに各種栄養指標によって診断される。膵がんや胃がんは深刻な悪液質を伴い，化学療法に対する反応低下，死亡率の増加と関連する。腫瘍の大きさ，転移性の範囲は悪液質の程度と相関しない。

　治療は基礎疾患の治療が優先される。基礎疾患（がんなど）がコントロールまたは治癒できれば，悪液質は改善する。一方，単純なカロリー補給のみでは，体重が増加したとしても脂肪の増加が主であり，機能も予後も改善されない。したがって，がんに伴う悪液質患者のほとんどで高カロリー補給は推奨されず，十分な栄養が経口摂取できない以外は経静脈栄養の適応とならない。

　薬物療法としては，コルチコステロイド，カンナビノイド（マリファナ，ドロナビノール），プロゲストーゲン製剤（メゲステロール）などが使用される。いずれも食欲を増進して健康感を改善するが，体重増加はほとんど得られない。

1．4　ビタミン欠乏症・過剰症

　ビタミン欠乏症は食物中のビタミンの単純な摂取不足以外に，胆汁分泌低下あるいは膵リパーゼ分泌不全による脂肪の吸収不良や内因子の欠乏などの吸収障害，体内での異化の促進，尿中排泄亢進などで起こる。ビタミンDは，ホルモンとして体内で複数の水酸化酵素による活性化と受容体への結合が作用に必要で，この過程の障害が欠乏症に類似した症状を呈する。一方，ビタミン過剰症は脂溶性ビタミン製剤の過剰摂取が原因である（表3-1）。

（1）脚気（beriberi）

　ビタミンB₁（チアミン）欠乏によりアデノシン三リン酸（ATP）需要の多い神経の髄鞘の変性と心筋の変性・腫大が生じる。現在では，本来の摂取不足による発症はまれであるが，甲状腺機能亢進症，妊娠，授乳，発熱などによるエネルギー代謝の亢進状態，慢性的な糖質の過剰摂取（ペットボトル症候群，中心静脈栄養），アルコール依存症などで依然認められる。

　全身の倦怠・疲労感，食欲不振，不快感などが初期に認められるが，両側対称性の下肢に優位な感覚障害，腱反射低下，大腿筋の萎縮が特徴の乾性脚気あるいは，頻脈，血管拡張，四肢のほてり，うっ血性心不全，肺水腫が特徴の湿性脚気へと進行す

表 3-1　ビタミン欠乏症・過剰症

ビタミン 化学名	生体内での代謝	生体内作用	成人1日摂取基準	耐容上限量	病態	症状
ビタミンA、脂溶性 レチノール レチナール レチノイン酸 β-カロテン	β-カロテンは体内でレチノールへ変換。大部分はレチノールやレチナール、レチノイン酸塩として肝臓に存在。レチノイン酸は核内受容体を介して遺伝子の発現調節に関与	レチナールの11-cis異性体(ビタミンA アルデヒド)はオプシンと結合して、網膜の光受容色素である物質(ロドプシン)を形成。上皮、器官、臓器の機能保持。粘膜上皮細胞の機能保持。β-カロテンはフリーラジカル・活性酸素を除去	男:850μgRAE 女:650μgRAE		欠乏症	夜盲症、角膜乾燥症、角膜軟化症、消化管・尿路上皮の角化、皮膚毛包周囲角化症、生殖機能低下、免疫機能低下、小児では成長障害
				2,700μgRAE	過剰症	脳圧亢進(悪心・嘔吐、頭痛)、皮膚粘膜症状、脱毛、筋肉痛、胃腸障害、肝肥大、胎児奇形、微熱、色素沈着、甲状腺機能低下、β-カロテンの過剰摂取は皮膚カロチン症のみ
ビタミンB1 チアミン:水溶性 アノイリン:ニコニク成分のアリシンとチアミンが結合したもの、脂溶性となり吸収効率が高い。	体内ではチアミンニリン酸(TPP)の型で、トランスケトラーゼ、ピルビン酸脱水素酵素、α-ケトグルタル酸脱水素酵素の補酵素となる	糖代謝に関与(ピルビン酸→アセチルCoA、α-ケト酸の酸化的脱炭酸)脂肪酸・ステロイド代謝(ケトン基転移反応)	男:1.4mg、女:1.1mg (摂取エネルギー1,000kcalあたり0.54mg)		欠乏症	脚気(全身倦怠、体重低下、知覚異常、腱反射消失、心不全)ウェルニッケ脳症(眼球運動麻痺、歩行障害、記憶障害)コルサコフ症候群 多発性神経炎
ビタミンB2、水溶性 リボフラビン	体内ではフラビンモノヌクレオチド(FMN)、フラビンアデニンジヌクレオチド(FAD)に変換	酸化・還元酵素の補酵素として呼吸鎖などの水素伝達系に関与	男:1.6mg 女:1.2mg		欠乏症	口角炎、口内炎、舌炎、角膜炎、皮膚炎、成長障害
ナイアシン、水溶性、非常に安定 ニコチン酸:植物 ニコチンアミド:動物	ニコチン酸は肝でニコチンアミド酸(NAD)へ変換される。体内ではトリプトファンより合成され、NADとなる	酸化還元酵素の補酵素 補酵素NAD、NADPの型で、呼吸鎖など、脂肪酸の合成に関与 ADP-リボシル化反応に関与	男:15mgNE、女:11mgNE (摂取エネルギー1,000kcalあたり5.8mgNE)		欠乏症 (トウモロコシが主食、B6欠乏)	ペラグラ(皮膚炎、下痢、中枢神経炎)
				ニコチン酸:80mg(男) 65mg(女) ニコチンアミド:300mg(男) 250mg(女)	過剰症 (ニコチン酸)	顔面紅潮、痒み、胃腸障害、肝障害、低コレステロール

表3-1（つづき）

ビタミン／化学名	生体内での代謝	生体内作用	成人1日摂取基準 耐容上限量	病態	症状
パントテン酸、水溶性 哺乳類では腸内細菌が合成 食品中にはCoAとしてパントテン酸誘導体として存在	CoAやアシルキャリアーたんぱく質（ACP）の補酵素	糖代謝（クエン酸回路での転移反応、糖のアセチル基転移）、脂肪酸代謝（リン脂質、インブレノイド、ステロイド、脂肪酸の炭素鎖伸張、アシルグリセリンの合成）、たんぱく質のアセチル化、アシル化、プレニル化	男：5mg 女：5mg	欠乏症（まれ）	悪心・嘔吐、筋肉痛、めまい、成長障害 免疫力低下
ビタミンB6、水溶性 ピリドキシン（PN）、PNP：植物 ピリドキサール（PL）、PLP：動物 ピリドキサミン（PM）、PMP：植物	小腸で吸収後、肝臓でピリドキサールキナーゼによりリン酸化を受け、PLPとPMPの型で、たんぱく質、脂質、糖質代謝酵素の補酵素となる	アミノ基転移、ヘム合成 セロトニン、ドパミン、アドレナリン、ヒスタミンの合成（アミノ酸の脱炭素反応）ラセミ化、脱水素反応に関与 PLPはホルモン作用を修飾	男：1.4mg 女：1.1mg	欠乏症	舌炎、皮膚炎、神経炎、貧血、聴覚障害、痙攣発作、成長低下、免疫力低下、動脈硬化性血管障害、脂肪肝、筋緊張低下
			男：55mg 女：45mg	過剰症	末梢神経障害、骨痛、腎結石（シュウ酸結石）、精巣萎縮、精子減少
ビタミンB12、水溶性 ヒドロキシコバラミン アデノシルコバラミン メチルコバラミン シアノコバラミン 体内貯蔵は最大2年程度	胃壁細胞より分泌される内因子と結合し回腸より吸収 体内ではメチルコバラミンとアデノシルコバラミンが補酵素としての作用	メチオニン合成酵素の補酵素としてホモシステインをメチオニンへ変換 メチルマロニルCoAをサクシニルCoAへ変換 核酸合成、炭素鎖切断	2.4μg	欠乏症	巨赤芽球性貧血、悪性貧血（内因子欠乏時）、神経障害、中枢神経症状、メチルマロン尿症、ホモシステイン尿症
ビタミンC、水溶性 アスコルビン酸	ヒトではL-グロノラクトン酸化酵素が欠損しているので合成不能 酸化型のデヒドロアスコルビン酸を体内でアスコルビン酸に変換	酸化還元系での水素運搬に関与、コラーゲンの形成、チロシン、フェニルアラニンの代謝、副腎皮質ホルモンの合成 大量摂取による薬理作用として、免疫能の増強、抗腫瘍効果作用、抗動脈硬化作用、抗ヒスタミン作用、白内障予防	100mg	欠乏症	壊血病（体内貯蔵量が300mg以下で発症）、全身倦怠、関節痛、出血、出血傾向、色素沈着
			（医薬品としての1日最大分量：2,000mg）	過剰症	下痢、嘔気、腹痛 1g/日以上の摂取で吸収率は50%以下に低下
ビタミンD、脂溶性 エルゴカルシフェロール（D2） コレカルシフェロール（D3）	皮膚では紫外線の作用でコレステロールよりエルゴカルシフェロールを、コレステロールよりコレカルシフェロールが合成される	腸管よりのカルシウム吸収を促進、骨や歯に対するカルシウムの沈着を促進 がん細胞の増殖抑制と分化促進 ホルモン分泌調節、免疫調節	8.5μg	欠乏症	くる病、骨軟化症、低カルシウム血症、テタニー
			100μg	過剰症	高カルシウム血症、腎障害、軟部組織の石灰化

表 3-1（つづき）

ビタミン 化学名	生体内での代謝	生体内作用	成人1日摂取基準		病態	症状
				耐容上限量		
ビタミンE, 脂溶性 トコフェロール (α, β, γ, δ) トコトリエノール	αトコフェロールが活性が強く、最も多い。これには8つの異性体が存在し、RRR-α-トコフェロールが天然型で最も生物活性が強い	抗酸化作用（細胞膜でのフリーラジカル、活性酸素の除去）：不飽和脂肪酸の過酸化を防止。血行をよくする働き		男：6.0mg 女：5.0mg	欠乏症	溶血性貧血、脊髄小脳疾患 不妊（マウス）
				男：850mg 女：650mg	過剰症 1,000mg/日以上の摂取	筋脱力、倦怠感、悪心、下痢 出血傾向（ビタミンKに拮抗、クマリン系抗凝固薬の効果促進）
ビオチン, 水溶性	卵白に含まれるアビジンと強固に結合し、吸収が阻害される	糖新生、アミノ酸代謝、脂肪酸合成 エネルギー代謝に関与 二酸化炭素（CO_2）の固定・脱離酵素の補酵素としてCO_2を結合		50μg	欠乏症 （極端な偏食）	脂漏性皮膚炎、脱毛、疲労感 ホロカルボキシラーゼ合成
ビタミンK, 脂溶性 フィロキノン (K₁)：植物由来 メナキノン (K₂)：腸内細菌が産生 メナジオン (K₃)：合成品	各種たんぱく質のグルタミン酸をγ-カルボキシグルタミン酸に変換する酵素の補酵素として働く	凝固因子の生成 オステオカルシンの生成		150μg	欠乏症	血液凝固障害、出血傾向
					過剰症（メナジオン投与時）	乳児に溶血性貧血、高ビリルビン血症、核黄疸（メナジオンは現在薬剤としては使用されていない）
葉酸, 水溶性 folic acid：プテロイルモノグルタミン酸。サプリメントとして使用 folate：上記のたんぱく質結合物の総称、食品中に存在	補酵素THF, FH4の型でC1-unitと結合して核酸などの合成、ホルミル基転移に関与	メチオニンの生成やDNAの合成に関与 造血作用 妊婦に投与して胎児の先天性神経管欠損症の予防		240μg	欠乏症	巨赤芽球性貧血、新生児神経管異常（神経管欠損、無脳症、二分脊椎）
				900μg（プテロイルモノグルタミン酸の量として）	過剰症	葉酸過敏症（発熱、じんま疹、紅斑、痒み、呼吸障害） 亜鉛吸収阻害

注）成人1日摂取基準、耐容上限量は「日本人の食事摂取基準（2020年版）」から18～29歳の値を示している（ただし、ビタミンCの医薬品からの最大分量は除く）。

る。アルコール依存症では，記銘力障害，失見当識，作話が特徴のコルサコフ症候群，眼球運動障害，失調性歩行，意識障害を三主徴とするウェルニッケ脳症が認められる。

（2）ペラグラ（pellagra）

ナイアシンならびにトリプトファンの欠乏により皮膚・粘膜，消化管，中枢神経に変性が生じる。

摂取不足（トウモロコシを主食）以外に下痢，肝硬変，アルコール中毒，抗結核薬（イソニアジド），カルチノイド症候群，ハートナップ病などでも発症。典型例では顔面に両側対称性（蝶形）の光線過敏性皮膚炎，舌炎，口内炎，消化器症状（悪心・嘔吐，下痢），記憶障害，意識障害，末梢神経障害が認められる。

尿中N^1-メチルニコチンアミド（NMN）の0.8mg/日以下の排泄はナイアシン欠乏を示唆する。

（3）壊血病（scurvy）

ビタミンC（アスコルビン酸）の欠乏はコラーゲンの生合成を抑制し結合組織，骨，象牙質での細胞間のセメント質形成が障害され，毛細血管の脆弱化，出血，創傷治癒の遅延をきたす。骨芽細胞による類骨組織の形成も障害され骨の成長も停止する。

無気力，脱力，体重減少，筋肉痛，関節痛より始まり，多発性の中手骨出血，歯肉腫脹・出血，皮膚の皮下出血斑，骨膜出血をきたす。

（4）巨赤芽球性貧血

ビタミンB_{12}あるいは葉酸の欠乏，薬剤（葉酸拮抗薬）によるDNA合成障害により赤芽球の成熟が障害され骨髄で巨赤芽球性の出現と末梢血での大球性貧血が認められる。詳細は，第13章参照のこと。

（5）悪性貧血

悪性貧血は自己免疫機序により内因子（キャッスル因子）を分泌する胃壁細胞が障害される。その結果，内因子の欠乏をきたし，ビタミンB_{12}の吸収が障害されビタミンB_{12}欠乏となる病態である。詳細は，第13章参照のこと。

（6）高ホモシステイン血症

ホモシステインはメチオニンの代謝中間産物で，ビタミンB_6，B_{12}，葉酸欠乏や加齢により血中レベルが上昇する。シスタチオニンβシンターゼ遺伝子の欠損による先天性ホモシステイン尿症では10～20歳代の若年に動脈硬化をきたし，心筋梗塞や脳梗塞を発症する。ホモシステインが過剰になると，活性酸素を発生して脂質の過酸化を引き起こし，血管内皮障害，血栓傾向を増大させる。また血管の平滑筋細胞を増殖させコラーゲンの過剰な合成を引き起こし，血管を肥厚・硬化させるなど動脈硬化の危険因子と考えられた。ビタミンB_6，B_{12}，葉酸の補充によりホモシステイン値は低下する。

（7）くる病（rickets）

ビタミンDの欠乏あるいは作用障害あるいは低リン血症により，骨の石灰化が障害

され類骨（非石灰化骨基質）が増加した状態で，骨端線の閉鎖以前の乳幼児期ではくる病，成人では骨軟化症と呼ぶ（詳しくは，第11章参照）。現在，わが国ではビタミンD欠乏性のくる病の発生はきわめてまれで，先天性胆道閉鎖症やビタミンDの活性化障害（ビタミンD抵抗性くる病1型：腎臓の1α水酸化酵素の異常），ビタミンD受容体異常症（ビタミンD抵抗性くる病2型，全身脱毛あり）などによる。典型例では成長障害，低身長，肋骨念珠，骨軟骨の変形，筋力低下，骨痛を認める。

1.5　ミネラル欠乏症・過剰症

　無機質（ミネラル）とは，人体を構成する元素のうち，炭素，水素，酸素，窒素を除く元素の総称で，1日の必要量が数g前後の主要ミネラル（ナトリウム，カリウム，カルシウム，マグネシウム，リン酸，塩素）と1日の必要量が1〜100mgの微量元素1（鉄，銅，亜鉛，マンガン）と1日の必要量が1mg以下の微量元素2（コバルト，セレニウム，クロム，モリブデン，ヨウ素）に分けられる。また，体内での分布により，細胞内ミネラル（カリウム，マグネシウム，リン，亜鉛，鉄），細胞外ミネラル（ナトリウム，カルシウム，塩素），骨ミネラル（カルシウム，リン，マグネシウム，ナトリウム）に分けられる。

　微量元素は酵素の構成要素として重要であるが，高濃度では毒性を示し，発がん性を示すものもある（表3-2）。主要ミネラルの血中濃度は食事，運動，各種ストレスで変化するが，早朝空腹時の血中濃度は一定に保たれており，外因性の補給，細胞内ならびに骨よりの供給，腎臓，消化管，皮膚からの排泄による血中ミネラルの恒常性維持機構が存在する。

（1）ヘモクロマトーシス

　体内貯蔵鉄が異常に増加し（発症時には20〜40g），肝臓，膵臓，心臓，皮膚，関節，下垂体，精巣などの実質細胞の障害により，糖尿病，皮膚色素沈着，肝腫大（古典的三徴），関節症状，易疲労感，不整脈，心不全などを認める。鉄過剰の原因は遺伝性と続発性がある。続発性では，貧血の治療による静脈内鉄投与や血液疾患の治療における輸血やアルコール多飲，肝硬変などが原因となる。検査では血清鉄，トランスフェリン飽和度，フェリチンの著増を認める。治療は瀉血（血液200mLの鉄含量は約100mg），鉄キレート剤のデフェロキサミンメシル酸塩（デスフェラール®）の筋注が行われている。

（2）ウィルソン病

　別名肝レンズ核変性症と呼ばれる常染色体潜性（劣性）の遺伝性疾患で，肝細胞から胆汁中への銅の排泄障害をきたし臓器へ銅が蓄積する。詳細は，第4章参照のこと。

（3）クレチン症

　クレチン症は乳幼児期に甲状腺機能低下症を呈し精神発達遅滞，低身長をきたす疾患群の総称である。詳細は，第8章参照のこと。

表3-2 ミネラル欠乏症・過剰症

分類 必要量	ミネラル 体内存在量	体内の分布 関連する生体分子	生体内作用	成人1日摂取基準 耐容上限量	病態	症状・疾患
微量元素1 1～100mg/日	鉄 (Fe) 3～5g	赤血球 (70%), 肝臓, 脾臓, 骨髄 貯蔵鉄:フェリチン, トランスフェリン 機能鉄:ヘム酸素 (ヘモグロビン, ミオグロビン, チトクロム系酵素, カタラーゼ)	ヘムとして酸素の結合・保持・運搬, 筋肉鉄 ミクロソームの薬物代謝反応 造血機能	男:7.5mg 女:10.5mg	欠乏症	鉄欠乏性貧血 (舌炎, 息切れ, 無力感), 免疫機能低下
				男:50mg 女:40mg	過剰症	消化器症状 (嘔吐, 下痢) ヘモクロマトーシス (皮膚の色素沈着, 肝・脾肥大, 糖尿病)
	銅 (Cu) 70～150mg	筋肉 (40%), 肝臓 (15%), 骨, 心臓, 腎 セルロプラスミン, モノアミンオキシダーゼ, チロシナーゼ, カタラーゼ, SOD	2価の鉄を3価の鉄へ酸化 赤血球のヘモグロビンの合成に関与 コラーゲンの架橋, 免疫に関与	男:0.9mg 女:0.7mg	欠乏症	貧血, 白血球減少, 骨異常, 成長障害, 毛髪の色素脱失, 筋緊張低下, 免疫異常, メンケス症候群
				7mg	過剰症	嘔吐, 下痢, 溶血性貧血, ウィルソン病
	亜鉛 (Zn) 2～3g	骨・歯 (90%), 毛髪, 皮膚, 肝臓, 精巣, 白血球 亜鉛結合酵素 (NADHデヒドロゲナーゼ, DNA・RNAポリメラーゼ, SOD, アルカリホスファターゼ, 炭酸脱水素酵素, ペプチダーゼ)	亜鉛酵素 (核酸・たんぱく・糖質・脂質代謝, ホルモン合成, アルコール分解), 味覚, 免疫, 生殖, 発達などの過程に関与, ストレスによる胃潰瘍を抑制, 創傷治癒, 皮膚の健康維持, 生殖 (前立腺, 精液に多い)	男:11mg 女:8mg	欠乏症	味覚障害, 食欲低下, 成長障害, 性腺機能低下 (低精子), 脱毛, 免疫障害, 夜盲症, 皮膚炎, 創傷治癒障害, テストステロン低値, 胎児の無脳症, 網膜アルコールデヒドロゲナーゼ低下, 精神的無気力, 腸性末端皮膚炎
	マンガン (Mn) 10～20mg	骨 (50%), 肝臓, 膵臓, 腎臓 毛髪 ミトコンドリア内 マンガン特異性グリコシルトランスフェラーゼ, ホスホエノールピルビン酸カルボキシキナーゼ, アルギナーゼ	軟骨基質のムコ多糖体の構成要素 糖質・乳酸の分解促進などのエネルギー代謝 脂質代謝, たんぱく質・核酸代謝 血液凝固 (プロトロンビン生成に関与)	男:4.0mg 女:3.5mg	欠乏症	軟骨形成不全, めまい, 耳鳴, インスリン合成低下, 心疾患, 低コレステロール血症, 体重減少, 出血傾向
				11mg	過剰症	錐体外路症状などの神経症状 (脳神経に蓄積, パーキンソン病類似), 高コレステロール血症

表 3-2（つづき）

分類 必要量	ミネラル 体内存在量	体内の分布 関連する生体分子	生体内作用	成人1日摂取基準 必要量	成人1日摂取基準 耐容上限量	病態	症状・疾患
微量元素2 1mg/日以下	コバルト (Co) 0.02mg	肝臓 ビタミンB₁₂	メチルマロニルCoA異性化反応 ホモシステインのメチル化反応 メチオニン合成 チミジン合成	10~20μg		欠乏症	巨赤芽球性貧血
					50μg	過剰症	甲状腺腫、胃腸炎
	セレン (Se) 13mg	肝、腎、甲状腺 グルタチオンペルオキシダーゼ	抗酸化作用 重金属（水銀、カドミウム）の毒性軽減 IgMの産生亢進	男：30μg 女：25μg		欠乏症	生体内の過酸化物質の蓄積（老化促進）、脂肪肝 中国の心筋症（克山病）、変形性骨関節炎（カシン・ベック病）
					男：450μg 女：350μg	過剰症	皮膚炎、脱毛、爪異常、末梢神経障害
	クロム (Cr) 2~6mg	肺、大動脈、精巣、脂肪組織、毛髪 耐糖因子（GTF、ビール酵母）	グルコース耐性を促進 インスリンと複合体を形成しインスリン活性を促進 コレステロール代謝	10μg		欠乏症	耐糖能異常、末梢神経障害
					500μg	過剰症	3価クロム：非経口的大量投与で皮膚の炎症、肺がん 6価クロム：鼻中隔穿孔、肺がん
	モリブデン (Mo) 10mg	肝臓、腎臓、皮膚 キサンチンオキシダーゼ アルデヒドオキシダーゼ 亜硫酸オキシダーゼ	尿酸の生成、銅の排泄 亜硫酸塩の分解 銅・鉄代謝	男：30μg 女：25μg		欠乏症 （まれ）	亜硫酸塩の毒性として頻脈、頭痛、悪心・嘔吐、昏睡、痛風
					男：600μg 女：500μg	過剰症	含硫アミノ酸不耐症、低尿酸血症、高メチオニン血症
	ニッケル (Ni) 6~10mg	肺、肋骨、皮膚、小腸	ビタミンB₆と協同して作用、尿素の分解促進、たんぱく質・脂質代謝に関与 核酸の安定化、細胞分裂促進	必要量（推定） （50~80μg）		欠乏症	生殖低下、肝リン脂質代謝異常、グリコーゲン代謝異常
						過剰症	肺うっ血、浮腫、間質性肺炎、肝変性
	ヨウ素 (I) 15~20mg	甲状腺 (80%) サイログロブリン、サイロキシン	甲状腺ホルモンの生合成（代謝亢進）	130μg		欠乏症	甲状腺腫、粘液水腫、クレチン病
					3,000μg	過剰症	甲状腺腫、甲状腺機能亢進症

表3-2（つづき）

分類 必要量	ミネラル 体内存在量	体内の分布 関連する生体分子	生体内作用	成人1日摂取基準 耐容上限量	病態	症状・疾患
主要ミネラル 100mg/日以上	カルシウム（Ca） 1〜2kg	骨（ヒドロキシアパタイト，リン酸カルシウム），筋肉，脳，血液 細胞外液に存在（細胞外と細胞内の濃度比は10,000：1）	リンとともに骨や歯に沈着，筋肉の収縮，神経活動に関与し調節，カドヘリンなどの細胞接着因子の補助，細胞内の情報伝達因子の活性化，ホルモンや凝固因子の開口分泌に関与，血液凝固因子の活性化，腸管でのシュウ酸・リンの吸収抑制，酵素の活性化因子	男：800mg 女：650mg	欠乏症	骨・歯形成障害（くる病，骨軟化症，骨粗鬆症），成長障害，知覚過敏，テタニー，てんかん発作
				2,500mg	過剰症	腎結石，幻覚，脱力，食欲不振 ミルク・アルカリ症候群
	リン（P） 0.5〜1kg	骨（85%），筋肉，神経，肝臓，その他 リン酸カルシウムやリン酸マグネシウムとして骨や歯を形成 リン脂質，核酸 ATPなど高エネルギーリン酸化合物	Caとともに骨・歯の発育 エネルギー代謝（ATP，クレアチニン酸の形で吸収に関与）ビタミンB_1やB_2などと結合して補酵素を形成 脂質，糖質，細胞膜，核酸の構成	男：1,000mg 女：800mg	欠乏症	通常ビタミンD作用が正常であれば，欠乏症は生じない。ビタミンD作用が低いと骨軟化症，筋力低下，神経障害，くる病（骨変形，発育障害）アルコール中毒，飢餓では意識障害，知覚異常，不整脈
				3,000mg	過剰症	腸管からのCa，Mgの吸収障害 副甲状腺ホルモン分泌亢進，腎からのCa排泄増加
	ナトリウム（Na） 70〜100g	細胞外液，骨 塩化ナトリウム，重炭酸ナトリウム，リン酸ナトリウム	細胞外液の浸透圧の維持，細胞の静止膜電位の形成（神経活動，筋収縮，ブドウ糖，アミノ酸の吸収，塩基平衡，二酸化炭素の運搬	食塩として 男：7.5g未満 女：6.5g未満	欠乏症	食欲不振，脱水症状，日射病
	カリウム（K） 140〜200g	細胞内液（80%），骨（8%）	細胞内液の浸透圧の維持，細胞の膜電位の調節により神経活動・筋収縮に関与，インスリンによる糖の細胞内取り込みに関与，酸塩基平衡の維持	男：2,500mg 女：2,000mg	欠乏症	高血圧，低血糖症，筋力の低下，多発性神経炎，疲労，ドライスキン，腎濃縮力低下による多尿・多飲
				男：3,000mg以上 女：2,600mg以上	過剰症	高血圧，浮腫，興奮，口渇，高体温，胃がん
	マグネシウム（Mg） 19〜25g	骨（リン酸マグネシウム，炭酸マグネシウムとして60%），筋肉，神経 細胞内液	ビタミンB群の作用に必要，細胞の興奮抑制，骨の弾力維持 高血圧を改善，精神を安定	男：340mg 女：270mg	欠乏症	不整脈，テタニー，代謝不全，骨吸収，発育不全，脂肪便，便秘
					過剰症	下痢

注）成人1日摂取基準，耐容上限量は「日本人の食事摂取基準（2020年版）」から18〜29歳の値を示している（ただし，コバルト，ニッケルは除く）。

（4）克山病（Keshan病）

　中国東北部の克山県に原因不明のうっ血性心不全を呈する心筋疾患が小児や成人女性に多発し，克山病と名づけられた。発生する地域では土壌や食物中のセレン濃度が低く，住民の血液中セレン濃度も低値であったため，流行地域の住民にセレンの投与により克山病の有病率や死亡率が減少した。その後，セレン欠乏ではコクサッキーウイルスに変異を起こし，ウイルスの毒性が強くなることが観察された。

参考文献

- 黒川　清（編）：『内科学』第2版，文光堂，（2003）
- Mark H Beers著　福島雅典（監修）：『メルクマニュアル』（第18版），日経BP社，（2006）
- 日本ビタミン学会（編）：『ビタミンの事典』，朝倉書店，（1996）
- 糸川嘉則（編）：『ミネラルの事典』，朝倉書店，（2003）

第 **4** 章

肥満と代謝疾患

1. 肥満，メタボリックシンドローム

1.1 肥満（obesity）

概　念　　肥満とは，脂肪組織に脂肪が過剰に蓄積した状態であり，非脂肪体重の増加は肥満とはいわない。

病　態

1）食欲中枢

食欲中枢（満腹中枢および摂食中枢）は間脳の視床下部に存在し，食欲を調節する。血糖値が上昇すると，満腹中枢が刺激されて満腹感を生じ摂食を中止する。血糖値が低下すると，摂食中枢が刺激されて空腹感を生じ食欲が亢進する（図4-1）。

2）遺伝性肥満

①　**レプチン**　　肥満遺伝子は脂肪細胞からレプチンを発現・分泌させる。レプチンは視床下部に存在する満腹中枢の受容体に結合し，満腹中枢を刺激して食欲を抑制する。レプチン欠損，またはレプチン受容体の異常では満腹中枢が刺激されず過食となり，肥満となる。単純性肥満例は高レプチン血症を認め，受容体への結合能低下が

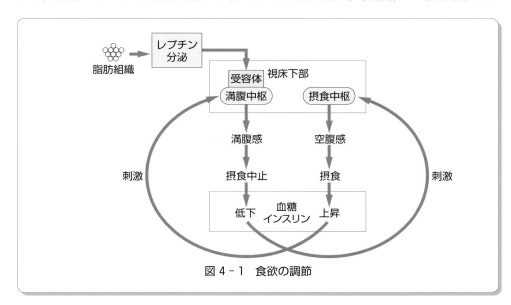

図4-1　食欲の調節

原因と考えられる。

②　β_3-アドレナリン受容体および脱共役たんぱく質-1（uncoupling protein-1：
UCP-1）　　交感神経は褐色脂肪細胞や骨格筋に作用して熱産生およびエネルギー
消費を促進する。交感神経は褐色脂肪細胞のβ_3-アドレナリン受容体を刺激して熱産
生を促進する。また，UCP-1はエネルギー代謝に関係するミトコンドリア内で熱産
生に関与する。β_3-アドレナリン受容体およびUCP-1遺伝子異常では熱産生が低下，
肥満の原因となる。

3）やせ（るいそう）

体脂肪や筋の減少により，標準体重の−20％以下に体重が減少した状態をいう。原
因としては，①神経性食欲不振症や悪性腫瘍による食欲低下，②飢餓，③消化器疾患
による食欲不振や栄養吸収障害，④糖尿病による栄養の喪失や脂肪細胞の異化亢進，
⑤甲状腺機能亢進症や発熱時のエネルギー利用の亢進があげられる。

分　類

1）原発性肥満と二次性肥満

肥満の90％は過食と運動不足を主な原因として生じる原発性肥満である。二次性肥
満は特定の疾患から二次的に生じる肥満で，視床下部性肥満[1]，内分泌性肥満（クッ
シング症候群[2]，甲状腺機能低下症[3]など），遺伝性肥満[4]，薬剤性肥満[5]がある。

> [1] **視床下部性肥満**：視床下部の腫瘍や炎症性疾患，外傷などにより食欲中枢が刺激され
> 　　て肥満となる。
> [2] **クッシング症候群**：副腎皮質ホルモン（糖質コルチコイド）の過剰により生じる疾患。
> 　　体幹が肥満し四肢が細い中心性肥満を認める。内分泌系疾患を参照。
> [3] **甲状腺機能低下症**：甲状腺ホルモン分泌減少により，代謝が低下して肥満になる。内
> 　　分泌系疾患を参照。
> [4] **遺伝性肥満**：遺伝性の先天性異常により生じる肥満。多くは，知能低下，神経系異常
> 　　（聴力障害，視力障害など），性腺発育異常，四肢などの外形異常を伴う。
> [5] **薬剤性肥満**：ステロイド薬（副腎皮質ホルモン）治療などにより肥満を生じる。

2）脂肪の分布による分類

脂肪の蓄積する部位により，内臓脂肪型肥満と皮下脂肪型肥満に分類される（図
4-2）。内臓脂肪型肥満は体型から上半身肥満，リンゴ型肥満，皮下脂肪型肥満は下
半身肥満，洋ナシ型肥満と表現される。内臓脂肪型肥満は糖尿病，高血圧，脂質異常
症，動脈硬化性疾患などを合併する頻度が高い。

病　因

1）過食と運動不足

摂取エネルギーが消費エネルギーを上回る結果，体脂肪蓄積が増加し，肥満を生じ
る。過食が起こる原因としては食欲中枢の調節機構の異常が考えられる。

2）摂食パターンの異常

肥満者に特有な摂食パターンがあり，それが肥満の原因となる。

①　かため食い　　食事回数が少ないと空腹感が強くなり，過食をする。

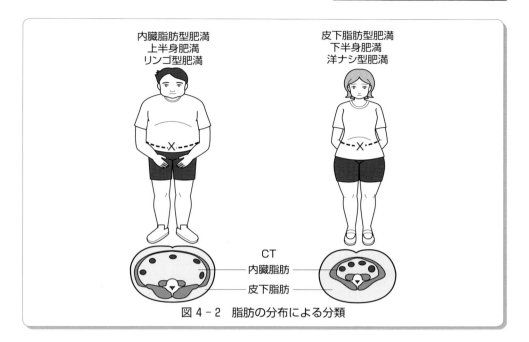

図4-2 脂肪の分布による分類

② ながら食い　テレビなどに注意が行き，無意識のうちに過食をする。

③ 早食い　満腹感を覚える前に過食してしまう。

④ 代理摂食　空腹感がないのにさまざまな原因で過食をしてしまう。

代理摂食には，

イライラ食い：精神的なイライラから過食してしまう，

付き合い食い：食事に誘われると空腹でないのに付き合ってしまう，

衝動食い：おいしそうな食物を見るとつい食べてしまう，

残飯食い：残すのがもったいないという気持ちから過食してしまう，

などがある。

3）遺伝的素因

レプチンを発現する肥満遺伝子やUCP-1遺伝子，β_3-アドレナリン受容体遺伝子の異常のように遺伝子異常により肥満が生じる。

<u>診　　断</u>

1）肥満の診断方法

① 皮脂厚計による方法　皮脂厚計で肩甲骨下部と上腕部の2か所の皮下脂肪をはさみ，その厚みを測定する。合計した数字が男性40mm，女性45mmを超えた場合，異常と判定する。

② インピーダンス法　生体に微量の電流を流し，その抵抗の変動により体脂肪量を計算する。

2）体格指数（body mass index：BMI）による方法

体重kg/（身長m）^{2}を計算する。日本人ではBMI 18.5未満を低体重，18.5以上25未満

を普通体重，25以上を肥満，35以上を高度肥満とする。

3）肥満度による方法

標準体重は，BMI 22が最も有病率が低いことから，BMI 22になるような体重として，（身長m)^2×22を計算する。肥満度％は，［(現体重－標準体重)/標準体重］×100を計算して20％以上を肥満とする。

4）体脂肪の蓄積状況による方法

①　ウエスト周囲長，腹囲（W）／腰囲（H）比測定法　　日本人ではウエスト周囲長が男性85cm，女性90cm以上，W/H比が男性1.0，女性0.9以上を上半身肥満とする。

②　CTスキャンによる方法（図4-3）　　臍の高さで腹部CTを撮影し，腹腔内の内臓脂肪面積が100cm^{2}以上を内臓脂肪型肥満とする。内臓脂肪面積100cm^{2}はウエスト周囲長の男性85cm，女性90cmに相当する。

5）肥満症および高度肥満症の診断

① 肥満症の診断

肥満（BMI 25以上）と診断されたもののうち，以下のいずれかの条件を満たす場合，肥満症と診断し，疾患として取り扱う。

ａ）肥満に起因ないし関連する健康障害を有するか，あるいは，健康障害の合併が予測される場合で，減量を要するもの（表4-1）。

ｂ）ウエスト周囲長によるスクリーニングで内臓脂肪蓄積を疑われ，腹部CTスキャンにより確定診断された内臓脂肪型肥満。

表4-1　肥満症の診断基準に必須な健康障害

1.　耐糖能障害（2型糖尿病・耐糖能異常など）
2.　脂質異常症
3.　高血圧
4.　高尿酸血症・痛風
5.　冠動脈疾患：心筋梗塞・狭心症
6.　脳梗塞：脳血栓症・一過性脳虚血発作（TIA）
7.　非アルコール性脂肪性肝疾患（NAFLD）
8.　月経異常・不妊
9.　閉塞性睡眠時無呼吸症候群（OSAS)[*1]・肥満低換気症候群[*2]
10.　運動器疾患：変形性関節症（膝・股関節）・変形性脊椎症，手指の変形性関節症
11.　肥満関連腎臓病[*3]

＊1　閉塞性睡眠時無呼吸症候群（OSAS）：脂肪による気道閉塞のために睡眠時の一時的な呼吸停止を繰り返し，換気量が低下する。
＊2　肥満低換気症候群：胸腔の脂肪蓄積のために呼吸が浅くなり，換気量が低下し，一日中眠い状態が続く。
＊3　肥満関連腎臓病：肥満症と腎障害を合併した病態で，BMI 25以上の肥満を有し，尿検査のたんぱく質定性試験（＋）以上で，糖尿病性腎症および高血圧性腎硬化症が否定されるものである。
出典）日本肥満学会：肥満症診療ガイドライン2016より改変

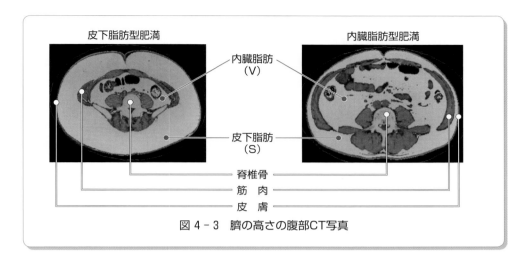

図4-3　臍の高さの腹部CT写真

② 高度肥満症の診断

　BMI≧35の高度肥満の中で医学的な観点から減量治療が必要な対象を高度肥満症と判定する。高度肥満症で特に注意すべき病態として睡眠呼吸障害（閉塞性睡眠時無呼吸症候群，肥満低換気症候群），心不全，肥満関連腎臓病，皮膚疾患（偽性黒色表皮腫*），運動器疾患，精神的問題（うつ病，統合失調症など）などがあげられる。

　　＊偽性黒色表皮腫：頸部や腋窩，鼠径，肛門周囲などに黒褐色色素沈着や角質増殖などを生じる疾患。発症には摩擦という機械的因子，耐糖能異常に伴う高インスリン血症がかかわる。

治　療　　肥満症，高度肥満症の治療には，①食事療法，②運動療法，③行動療法，④薬物療法，⑤外科療法があるが，基本は食事療法と運動療法である。この両者を進めながら行動療法による生活指導を取り入れる。

1）食　事　療　法

　エネルギー制限食が基本であるが，できる限り糖質50〜60％，たんぱく質15〜20％，脂肪20〜25％の栄養バランスを保つようにする。

① エネルギー摂取量

　a）肥満症治療食　　25≦BMI＜35の肥満症では25kcal/kg標準体重/日以下を目安に摂取エネルギー量を算定し，現体重から3〜6か月で3％以上の減少を目指す。BMI≧35の高度肥満症では20〜25kcal/kg標準体重/日以下を目安に摂取エネルギーを算定し，現体重から5〜10％の減少を目指す。

　b）超低エネルギー食（VLCD）　　高度肥満症では600kcal/日以下のVLCDも選択される。長期治療は困難で1〜3週間が一般的である。不整脈などの副作用が出現する可能性があり，入院治療が原則である。栄養のバランスを確保することは困難で，必要なたんぱく質，炭水化物，ビタミン，ミネラルを確保するために規格食品（フォーミュラ食）が用いられる。

　② **糖　質**　極度の制限は脂肪の分解による**ケトン体**が増加するので，80〜100g/日の確保が必要である。菓子類やジュースなどの嗜好品は禁止する。

　③ **たんぱく質**　必要量を確保することは体組織の崩壊を防ぎ，生体に必要なアミノ酸を供給するために重要である。1.0〜1.2g/kg標準体重/日は必要である。

　④ **脂　肪**　必須脂肪酸を確保する意味から，20g/日以上の摂取が望ましい。

　⑤ **その他**　1,000kcal/日未満の食事ではビタミン，ミネラルが不足するので，別に補充する必要がある。アルコールは高エネルギーであり避けるべきである。香辛料も食欲を増進し，エネルギー過剰摂取の原因となるので避ける。食物繊維は減量に有用であり20g/日以上の摂取が望ましい。

2）運動療法

　運動療法は体脂肪の分解，**インスリン抵抗性**（糖尿病の項を参照）の改善，心肺機能の増強をもたらす。有酸素運動が有用で，運動強度は**最大酸素摂取量**（$\dot{V}O_2max$）の50%，ややきつい程度を目安にする。1回10〜30分を1日2回，週3回以上を目安にする。コントロール不良の高血圧・糖尿病，肝・腎障害，症状のある心血管疾患，BMI 35以上の高度肥満，急性感染症を合併する場合は，運動療法は禁忌である。

3）行動療法

　日常生活のなかで肥満に結びつく行動を改善する療法である。早食い，かため食い，間食，ながら食い，代理摂食などの食行動異常を改善するために，規則正しい食事（時間，場所，回数），間食の禁止，**食物からの隔離**，ながら食いの禁止，咀嚼の矯正，箸置き励行などを指導する。

4）薬物療法

　わが国では，BMI 35以上で**食欲抑制薬**（マジンドール）の使用が可能である。食事・運動療法の補助として使用される。

5）外科療法

　BMI 40以上あるいはBMI 35以上で重症の合併症のある肥満症が適応である。**胃縮小術**や**消化吸収抑制術**（小腸バイパス術など）が行われる。

（1）小児肥満

　成人肥満と同様に原発性肥満が多い。糖尿病や高血圧などの生活習慣病の合併も多い。治療は発育期であることを考慮する。

　肥満度，カウプ指数，ローレル指数などの評価法がある。

　① **肥満度**　[（実測体重−標準体重)/標準体重]×100を計算する。20%以上30%未満を軽度肥満，30%以上50%未満を中等度肥満，50%以上を高度肥満とする。

　② **カウプ指数**　乳幼児に用いる。[体重kg/（身長cm)^2]×10^4。22以上を肥満とする。

　③ **ローレル指数**　児童に用いる。[体重kg/（身長cm)^3]×10^7。160以上を肥満とする。

1. 2　メタボリックシンドローム（metabolic syndrome）

概　　念　　内臓脂肪蓄積，高血圧，糖尿病，脂質異常症，インスリン抵抗性など複数の動脈硬化危険因子を合併し，最終的に動脈硬化性疾患を引き起こす動脈硬化高リスク状態である。個々の危険因子は軽症でも，重複することにより大きな動脈硬化リスクとなる。

成　　因　　過食，運動不足などの生活習慣の乱れから生じる内臓脂肪蓄積が基盤的成因である。脂肪蓄積の増加した脂肪細胞はアディポカインという機能物質を分泌する。アディポカインのうち，腫瘍壊死因子-α（TNF-α），遊離脂肪酸，レジスチンはインスリン抵抗性を生じ，糖尿病，高トリグリセリド（TG）血症，低HDLコレステロール（HDL-C）血症を惹起する。インスリン抵抗性は代償性に高インスリン血症を生じ，高血圧を惹起し，アンジオテンシノーゲンは直接高血圧を惹起する。プラスミノゲン活性化因子インヒビター-1（PAI-1）は血栓溶解を抑制する作用があり，直接動脈硬化促進に働く。このように各因子は互いに関連しながら最終的に動脈硬化性疾患を惹起する（図4-4，5）。また，アディポネクチンは善玉のアディポカインで，インスリン抵抗性を改善し，糖尿病や動脈硬化を抑制する作用があり，脂肪蓄積が増加すると分泌が減少する。

診　　断　　日本のメタボリックシンドロームの診断基準（表4-2）は，ウエスト周囲長で示される内臓脂肪蓄積の存在が必須項目で，これに高TG血症または低HDL-C血症の脂質異常症，高血圧，空腹時高血糖の3項目のうち2項目以上で診断される。ウエスト周囲長は立位，軽呼気時，臍レベルで測定する。男性85cm，女性90cmのウエスト周囲長の基準はCTで測定した内臓脂肪面積100cm^{2}に相当す

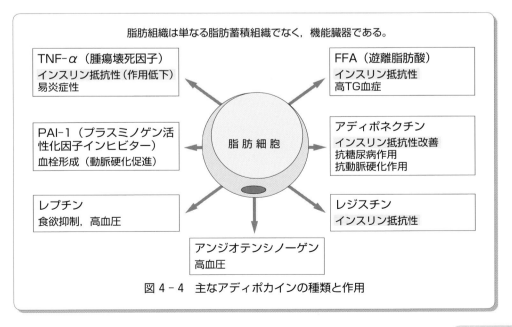

図4-4　主なアディポカインの種類と作用

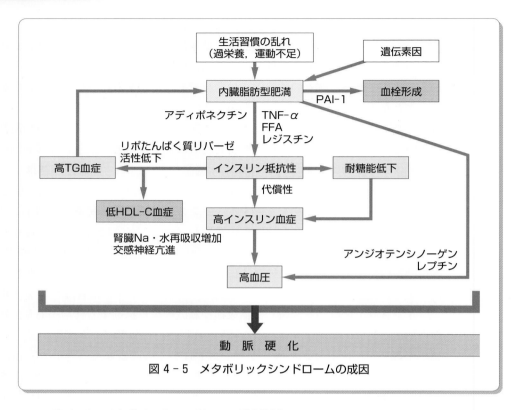

図 4 - 5　メタボリックシンドロームの成因

表 4 - 2　メタボリックシンドローム診断基準

腹腔内脂肪蓄積	
ウエスト周囲長	男性≧85cm
（内臓脂肪面積100cm^{2}に相当）	女性≧90cm
上記に加えて以下のうち 2 項目以上	
高トリグリセリド血症　　　　　≧150mg/dL	
かつ／または	
低HDLコレステロール血症　　　＜40mg/dL（男女とも）	
収縮期血圧　　　　　　　　　　≧130mmHg	
かつ／または	
拡張期血圧　　　　　　　　　　≧85mmHg	
空腹時高血糖　　　　　　　　　≧110mg/dL	

出典）日本内科学会誌，2005

る。脂質異常症，高血圧，糖尿病の薬物治療を受けている場合は，その項目ありとする。

治　療　治療目標は動脈硬化性疾患の発症・再発の予防である。食事・運動療法は，基盤的成因である生活習慣の乱れ，内臓脂肪蓄積を改善し，各動脈硬化危険因子を同時に治療することが可能である。まず，1 つの危険因子を見つけたら，他の危険因子の有無を検査し，どのような危険因子を持つ症例かを総合的に把握する。ウエスト周囲長を測定し，それを目安にして，脂質異常症，高血圧，糖尿病の経過をみる。内臓脂肪は皮下脂肪に比して代謝が活発で，食事・運動療法によく反応する。喫煙は動脈硬化の直接の危険因子であり，禁煙とする。

2. 糖尿病（diabetes mellitus, DM）

概　念　糖尿病は，インスリン作用不足による慢性高血糖を主徴とし，特徴ある代謝異常（合併症）を生じる症候群である。急激な高度のインスリン作用不足により，血糖値の著しい上昇，ケトアシドーシス，高度脱水を生じ，糖尿病昏睡を生じる。また，慢性的な高血糖や代謝異常は網膜症，腎症，神経障害および動脈硬化症などの慢性合併症を惹起する。

病　態

1）インスリンの生成と作用（図 4 - 6）

インスリンは膵ランゲルハンス島のβ細胞において生成・分泌され，門脈，肝臓を経て全身の組織に運ばれる。インスリンは肝細胞，筋肉，脂肪細胞などにあるインスリン受容体に結合し，その刺激が細胞内に伝達され，GLUT4*を介する細胞内へのブドウ糖取り込み，エネルギーの利用や貯蔵の促進などさまざまな作用をする。しかし，インスリン生成・分泌障害，インスリン異常，インスリン受容体の異常や減少，受容体後の細胞内刺激伝達システムの障害は細胞内へのブドウ糖取り込みを抑制し，糖尿病を生じる。

　＊GLUT4：グルコース輸送体（glucose transporter 4）。インスリン刺激により細胞質から細胞膜に移動する。

2）血糖調節機構

血糖値が常に一定の範囲に維持されるのは，血中ブドウ糖の供給と消失のバランスが保たれているからである。血中へのブドウ糖の供給は，食事中はブドウ糖が腸管から吸収されることにより，空腹時は肝臓からのブドウ糖放出による。血中からのブド

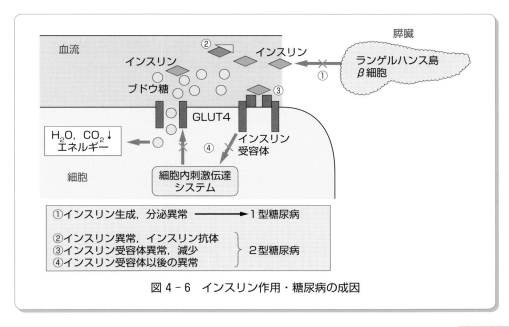

図 4 - 6　インスリン作用・糖尿病の成因

ウ糖の消失は肝臓，筋肉，脂肪細胞，腎臓などによるブドウ糖吸収と利用による。

　　血糖値はホルモンや神経系の調節を受ける。**グルカゴン，成長ホルモン，甲状腺ホルモン，副腎皮質ホルモン**（糖質コルチコイド），**副腎髄質ホルモン**（カテコールアミン）は血糖上昇に作用し，**インスリンのみ血糖低下**に作用する。

　　副交感神経刺激は膵臓からのインスリン分泌を増加し，グルカゴン分泌を抑制する。交感神経刺激はインスリン分泌を抑制し，グルカゴン分泌を増加する。

　　血糖値が上昇すると，膵臓からのインスリン分泌が増加し，グルカゴン分泌が抑制され，筋肉や肝臓へのブドウ糖取り込みが増加し，血糖値が低下する。血糖値が低下すると膵臓からのグルカゴン分泌，副腎髄質からのカテコールアミン分泌が増加し，肝臓に蓄積されていたグリコーゲンがブドウ糖に変換され，血糖値が上昇する。

3）インスリン抵抗性

　　血中のインスリン濃度に見合ったインスリン作用が得られない状態である。インスリン抵抗性は糖尿病，高血圧，脂質異常症を生じ，動脈硬化性疾患を惹起する。肥満はインスリン抵抗性の原因となる。インスリン抵抗性は代償性に高インスリン血症を生じる。インスリン抵抗性の簡便な指標として**HOMA-R**（＝空腹時血中インスリン値×空腹時血中血糖値/405）がある。1.6以下は正常，2.5以上はインスリン抵抗性ありと判定する。空腹時血糖値140mg/dL以上およびインスリン治療中の患者は用いられない。

分　類

1）成因に基づく分類（表4-3，図4-6）

　①　**1型糖尿病**　　自己免疫異常を基礎にした膵β細胞の破壊により絶対的なインスリン欠乏状態に至る。他の自己免疫疾患の合併が少なくない。自己抗体を認める自己免疫性と認めない特発性に分類される。自己抗体には**グルタミン酸脱炭酸酵素（GAD）抗体，インスリン自己抗体（IAA），膵島細胞抗体（ICA），インスリノーマ関連**

表 4 - 3　糖尿病の成因分類（日本糖尿病学会）

Ⅰ．1型　膵β細胞の破壊，通常は絶対的インスリン欠乏に至る
A．自己免疫性
B．特発性
Ⅱ．2型　インスリン分泌低下を主体とするものと，インスリン抵抗性が主体で，それにインスリンの相対的不足を伴うものなどがある
Ⅲ．その他の特定の機序，疾患によるもの
A．遺伝因子として遺伝子異常が同定されたもの
①膵β細胞機能にかかわる遺伝子異常
②インスリン作用の伝達機構にかかわる遺伝子異常
B．他の疾患，条件に伴うもの
①膵外分泌疾患，②内分泌疾患，③肝疾患，④薬剤や化学物質によるもの，⑤感染症，⑥免疫機序によるまれな病態，⑦その他の遺伝的症候群で糖尿病を伴うことの多いもの
Ⅳ．妊娠糖尿病

出典）日本糖尿病学会（編）：『糖尿病治療ガイド2022-2023』，文光堂（2022）

表 4 - 4　糖尿病の成因による分類と特徴

	1 型糖尿病	2 型糖尿病
成　因	主に自己免疫を基礎にした膵 β 細胞分裂破壊.HLAなどの遺伝因子に何らかの誘因・環境因子が加わって起こる。他の自己免疫疾患（甲状腺疾患など）の合併が少なくない	インスリン分泌の低下やインスリン抵抗性をきたす複数の遺伝因子に過食（特に高脂肪食），運動不足などの環境因子が加わってインスリン作用不足を生じて発症する
分　類	自己免疫性：自己抗体（＋）特発性：自己抗体（－）	インスリン分泌低下を主体にするものと，インスリン抵抗性が主体で，それにインスリンの相対的不足を伴うものなどがある
病　態	ほとんどがインスリン依存状態 例外：緩徐進行型	インスリン非依存状態が多いが，糖尿病昏睡を発症する場合がある
自己抗体	GAD抗体などの陽性率が高い	陰性
家 族 歴	家系内の糖尿病は 2 型の場合より少ない	家系内血縁者にしばしば糖尿病がある
発症形式	急性発症，緩徐進行，劇症に分類される	緩徐に発症
発症年齢	小児〜思春期に多い。中高年でも認められる	40歳以上に多い。若年発症も増加している
肥 満 度	肥満とは関係ない	肥満または肥満の既往が多い

出典）日本糖尿病学会（編）：『糖尿病治療ガイド2022-2023』，文光堂（2022）

抗原 2（IA-2）抗体，亜鉛トランスポーター 8（ZnT 8）抗体などがある。ヒト白血球抗原（HLA）に特異的な型を認める。発症年齢は小児から思春期に多く，非肥満が多い。発症形式は，急性発症，緩徐進行，劇症に分類される（表4-4）。急性発症 1 型糖尿病は，一般に高血糖症状出現後 3 か月以内にケトーシスやケトアシドーシスに陥り，直ちにインスリン療法を必要とする。緩徐進行型 1 型糖尿病は，診断されてもケトーシスやケトアシドーシスには至らず，直ちにはインスリン療法を必要としない。劇症 1 型糖尿病は，高血糖症状出現後 1 週間前後以内でケトーシスやケトアシドーシスに陥るなど，急激に重篤化する。

　② 2 型糖尿病　　インスリン分泌の低下や複数の遺伝因子によるインスリン抵抗性に，過食・運動不足などの環境因子が加わり，インスリン作用の相対的不足を生じて発症する。インスリン分泌低下を主体にするものとインスリン抵抗性を主体にするものがある。発症に遺伝的素因が関係する。40歳以上になり肥満度の増加とともに発症する例が多い。自己抗体は認めない（表4-4）。

　③ その他の特定の機序，疾患によるもの　　糖尿病発症の遺伝子異常が明確にされたものと，二次的に糖尿病を発症するものがある。前者には，ミトコンドリア脳筋症*1やMODY（maturity onset diabetes of the young）*2などの膵 β 細胞機能にかかわる遺伝子異常とインスリン作用の伝達機構に関連する遺伝子異常，後者には，膵外分泌疾患，内分泌疾患，肝疾患，薬剤や化学物質によるもの，感染症，免疫機序によるまれな病態，その他の遺伝的症候群などがある。

　　＊1 ミトコンドリア脳筋症：ミトコンドリアは生体のエネルギー源であるアデノシン三リン酸（ATP）を産生する。膵のインスリン分泌にはATPが必要で，ミトコンドリアのエネルギー産生機構の障害は中枢神経系，心臓，骨格筋，腎臓，内分泌組織の異常を

招くとともに，糖尿病を生じる。難聴を伴うことが多く，母系遺伝をする。

＊2 **MODY**：25歳以下で発症する遺伝性の2型糖尿病。膵β細胞のインスリン分泌機構にかかわる分子の遺伝子異常により生じる糖尿病で，遺伝子異常分子の種類によりMODY1～MODY6がある。

④　妊娠糖尿病　　妊娠中に初めて発見または発症した糖代謝異常で，明らかな糖尿病は含めない。空腹時血糖値92mg/dL以上，75g経口ブドウ糖負荷試験（75gOGTT）1時間血糖値180mg/dL以上，75gOGTT 2時間血糖値153mg/dL以上のいずれかを満たせば診断される。

2) 糖尿病の病態による分類（表4-5，6）

①　**インスリン依存状態**　　インスリンが絶対的に欠乏し，生命維持のためにインスリン治療が不可欠な状態。血糖値は高く不安定で，ケトン体＊がしばしば増加する。1型糖尿病のほとんどはインスリン依存状態であるが，緩徐進行型の初期はインスリン非依存状態である。

＊**ケトン体**：体脂肪分解により生じる。アセトン，アセト酢酸，3-ハイドロキシ酪酸の総称で血中濃度が測定される。インスリンはケトン体産生抑制作用があり，血中ケトン体増加（ケトーシス）はインスリン欠乏を示す。高度のインスリン欠乏により糖尿病ケトアシドーシスを生じる。

②　**インスリン非依存状態**　　自己のインスリン分泌能は維持されているがやや不足し，血糖コントロールにインスリンが不要な場合と必要な場合に分けられる。血糖値は安定しており，ケトン体の増加は少ない。2型糖尿病の大部分はインスリン非依存状態であるが，重症の感染や脱水により糖尿病昏睡をきたし，インスリン依存状態

表4-5　糖尿病における成因（発症機序）と病態（病期）の概念（日本糖尿病学会）

病態（病期）／要因（機序）	正常血糖	高 血 糖		
			糖尿病領域	
	正常領域	境界領域	インスリン非依存状態	インスリン依存状態
			インスリン不要 ／ 高血糖是正に必要	生存に必要
1型				
2型およびその他の特定の型				

表右への移動 ▶ は糖代謝異常の悪化（糖尿病の発症を含む），表左への移動 ◀ は糖代謝異常の改善を示す。▬，▅ の部分は「糖尿病」とよぶ状態を示し，頻度が少ない病態（病期）は破線 ▪▪▪▪，▪▪▪▪ で示している。

表 4 - 6　糖尿病の病態による分類と特徴

	インスリン依存状態	インスリン非依存状態
特　徴	インスリンが絶対的に欠乏し，生命維持のためにインスリン治療が不可欠	インスリンの絶対的欠乏はないが，相対的に不足している状態。生命維持のためにインスリン治療が必要ではないが，血糖コントロールを目的としてインスリン治療が選択される場合がある
病型との関係	1型糖尿病のほとんど 例外：重症の2型糖尿病で糖尿病昏睡を生じた場合	2型糖尿病の大部分 例外：1型糖尿病の緩徐進行型
臨床指標	血糖値：高い。不安定 ケトン体：著増することが多い	血糖値：比較的安定している ケトン体：増加するがわずかである
治　療	・強化インスリン療法 ・食事療法 ・運動療法（代謝が安定している場合）	・食事療法 ・運動療法 ・経口薬，GLP-1受容体作動薬またはインスリン療法
インスリン分泌能	空腹時血中Cペプチド0.6ng/mL未満が目安となる	空腹時血中Cペプチド1.0ng/mL以上

日本糖尿病学会（編）：『糖尿病治療ガイド2022−2023』，文光堂（2022）を参考に作成

になる場合がある。

症　状

1）一 般 症 状

インスリン作用の不足により，筋，脂肪組織などでのブドウ糖の取り込み，利用が減少し，高血糖になる。血糖値が腎臓のブドウ糖排泄閾値を超えると尿糖を生じる。尿糖の増加は，1日3,000〜5,000mLの多尿，頻尿を生じる（浸透圧利尿）。多尿により水分が体外に失われると脱水となり，口渇を感じて多飲となる。

一方，筋などの末梢組織ではエネルギー源となるブドウ糖が取り込まれず，エネルギー不足となり，易疲労感，飢餓感を生じる。細胞へのブドウ糖供給が不足すると，体脂肪がエネルギー源として利用され，急激な体重減少を生じる。また，脂肪の代謝産物であるケトン体が増加し，脱水の進行とともに糖尿病ケトアシドーシスに至る。

2）合 併 症

①　急性合併症（表4-7）

・糖尿病ケトアシドーシス：極度のインスリン欠乏により高血糖（300〜1,000mg/dL），高ケトン血症，アシドーシスを生じ，昏睡に至る場合もある。クスマウル呼吸*を認める。

　＊クスマウル呼吸：換気を増加し，二酸化炭素を排出して代謝性アシドーシスを補正しようとする呼吸の反応で，深くて大きな呼吸である。

・高浸透圧高血糖状態：高度脱水に基づく高浸透圧血症と著しい高血糖（600〜1,500mg/dL）により循環不全を生じた状態で，著しいケトーシス，アシドーシスは認めない。2型糖尿病例で，感染症，手術，高カロリー輸液，利尿薬やステロイド薬投与の際に発症しやすい。

表 4 - 7　糖尿病ケトアシドーシスと高浸透圧高血糖状態の鑑別

	糖尿病ケトアシドーシス	高浸透圧高血糖状態
発症前の糖尿病の病態	インスリン依存状態	糖尿病非依存状態
発症誘因	インスリンの中止，感染など	高カロリー輸液，脱水，感染など
発症年齢	若年者が多い	高齢者が多い
身体所見	脱水（＋＋＋），アセトン臭（＋），クスマウル呼吸	脱水（＋＋＋），アセトン臭（－）
検査		
血糖	300～1,000mg/dL	600～1,500mg/dL
尿ケトン体	（＋）～（＋＋＋）	（－）～（＋）
HCO₃⁻	10mEq/L以下	16mEq/L以上
pH	7.3未満	7.3～7.4
血漿浸透圧	正常～300mOsm/L	350mOsm/L以上
血漿Na	正常～軽度低下	150mEq/L以上
BUN/Cr	高値	著明高値

出典）日本糖尿病学会（編）:『糖尿病治療ガイド2022-2023』，文光堂（2022）より改変

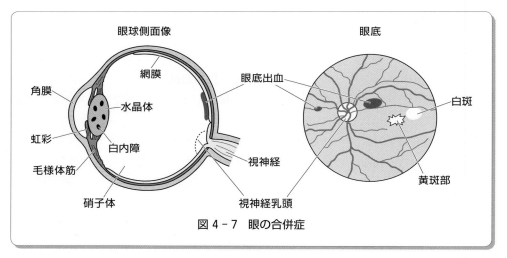

図 4 - 7　眼の合併症

- **感染症**：糖尿病例は感染を受けやすい。肺結核もまれではなく，尿路感染症，皮膚感染症，歯周囲炎が多い。足の感染症は壊疽の原因となる場合がある。

② **慢性合併症**　　持続する高血糖による血管障害の結果，網膜症，腎症，神経障害（糖尿病三大合併症）の細小血管症と脳卒中，心筋梗塞・狭心症，下肢動脈硬化症の大血管症を生じる。

- 眼の合併症（図4-7）：網膜症の初期には，眼底に毛細血管瘤，出血，白斑，網膜浮腫を認める。進行すると網膜に新生血管を生じ，その破たんにより硝子体出血や網膜剥離を起こして失明に至る場合もある。網膜症は，①正常，②単純網膜症，③増殖前網膜症，④増殖網膜症の 4 期に分類される。①，②の時点では血糖および血圧のコントロールが重要である。③と④の早期の時点で光凝固療法，硝子体出血と

網膜剝離には硝子体手術が行われる。白内障も視力障害の原因となる。

- **腎症**：たんぱく尿を生じる。初期には微量アルブミン尿を認め，進行すると大量になり，低たんぱく血症を生じ，浮腫の原因となる。ネフローゼ症候群を呈する場合もある。高血圧も生じる。進行（慢性腎不全）すると尿毒症状態となり，人工透析が必要となる。糖尿病腎症を原因とする透析導入が増加している（1998年以降，新規透析導入原因の第1位，2011年以降透析原因疾患の第1位）。

  腎症は第1期〜第5期に分類される（表4-8）。

- **神経障害**：多発性神経障害と単神経障害がある。多発性は主として下肢のしびれ，疼痛，異常感覚，感覚低下，振動覚低下，腱反射低下などの感覚神経障害と発汗異常，起立性低血圧，便秘，下痢，直腸膀胱障害などの自律神経障害がある。また，急に脳神経の単神経障害（顔面神経麻痺，動眼神経麻痺など）を生じることがある。

- **大血管症**（動脈硬化性疾患）：脂質異常症，高血圧，肥満などの他の危険因子とともに，冠動脈疾患（心筋梗塞，狭心症），脳梗塞，下肢の動脈硬化症を生じる。

- **糖尿病の足病変**：下肢の多発性神経障害に動脈硬化症が加わると壊疽を生じる。足の熱傷，靴ずれ，足白癬に注意する。

表 4 - 8　糖尿病腎症の病期分類に応じた食事療法

病　期	GFR（eGFR）mL/分/1.73m^2	尿アルブミン値 mg/gCr あるいは 尿たんぱく値 g/gCr	食　事　療　法
第1期（腎症前期）	30以上[*1]	正常アルブミン尿 30未満	厳格な血糖コントロールと降圧治療を行う。腎症進展予防の観点からは，たんぱく質摂取量の上限をエネルギー摂取量の20％未満とすることが望ましいが，高齢者など栄養障害/サルコペニア・フレイルのリスクのある症例は十分なたんぱく質を摂取する
第2期（早期腎症期）	30以上	微量アルブミン尿 30〜299	
第3期（顕性腎症期）	30以上	顕性アルブミン尿 300以上 あるいは 持続性たんぱく尿 0.5以上	0.8〜1.0g/kg目標体重/日のたんぱく質制限を考慮してもよい。低たんぱく質食を実施する際には，エネルギー摂取量（普通の労作30〜35kcal/kg目標体重）の十分な確保が必要である。食塩摂取量は1日6g未満が推奨される
第4期（腎不全期）	30未満	問わない[*2]	たんぱく質制限は栄養障害のリスクを有する高齢者は適応としない
第5期（透析療法期）	透析療法		

GFR：糸球体濾過量，eGFR：推定糸球体濾過量
＊1：GFR＜60の症例は慢性腎臓病（CKD）に該当し，糖尿病腎症以外の原因が存在し得るため，他の腎臓病との鑑別診断が必要。
＊2：GFR＜30の症例は，尿アルブミン値あるいは尿たんぱく値にかかわらず，腎不全期に分類される。しかし，特に正常アルブミン尿・微量アルブミン尿の場合は，糖尿病腎症以外の腎臓病との鑑別診断が必要。
出典）日本糖尿病学会（編）：『糖尿病治療ガイド2022-2023』，文光堂（2022）より改変

診　　断

1）糖尿病型，正常型，境界型の診断（日本糖尿病学会の基準）

> 1 早朝空腹時血糖値126mg/dL以上
> 2 75g経口ブドウ糖負荷試験（75gOGTT）で 2 時間血糖値200mg/dL以上
> 3 随時血糖値200mg/dL以上
> 4 ヘモグロビンA1c（HbA1c）値が6.5%以上
> ---
> 5 早朝空腹時血糖値110mg/dL未満
> 6 75gOGTT 2 時間血糖値140mg/dL未満

　1 ～4 のいずれかが確認された場合は「糖尿病型」と判定する。5 および6 の血糖値が確認された場合には「正常型」と判定する。上記の「糖尿病型」「正常型」いずれにも属さない場合は「境界型」と判定する。

2）75gOGTTにおける判定区分と判定基準

　10時間以上絶食後，早朝空腹時に行う。ブドウ糖75gの負荷前および負荷後30分，1 時間，2 時間の血糖値を測定する。判定基準（表 4 - 9 ）に従い，「糖尿病型」「境界型」「正常型」のいずれかに判定する。

3）糖尿病の診断

①1 ～3 のいずれかと4 が確認された場合は，1 回の採血で糖尿病と診断できる。
②別の日に行った検査で，「糖尿病型」が再確認できれば糖尿病と診断できる。ただし，初回検査と再検査の少なくとも一方で，必ず血糖値の基準（1 ～3 ）を満たすことが必要で，HbA1cのみの反復検査による診断はできない。
③血糖値が「糖尿病型」を示し（1 ～3 ），かつ次のいずれかが認められる場合は，初回検査だけでも糖尿病と診断できる。
　a．口渇，多飲，多尿，体重減少などの糖尿病の典型的な症状がある場合
　b．確実な糖尿病網膜症がある場合
④現時点の血糖値が糖尿病型の基準値以下であっても過去に①～③の条件が満たされた記録があり，糖尿病があったと判定される場合は糖尿病として対応する。

表 4 - 9 　75g経口ブドウ糖負荷試験における判定区分と判定基準

	空腹時		2 時間値		
血糖値	126mg/dL以上	または	200mg/dL以上	⟶	糖尿病型
	糖尿病型にも正常型にも属さないもの			⟶	境界型
	110mg/dL未満	および	140mg/dL未満	⟶	正常型

正常であっても，1 時間値が180mg/dL以上の場合は，180mg/dL未満のものに比べて糖尿病に悪化する危険が高いので，境界型に準じた取り扱いとする（日本糖尿病学会）。

治 療

1）コントロール基準

① コントロール指標　空腹時および食後２時間血糖値，1,5-アンヒドログルシトール（1,5AG）値，グリコアルブミン（GA）値，HbA1c値を用いる。1,5AG値は尿糖量を反映し，糖代謝状態が悪化すると低値になる。GA値は過去２週間の，HbA1c値は過去１〜２か月間の血糖コントロール状態を反映する。GA値は低アルブミン血症，HbA1c値は貧血状態で見かけより低値を示すので注意を要する。

② コントロール目標　日本糖尿病学会による血糖コントロール目標を表４-10に示した。その他は，体重は（身長m）^{2}×22で計算される標準体重，血圧は130/80mmHg未満，血清LDLコレステロール（LDL-C）値は120mg/dL未満（冠動脈疾患がある場合100mg/dL未満），血清HDLコレステロール（HDL-C）値は40mg/dL以上，血清トリグリセリド（TG）値（空腹時）は150mg/dL未満, non-HDLコレステロール（non-HDL-C）値は150mg/dL未満（冠動脈疾患がある場合130mg/dL未満）が目標とされている。

高齢者糖尿病の場合，特に重症低血糖を回避することが重要であることから，日本糖尿病学会と日本老年医学会の合同委員会により高齢者の血糖コントロール目標が示された（表４-11）。

表４-10　血糖コントロール目標

目　標	HbA1c（NGSP値）%
血糖正常化を目指す際の目標 ＊適切な食事療法や運動療法だけで達成可能な場合 ＊薬物療法中でも低血糖などの副作用なく達成可能な場合	6.0未満
合併症予防のための目標 ＊対応する血糖値としては，空腹時血糖値130mg/dL未満，食後２時間血糖値180mg/dL未満をおおよその目安とする	7.0未満
治療強化が困難な際の目標 ＊低血糖などの副作用，その他の理由で治療強化が難しい場合	8.0未満

（日本糖尿病学会，2013）

表４-11　高齢者糖尿病の血糖コントロール目標(HbA1c値)

患者の特徴，健康状態		カテゴリーI 認知症なし ADL自立		カテゴリーII 軽度認知症 手段的ADL*低下	カテゴリーIII 中程度以上の認知症 基本的ADL*低下
重症低血糖が危惧される薬剤（インスリン製剤, SU薬, グリニド薬など）の使用	なし	7.0未満		7.0%未満	8.0%未満
	あり	65歳以上 75歳未満 7.5%未満 6.5%以上	75歳以上 8.0%未満 7.0%以上	8.0%未満 7.0%以上	8.5%未満 7.5%以上

＊手段的ADL：買い物，食事の準備，服薬管理，金銭管理などの能力

＊基本的ADL：着衣，移動，入浴，トイレの使用などの能力

日本糖尿病学会，日本老年医学会の合同委員会（2016年）より改変

2）糖尿病患者教育

糖尿病治療は診療側の一方的な治療のみでは不可能であり，患者の治療への理解と協力が不可欠で，患者教育が必要となる。医師，管理栄養士，看護師など診療側と患者およびその家族との連携を常に良好に保ちながら，相互信頼の上に立って糖尿病に対応することが重要である（チーム医療）。

3）食事療法

適正なエネルギー摂取とバランスのとれた食品構成が食事療法の基本である。腹八分目にして，食品の種類をできるだけ多くし，脂肪は控えめに，食物繊維を多く含む食品（野菜，海藻，きのこなど）を摂り，朝食，昼食，夕食を規則正しく食べることが原則で，一般にも有用な健康食である。食物繊維は血糖低下に有効である。実際には糖尿病食事療法のための食品交換表（日本糖尿病学会編）が利用される。

①　**適正なエネルギー摂取**　　性，年齢，肥満度，身体活動量，血糖値，合併症の有無などを考慮してエネルギー摂取量を決定する。これを指示エネルギー量という。1日エネルギー摂取量は目標体重（kg）×エネルギー係数（表4-12）を計算する。目標体重は，65歳未満は（身長m）^{2}×22を，65歳以上の高齢者はフレイル，合併症，摂食状態などの病態に応じて（身長）^{2}×22〜25を計算する。

②　**バランスのとれた食品構成**　　指示されたエネルギー量で，炭水化物，たんぱく質，脂質のバランスをとり，適量のビタミン，ミネラルを摂る。一般的には，指示エネルギー量の50〜60％を炭水化物，たんぱく質は20％以下とし，残りを脂質で摂る（25％以下）。

③　**食品分類表**（表4-13）　　食品を栄養素の成り立ち別に4群6表に分類し，80kcal（1単位）の量を示している。したがって，同じ表の中であれば，同じ単位で食品を交換しても栄養バランスが崩れない。

表 4 - 12　エネルギー係数の目安

身体活動レベル	エネルギー係数
軽労作（大部分が座位の静的活動）	25〜30 kcal/kg目標体重
普通の労作（座位中心だが通勤・家事，軽い運動を含む）	30〜35 kcal/kg目標体重
重い労作（力仕事，活発な運動習慣がある）	35〜　 kcal/kg目標体重

出典）日本糖尿病学会（編）：『糖尿病治療ガイド2022-2023』，文光堂（2022）

4）運動療法

有酸素運動，レジスタンス運動はともに**インスリン抵抗性**を改善し，血糖や血清脂質を改善する。有酸素運動は，**最大酸素摂取量**（V̇O$_2$max）の50％前後，「楽である」または「ややきつい」程度で，歩行なら1回15〜30分を1日2回，1日の運動量として歩行は約1万歩，消費エネルギーとしてほぼ160〜240kcal程度が適当とされる。毎日行うことが望ましいが，少なくとも3日/週以上は行う。経口薬，インスリン治療中の場合は低血糖に注意する。

表 4 - 13　糖尿病治療のための食品分類表（日本糖尿病学会，2013）

群		表	食　品	1単位80kcalあたりの栄養素含有の平均値(g)		
				炭水化物	たんぱく質	脂質
I群	主に炭水化物を含む食品	表1	穀物，いも，炭水化物の多い野菜と種実，豆（大豆を除く）	18	2	0
		表2	果物	19	1	0
II群	主にたんぱく質を含む食品	表3	魚介，肉，卵，チーズ，大豆とその製品	1	8	5
		表4	牛乳と乳製品（チーズを除く）	7	4	4
III群	主に脂質を含む食品	表5	油脂，多脂性食品	0	0	9
IV群	主にビタミン，ミネラルを含む食品	表6	野菜（炭水化物の多い一部の野菜を除く），海藻，きのこ，こんにゃく	14	4	1
調　味　料			みそ，さとう，みりんなど	12	3	2

　　①糖尿病の代謝コントロールが極端に悪い場合（空腹時血糖値250mg/dL以上，または尿ケトン体中等度以上陽性），②増殖網膜症による新鮮な眼底出血がある場合，③腎不全の状態にある場合，④虚血性心疾患や心肺機能に障害のある場合，⑤骨・関節疾患がある場合，⑥急性感染症，⑦糖尿病壊疽，⑧高度の糖尿病自律神経障害は運動の禁忌または制限が必要である。

5）経口血糖降下薬

　食事・運動療法でコントロールできない場合に用いる。少量から開始し，徐々に増加する。妊娠中または妊娠の可能性のある場合，授乳中は使用しない。

　①　スルホニル尿素薬（SU薬）　　インスリン分泌促進作用があり，低血糖に注意を要する。服用により体重増加をきたしやすく，肥満などインスリン抵抗性の亢進例は良い適応ではない。

　②　速効型インスリン分泌促進薬（グリニド薬）　　インスリン分泌を促進し，服用後短時間で血糖降下作用を示す。毎食直前に服用し，食後高血糖改善に有用である。α-グルコシダーゼ阻害薬との併用は有用である。

　③　α-グルコシダーゼ阻害薬（α-GI）　　ブドウ糖の消化管での吸収を遅らせることにより食後高血糖を抑制する。毎食直前に服用する。低血糖時にはショ糖ではなくブドウ糖の摂取が必要である。腹部膨満などの副作用がある。

　④　ビグアナイド薬　　インスリン作用を増強する。体重が増加しにくいので，肥満例に有用である。まれな副作用として乳酸アシドーシスがあり，ヨード造影剤使用の際は，休薬が必要である。

⑤　**チアゾリジン薬**　インスリン抵抗性改善作用がある。副作用に体重増加，浮腫があり，心不全例は禁忌。

⑥　**DPP-4（dipeptidyl peptidase-4）阻害薬**　GLP-1（glucagon-like peptide-1）は小腸から分泌され，膵臓のインスリン分泌を促進する消化管ホルモン（インクレチン）である。DPP-4阻害薬はGLP-1の分解・不活化に作用するDPP-4を抑制することにより，GLP-1濃度を高め，インスリン分泌を促進し，血糖低下作用を示す。また，グルカゴン分泌抑制作用もある。血糖低下作用は血糖依存性であり，単独服用では低血糖の可能性は少ない。体重が増加しにくい。週1回服用製剤もある。

⑦　**SGLT2阻害薬**　近位尿細管でのブドウ糖の再吸収を抑制し，尿糖排泄を促進，血糖を低下させる。単独では低血糖を生じにくい。体重低下が期待される。副作用として脱水，尿路感染症がある。

⑧　**GLP-1受容体作動薬**　膵β細胞のGLP-1受容体を刺激し，インスリン分泌を促進して血糖低下作用を示す。血糖低下作用は血糖依存性であり，単独では低血糖を起こしにくい。同薬剤の注射薬を経口薬としたもの。グルカゴン分泌抑制作用，心・腎の保護作用がある。副作用として下痢，便秘，嘔気などの胃腸障害がある。

⑨　**イメグリミン**　ミトコンドリアへの作用を介してインスリン分泌促進作用を示す。血糖低下作用は血糖依存性であり，単独では低血糖の可能性は低い。ビグアナイド薬と作用機序が共通する部分があり，インスリン抵抗性改善作用もある。

6）インスリン療法

①　**インスリン療法の適応**　絶対適応は，①インスリン依存状態，②糖尿病昏睡，③重症の肝障害，腎障害，④重症感染症，外傷，中程度以上の外科手術，⑤糖尿病合併妊婦，⑥静脈栄養時の血糖コントロール，相対的適応は，①著明な高血糖（空腹時血糖値250mg/dL以上，随時血糖値350mg/dL以上）のあるインスリン非依存状態，②インスリン以外の薬物療法では良好な血糖コントロールが得られない場合，③痩せ型で栄養状態が低下している場合，④ステロイド薬治療時に高血糖を認める場合，⑤糖毒性を積極的に解除する場合などである。

②　**インスリン製剤**　作用時間により，超速効型，速効型，中間型，持効型，混合型に分類される（表4-14）。超速効型および速効型は食後の血糖上昇を抑制する。超速効型は作用発現が速く，食直前の注射が可能である。持効型は基礎インスリン分泌を補充し，空腹時血糖値の上昇を抑える。混合型

表4-14　インスリン製剤の作用時間

インスリン製剤	発現時間	最大作用時間	持続時間
超 速 効 型	約15分	1〜3時間	4〜5時間
速 効 型	30分〜1時間	1〜3時間	5〜8時間
中 間 型	1〜3時間	4〜12時間	18〜24時間
持 効 型	1〜2時間	ピークなし	約24時間

混合型は混合されたそれぞれのインスリン作用時間
出典）日本糖尿病学会（編）：『糖尿病治療ガイド2022-2023』，文光堂（2022）より改変

は超速効型または速効型と中間型または持効型をさまざまな比率であらかじめ混合したものである。通常，インスリンは皮下注射で，自己注射を行う。

③ **強化インスリン療法**　良好な血糖コントロールを得るために，自己血糖測定を行い，1日にインスリンを頻回に注射する方法で，インスリン依存状態，血糖不安定な例に有用である。

7）インスリン以外の注射薬（GLP-1受容体作動薬）

経口薬GLP-1受容体作動薬と同様の注射薬である。1日1回，2回注射薬と週1回注射薬，インスリンとの合剤もある。

（1）小児糖尿病

小児糖尿病の多くは1型であったが，学校健診での尿糖検査の実施および生活習慣の変化から2型が増加している。また，遺伝子異常による若年発症の2型糖尿病，MODY（p.47参照）も明らかにされた。糖尿病に対する劣等感や治療に対する不安があり，患者や家族に対する心理カウンセリング，糖尿病教育が必要である。

3. 脂質異常症（dyslipidemia）

病　態

1）脂　質

血中に存在する脂質にはコレステロール，トリグリセリド（TG：中性脂肪），リン脂質，遊離脂肪酸がある。

① **コレステロール**　遊離型と脂肪酸と結合したエステル型がある。血中コレステロールの約20%は食事由来で，残りは肝臓のほか生体内で合成される。小腸で吸収されたコレステロールは肝臓に運ばれる。

肝臓のコレステロールは胆汁酸（胆汁の成分）となり，胆管から腸管に排泄され，脂質の消化を助ける。胆汁酸のほとんどは腸管壁から再吸収され，肝臓に戻る（腸肝循環）。また，コレステロールは細胞壁の重要な構成成分となり，副腎・性ホルモンの原料になる。コレステロールの過剰は胆石，動脈硬化の原因となる。

② **トリグリセリド**　トリグリセリド（TG）はエネルギー貯蔵のための脂質である。生体では，脂肪酸が燃焼してエネルギーを生じるが，TGは脂肪酸の供給源となる。食事として摂取された脂質は消化されて脂肪酸になり，小腸から吸収されるが，小腸壁でTGに再合成され，肝臓に運ばれる。

余剰のエネルギーはTGに変換され，肝臓や脂肪組織に蓄積される。TGは肝から筋肉などの末梢組織に運ばれ，エネルギー源である脂肪酸を供給する。肝臓および脂肪組織のTG過剰蓄積により脂肪肝および肥満を生じる。

③ **リン脂質**　レシチン，スフィンゴミエリンなどリンを持つ脂質をリン脂質（PL）という。肝，小腸で合成され，細胞膜，リポたんぱく質表層部の主要成分となる。

④ **遊離脂肪酸**　血中の脂肪酸の90〜95%はエステル型（コレステロール，TG，PLと結合）で，遊離脂肪酸は少ないが，エネルギー供給脂質として重要な働きをしてい

る。代謝が非常に速く，生理的変動が大きい。絶食，運動，ストレスにより増加する。

2）リポたんぱく質（図4-8，9）

コレステロール，TG，PLなどの脂質はたんぱく質と結合してリポたんぱく質という複合体を形成し，血中を循環する。リポたんぱく質を構成するたんぱく質をアポた

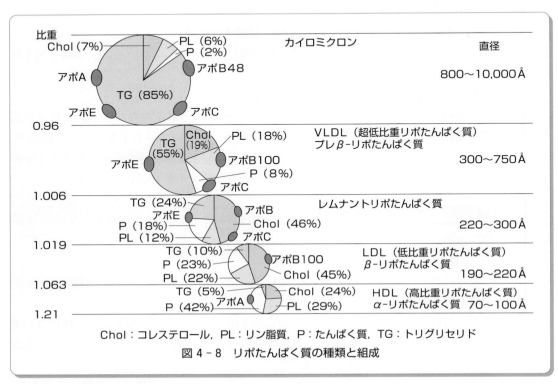

Chol：コレステロール，PL：リン脂質，P：たんぱく質，TG：トリグリセリド

図4-8 リポたんぱく質の種類と組成

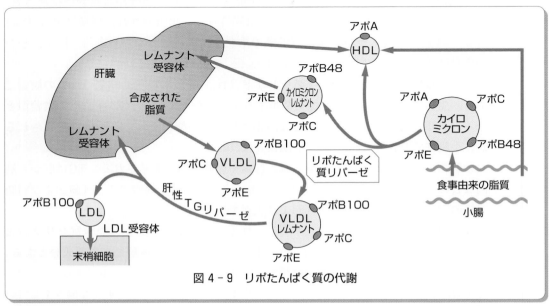

図4-9 リポたんぱく質の代謝

んぱく質といい，リポたんぱく質代謝に重要な役割を果たしている。リポたんぱく質は中心部に疎水性の強いTG，エステル型コレステロールが占め，その周りを疎水性の弱いPL，遊離型コレステロール，アポたんぱく質が取り囲むような構造をしている。リポたんぱく質は構成する各脂質の量，アポたんぱく質の種類により分類される。リポたんぱく質は，比重の差により超遠心法で，荷電の差により電気泳動法で，粒子の大きさによりカラム法で分析される。リポたんぱく質は各臓器間を移動して脂質を運搬し，脂質代謝に重要な役割を果たしている。

① **カイロミクロン**　サイズが最も大きく，比重が小さいリポたんぱく質である。脂質の約85%はTGで，アポたんぱく質はアポA-Ⅰ，A-Ⅱ，B48，C-Ⅱ，C-Ⅲ，Eからなる。カイロミクロンはアポたんぱく質と食事由来の脂質から小腸で生成される。高カイロミクロン血症では800mg/dL以上の高TG血症となり，急性膵炎の原因となる。カイロミクロンの役割は食事性（外因性）の脂質を肝臓に運ぶことである。

② **超低比重リポたんぱく質（VLDL）**　VLDLは2番目に大きく，比重が小さいリポたんぱく質である。電気泳動法法ではプレβ-リポたんぱく質と呼ぶ。脂質の55%はTGで，アポたんぱく質はアポB100，C-Ⅱ，C-Ⅲ，Eからなる。VLDLは肝臓で合成された脂質やアポたんぱく質から肝臓で生成され，血中に分泌される。高VLDL血症では150〜500mg/dLの高TG血症となる。VLDLの役割はTGを肝臓から末梢組織に運ぶことである。

③ **レムナントリポたんぱく質（レムナント）**　レムナントはカイロミクロンおよびVLDLの含有するTGがリポたんぱく質リパーゼにより分解されて生成される中間代謝産物（カイロミクロンレムナントおよびVLDLレムナント）である。高レムナント血症ではコレステロールとTG両者の増加を認める。中間比重リポたんぱく質（IDL）はVLDLレムナントの一部である。高レムナント血症は電気泳動法ではβからプレβ位にかけて幅広いブロードβバンドを示し，アポEの増加が特徴である。高レムナント血症は動脈硬化の危険因子である。

④ **低比重リポたんぱく質（LDL）**　LDLは高比重リポたんぱく質の次に小さく，比重の大きいリポたんぱく質で，電気泳動法ではβ-リポたんぱく質と呼ぶ。コレステロール含量が多く，高LDL血症では血中コレステロール値が増加する。アポたんぱく質はアポB100のみである。肝臓や末梢細胞に存在するLDL受容体はLDLを結合して取り込む。主な役割はコレステロールを肝臓から末梢組織に運ぶことである。

⑤ **高比重リポたんぱく質（HDL）**　HDLは最も小さく，比重の大きいリポたんぱく質で，電気泳動法ではα-リポたんぱく質と呼ぶ。成分の約50%はたんぱく質で，アポA-Ⅰ，A-Ⅱなどからなる。HDLは小腸，肝臓から分泌されるほかに，カイロミクロンがリポたんぱく質リパーゼにより代謝される際にも生成される。HDLは動脈壁などの末梢組織から遊離型コレステロールを引き抜き，肝臓に転送する（逆転送）ことから抗動脈硬化作用に働く。

⑥ **その他の動脈硬化危険因子となるリポたんぱく質**　リポたんぱく質(a)は，

LDLのアポB100にアポ(a)が結合したリポたんぱく質で，その増加は動脈硬化を進展させる。また，LDLのなかでも比重が重く，小粒子のsmall dense LDLは動脈壁に侵入しやすく，酸化変性を受けやすいことから，動脈硬化危険因子となる。

症　状　　脂質異常症は症状に乏しい。800mg/dL以上の高TG血症では急性膵炎を生じる。また，家族性高コレステロール血症，家族性Ⅲ型高脂血症では腱や皮膚に黄色腫（おうしょくしゅ）を認める。高LDL血症，高レムナント血症，低HDL血症は動脈硬化性疾患の危険因子となる。

診　断

1）脂質異常症の診断（表4-15）

血中のLDLコレステロール（LDL-C），non-HDLコレステロール（non-HDL-C）やTGの増加，HDL-Cの低下を脂質異常症という。動脈硬化の危険因子である。

表4-15　脂質異常症診断基準

LDLコレステロール	140mg/dL 以上	高LDLコレステロール血症
	120～139mg/dL	境界域高LDLコレステロール血症**
HDLコレステロール	40mg/dL 未満	低HDLコレステロール血症
トリグリセライド	150mg/dL 以上（空腹時採血*）175mg/dL（随時採血*）	高トリグリセライド血症
Non-HDLコレステロール	170mg/dL 以上	高non-HDLコレステロール血症
	150～169mg/dL	境界域高non-HDLコレステロール血症**

* 基本的に10時間以上の絶食を「空腹時」とする。ただし水やお茶などカロリーのない水分の摂取は可とする。空腹時であることが確認できない場合を「随時」とする。
** スクリーニングで境界域高 LDL-C 血症，境界域高non-HDL-C血症を示した場合は，高リスク病態がないか検討し，治療の必要性を考慮する。
●LDL-CはFriedewald式（TC－HDL-C－TG/5）で計算する（ただし空腹時採血の場合のみ）。または直接法で求める。
●TGが400mg/dL以上や随時採血の場合はnon-HDL-C（＝TC－HDL-C）かLDL-C直接法を使用する。ただしスクリーニングでnon-HDL-Cを用いるときは，高TG血症を伴わない場合はLDL-Cとの差が+30mg/dLより小さくなる可能性を念頭においてリスクを評価する。
●TGの基準値は空腹時採血と随時採血により異なる。
●HDL-Cは単独では薬物介入の対象とはならない。
出典）日本動脈硬化学会（編）『動脈硬化性疾患予防ガイドライン2022年版』（2022）

2）脂質異常症の表現型分類（表4-16）

増加するリポたんぱく質の種類による分類で，治療に利用される。

3）脂質異常症の病因分類

① **原発性高脂血症**　　原因となる疾患がない場合で，遺伝性のものを家族性高脂血症という。

・家族性高カイロミクロン血症：リポたんぱくリパーゼ欠損やリポたんぱく質リパーゼを活性化するアポC-Ⅱ欠損によりカイロミクロン代謝が障害される遺伝性疾患で，800mg/dL以上の著明な高TG血症となる。

表4-16　脂質異常症の表現型分類

脂質異常症の型	増加するリポたんぱく質	増加する脂質
Ⅰ　型	カイロミクロン	TG
Ⅱa型	LDL	Cho
Ⅱb型	LDL，VLDL	Cho，TG
Ⅲ　型	レムナント	Cho，TG
Ⅳ　型	VLDL	TG
Ⅴ　型	VLDL，カイロミクロン	TG

Cho：コレステロール

- 家族性高コレステロール血症：LDL受容体の異常により，細胞内へのLDL取り込みが障害されて著明な高コレステロール血症（ホモ型1,000mg/dL，ヘテロ型500mg/dL）となり，若年で高頻度に冠動脈疾患を発症する。常染色体優性遺伝で，ホモ型は100万人に１人，ヘテロ型は200〜500人に１人と高頻度の発症率を認める。アキレス腱肥厚や皮膚黄色腫，角膜輪を認める。
- 家族性複合型高脂血症：LDLまたはVLDLの増加，あるいは両者の増加を示す例が家族内に集積する遺伝性疾患である。発症頻度は１％と高く，冠動脈疾患の原因として重要である。
- 家族性Ⅲ型高脂血症：レムナントの増加する遺伝性疾患である。アポE_2を持つため（アポE_3が自然型），肝臓のレムナント受容体に認識されず，レムナントは肝臓に取り込まれず高レムナント血症を生じる。高レムナント血症は冠動脈疾患の危険因子である。
- 家族性高TG血症（家族性高VLDL血症）：VLDL増加を示す例が家族内に集積する遺伝性疾患である。高TG血症となる。

② **二次性高脂血症**　　原因となる疾患や薬剤により二次性に発症する高脂血症。ネフローゼ症候群，甲状腺機能低下症，クッシング症候群，閉塞性黄疸は高コレステロール血症，糖尿病，飲酒，経口避妊薬・ステロイド薬服用は高TG血症を生じる。

治　療

食事療法，運動療法を行い，効果が十分でない場合，薬物療法を用いる。脂質異常症治療の目的は動脈硬化性疾患の予防であり，喫煙，肥満，糖尿病，高血圧などの危険因子を考慮した包括的管理が必要である（表4-17，表4-18）。

１）食　事　療　法（表4-19）

① **総摂取エネルギーと栄養素配分の適正化**

- 摂取エネルギー量と栄養素のバランス：標準体重を目標に身体活動量に適した摂取エネルギー量と栄養素バランスを維持する。脂肪エネルギー比率を20〜25％，炭水化物エネルギー比率を50〜60％とする。
- 脂質（飽和脂肪酸と不飽和脂肪酸，コレステロール）：飽和脂肪酸，コレステロール摂取を減らす。脂身の少ない肉類を選び，肉類，乳製品，卵類の過剰摂取を避ける。飽和脂肪酸の摂取エネルギー比率は4.5％以上７％未満とする。トランス脂肪酸の過剰摂取は酸化LDLを上昇，HDL-Cを低下する。

　　不飽和脂肪酸，特に，魚油に含まれるn−3系多価不飽和脂肪酸（エイコサペンタエン酸：EPA，ドコサヘキサエン酸：DHA）はTG低下，血圧低下作用があり，積極的に摂取する。n−6系多価不飽和脂肪酸の過剰摂取は酸化LDLを上昇，HDL-Cを低下する。
- 炭水化物：炭水化物は糖質と食物繊維からなる。糖質の過剰摂取はTGを上昇し，HDL-Cを低下する。野菜，海藻，果物，いも類に多く含まれる食物繊維は腸管でのコレステロール吸収を抑制し，LDL-Cを低下する。

表 4 - 17　リスク区分別脂質管理目標値（日本動脈硬化学会, 2022）

治療方針の原則	管理区分	脂質管理目標値（mg/dL）			
		LDL-C	Non-HDL-C	TG	HDL-C
一次予防 まず生活習慣の改善を行った後，薬物療法の適用を考慮する	低リスク	<160	<190	<150（空腹時）*** <175（随時）	≧40
	中リスク	<140	<170		
	高リスク	<120 <100*	<150 <130*		
二次予防 生活習慣の是正とともに薬物治療を考慮する	冠動脈疾患またはアテローム血栓性脳梗塞（明らかなアテロームを伴うその他の脳梗塞を含む）の既往	<100 <70**	<130 <100**		

●久山町の住民を対象にした臨床研究で予測される10年間の冠動脈疾患またはアテローム血栓性脳梗塞の発症リスクが 2 ％未満を低リスク， 2 ～10%未満を中リスク，10%以上を高リスクとする。ただし，「糖尿病（耐糖能異常は含まない）」，「慢性腎臓病（CKD）」，「末梢動脈疾患（PAD）」がある場合は高リスクとする。
*糖尿病において，PAD，細小血管症（網膜症，腎症，神経障害）合併時，または喫煙ありの場合に考慮する。
**「急性冠症候群」，「家族性高コレステロール血症」，「糖尿病」，「冠動脈疾患とアテローム血栓性脳梗塞」の 4 病態のいずれかを合併する場合に考慮する。
***10時間以上の絶食を「空腹時」とする。ただし，水やお茶などカロリーのない水分の摂取は可とする。それ以外の条件を「随時」とする。
●これらの値はあくまでも到達努力目標であり，一次予防（低リスク・中リスク）においてはLDL-C低下率20～30%も目標値となり得る。

表 4 - 18　動脈硬化性疾患予防のための生活習慣の改善

禁　　煙	・禁煙は必須。受動喫煙を防止
体重管理	・定期的に体重を測定する ・BMI<25であれば適正体重を維持する。BMI≧25の場合は，摂取エネルギーを消費エネルギーより少なくし，体重減少を図る
食事管理	・適切なエネルギー量と，三大栄養素（たんぱく質，脂質，炭水化物）およびビタミン，ミネラルをバランスよく摂取する ・飽和脂肪酸やコレステロールを過剰に摂取しない ・トランス脂肪酸の摂取を控える ・n-3系多価不飽和脂肪酸の摂取を増やす ・減塩し，食塩摂取量は6g/日未満を目指す
身体活動 ・運動	・中等度以上*の有酸素運動を中心に，習慣的に行う（毎日合計30分以上を目標） ・日常生活の中で，座位行動**を減らし，活動的な生活を送るように注意を促す ・有酸素運動の他にレジスタンス運動や柔軟運動も実施することが望ましい
飲　　酒	・アルコールはエタノール換算で 1 日25g***以下にとどめる ・休肝日を設ける

*中等度以上とは 3 METs以上の強度を意味する。METsは安静時代謝の何倍に相当するかを示す活動強度の単位
**座位行動とは座位および臥位におけるエネルギー消費量が1.5METs以下の全ての覚醒行動
***およそ日本酒 1 合，ビール中瓶 1 本，焼酎半合，ウイスキー・ブランデーダブル 1 杯，ワイン 2 杯に相当する

・**たんぱく質**：動物性たんぱく質は飽和脂肪酸やコレステロールを多く含むので，LDL-Cを上昇する。大豆たんぱく質はコレステロール低下作用がある。

・**食塩とアルコール**：食塩の過剰摂取は血圧を上昇する。適量のアルコール摂取は冠動脈疾患を予防するが，過剰摂取は血圧，TGを上昇する。

② 　危険因子を改善する食事

・**高LDL-C血症と食事**：総エネルギー摂取量を適正に管理し，LDL-Cを上昇させ

表 4 - 19　動脈硬化性疾患予防のための食事

1．過食に注意し，適正な体重を維持する 　・総エネルギー摂取量(kcal/日) は，一般に目標とする体重(kg)*×身体活動量(軽い労作で25〜30，普通の労作で30〜35，重い労作で35〜) を目指す 2．肉の脂身，動物脂，加工肉，鶏卵の大量摂取を控える 3．魚の摂取を増やし，低脂肪乳製品を摂取する 　・脂肪エネルギー比率を20〜25%，飽和脂肪酸エネルギー比率を 7 %未満，コレステロール摂取量を200mg/日未満に抑える 　・n-3 系多価不飽和脂肪酸の摂取を増やす 　・トランス脂肪酸の摂取を控える 4．未精製穀類，緑黄色野菜を含めた野菜，海藻，大豆および大豆製品，ナッツ類の摂取量を増やす 　・炭水化物エネルギー比率を50〜60%とし，食物繊維は25g/日以上の摂取を目標とする 5．糖質含有量の少ない果物を適度に摂取し，果糖を含む加工食品の大量摂取を控える 6．アルコールの過剰摂取を控え，25 g/日以下に抑える 7．食塩の摂取は 6 g/日未満を目標にする

*18歳から49歳：[身長(m)]^2×18.5〜24.9 kg/m^2，50歳から64歳：[身長(m)]^2×20.0〜24.9 kg/m^2，65歳から74歳：[身長(m)]^2×21.5〜24.9 kg/m^2，75歳以上：[身長(m)]^2×21.5〜24.9 kg/m^{2}とする
表 4 -17〜19 出典）日本動脈硬化学会（編）『動脈硬化性疾患予防ガイドライン2022年版』(2022)

る飽和脂肪酸，コレステロール，トランス脂肪酸の摂取量を減らす。

・飽和脂肪酸は一価不飽和脂肪酸あるいは多価不飽和脂肪酸に置換する。

・飽和脂肪酸は摂取エネルギー比率 7 %未満，コレステロールの摂取は 1 日200mg未満に制限する。

・食物繊維を積極的に摂取する。

・脂肪含有量の多い肉の脂身や動物性の脂（牛脂，ラード，バター），加工肉製品，乳類，臓物類，卵類を制限する。

・緑黄色野菜を含めた野菜および大豆・大豆製品の摂取を勧める。

・**高TG血症と食事**：適正体重を維持する。または適正体重を目指すように総エネルギー摂取量を考慮する。

・炭水化物エネルギー比率を50〜60%の設定の中でやや低めにし，アルコールの過剰摂取を制限する。

・果物や果糖含有加工食品の過剰摂取に注意する。

・n-3系多価不飽和脂肪酸の摂取を増やす。

・高カイロミクロン血症では，脂質エネルギー比率を15%≧に制限し，中鎖脂肪酸を主として用いる。

・運動療法の併用が効果的である。

・**低HDL-C血症と食事**：適正体重を維持する。または適正体重を目指すように総エネルギー摂取量を考慮する。

・炭水化物エネルギー比率をやや低めにし，トランス脂肪酸を減らす。

・運動療法が効果的である。

2) 運動療法

運動療法はリポたんぱくリパーゼを活性化し，VLDLを低下，HDLを増加する。特に，高TG血症で有用である。 1 日20分以上の有酸素運動が有用である。 1 日60分程

度の速歩（200kcal程度の運動）を週 3 回以上行うことが望ましい。

3）薬 物 療 法

　高LDL血症では，コレステロール合成阻害薬（HMG-CoA還元酵素阻害薬：スタチン系薬剤），消化管でのコレステロール吸収抑制薬のエゼチミブ，コレステロール吸着剤の陰イオン交換樹脂を用いる。高VLDL血症では，フィブラート系薬剤，ニコチン酸製剤，EPA・DHA製剤を用いる。治療困難な家族性コレステロール血症に対して，LDL-Cを低下させるPCSK9阻害薬（注射薬）が使用可能である。

4）血 漿 交 換

　冠動脈疾患を合併した家族性高コレステロール血症ヘテロ型で，薬物療法で効果不十分の場合，およびホモ型の場合に血漿交換が用いられる。

4. 高尿酸血症，痛風

4. 1　高尿酸血症

概　　念　　　高尿酸血症は尿酸の産生過剰や排泄低下により血中尿酸値が上昇する状態で，痛風の原因となる。

病　　態

1）尿酸の代謝（図 4 -10）

　細胞の核たんぱく質はたんぱく質分解酵素により核酸とたんぱく質に分解され，核酸は核酸分解酵素により多数のヌクレオチドに分解される。ヌクレオチドは塩基（プリンまたはピリミジン），五炭糖（リボースまたはデオキシリボース）およびリン酸から構成される。プリン塩基にはアデニンとグアニンがあり，分解されてヒポキサンチンおよびキサンチンを経て尿酸になる。体内には約1,200mgの尿酸プールがあり，その約60％に当たる700mgが 1 日に生成され，排泄されている。

2）尿酸の生成

　①　**組織中の核たんぱく質の分解**　　心筋梗塞，胃がん，飢餓，熱傷，白血病などで組織や白血球の崩壊が著しいときに，核たんぱく質の分解により尿酸が増加する。

　②　**食事性プリン体の摂取**　　プリン体の多い食品を摂取すれば，プリン体から尿酸を生じる。

　③　**プリン体の生合成**　　体内でヌクレオチドが合成され，尿酸を生じる。

3）尿酸の排泄

　尿中へ 1 日500mg，その他，汗，消化液とともに 1 日200mg排泄される。

分　　類　　　高尿酸血症は尿酸増加の成因により，①産生過剰型，②排泄低下型，③両者の混合型に分類される。さらに，原発性および二次性に分類される。

　①　**産生過剰型高尿酸血症**　　原発性としてはプリン体の合成増加，二次性としては腫瘍，炎症，熱傷による組織崩壊で，核たんぱく質分解が亢進し，尿酸が増加する。

　②　**排泄低下型高尿酸血症**　　腎不全，薬剤〔サイアザイド系降圧利尿薬，ピラジナミド（抗結核薬）など〕，アシドーシス，糖尿病，飢餓などによる尿の酸性化により，尿

酸排泄が低下する。

4.2 痛　　風

　痛風は体内の尿酸増加により尿酸結晶が析出し，急性関節炎，痛風結節，尿酸結
石，血管障害を生じる疾患である。

病　因

　① **遺伝因子**　尿酸代謝に関連する遺伝性の酵素欠損により高尿酸血症を生じる。
　② **年齢と性**　中年男性に多いが，若年化傾向にある。男女比は50：1で圧倒的
に男性に多い。
　③ **生活習慣**　たんぱく質，アルコールの過剰摂取，肥満，糖尿病および飢餓は
尿酸を増加する。
　④ **薬剤**　サイアザイド系降圧利尿薬，ピラジナミドは尿酸の尿排泄を低下する。

症　状

　① **急性関節炎発作**　過飽和状態の尿酸は関節内で針状結晶を析出する。結晶は
炎症物質の分泌を刺激し，急性関節炎を生じる。結晶生成は温度低下や酸性化により
増加し，下肢の小関節，特に，第1中足趾関節に生じやすい。足の運動，寒冷，ス
トレス，疲労，高プリン食・アルコールの過剰摂取などをきっかけに，突然発症し，
患部の発赤，熱感，腫脹，疼痛を生じる。1日で炎症は最高になり，白血球増加，赤
沈亢進，CRP（C反応性たんぱく）増加を認め，3～10日で鎮静化する。

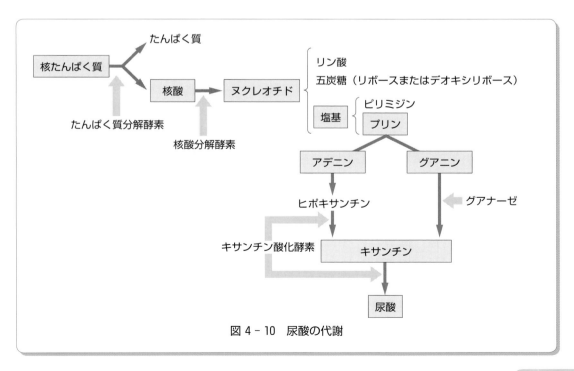

図4-10　尿酸の代謝

　　②　**痛風結節**　　尿酸結晶を結合組織が取り巻く形で，関節周囲や耳殻に痛風結節を生じる。これが進行すると骨・関節の破壊が起こる。

　　③　**腎障害**　　尿細管内の尿酸結晶析出や尿細管変性により腎障害を生じる。また，尿路の尿酸結晶析出により**腎盂腎炎**も多い。

　　④　**尿路結石**　　全症例の20〜30%に認める。

　　⑤　**その他**　　肥満，糖尿病，高血圧，動脈硬化症の合併が多い。

　診　　断　　肥満の中年男性に多く，次の項目により診断される。

　　①　高尿酸血症

　　②　特徴ある下肢の急性関節炎発作（繰り返す単関節炎，24時間で最大になる局部の発赤，腫脹，疼痛，熱感，第1中足趾関節に好発，X線による骨の打ち抜き像）。

　　③　関節液菌培養陰性

　　④　関節液内または痛風結節内に尿酸結晶を認める。

　治　　療　　関節炎発作および高尿酸血症の治療を行う。

　　①　**食事療法**　　摂取エネルギー過剰は尿酸を増加しやすく，肥満予防のためにも避ける。プリン体を多く含む臓物（肝臓，脳），獣鳥肉，大豆，ビールを避け，プリン体の少ない穀類，いも類，乳製品を摂る。高脂肪食は尿酸の尿中排泄を抑制する。炭水化物は肥満を予防するためにも過剰摂取に注意する。その他，尿中への尿酸排泄を促進するため1日2L以上の尿量確保を目標に十分な水分を摂取する。尿酸は酸性化により溶解度が低下するため，**酸性食品**（肉，卵など）を避け，**アルカリ食品**（野菜，牛乳，果物など）を摂取する。アルコール，特に，ビールは尿酸を増加し，痛風発作を誘発するので避ける。

　　②　**薬物療法**　　痛風発作にはコルヒチンや非ステロイド系消炎鎮痛薬を用いる。高尿酸血症に対しては，尿酸排泄低下型には**尿酸排泄促進薬**（プロベネシドなど），尿酸合成促進型には**尿酸合成阻害薬**（アロプリノールなど）を用いる。

5.　先天性代謝異常

　　生体内の代謝を行う酵素の先天性遺伝子異常により，体内に異常代謝物蓄積，あるいは生体に必要な代謝産物欠乏を生じる結果，発症する疾患。個々の先天性代謝異常の発症頻度は低率だが，疾患の種類が多い（約5,000種）ため，患者数は少なくない。

5．1　先天性糖質代謝異常

（1）糖　原　病

　　余剰のグルコースはグリコーゲンに変換されて肝臓や筋に貯蔵されるが，必要に応じて再びグルコースに分解される。糖原病はグリコーゲンを合成，分解する酵素の異常により，組織のグリコーゲンの蓄積異常を生じる疾患である。異常酵素により糖原病0型からIX型に分類される。

　　①　**糖原病I型（von Gierke病）**　　グルコース-6-リン酸（G-6-P）をグルコース

に変換する酵素である**グルコース-6-ホスファターゼ**（G-6-Pase：図4-11の❶）の欠損により起こる糖原病である。グリコーゲンはG-6-Pを経てグルコースに分解されるので，G-6-Pase欠損は肝・腎のグリコーゲン過剰蓄積と慢性的な低血糖を生じる。

② **その他の糖原病**　糖原病Ⅱ型（Pompe病），糖原病Ⅲ型（Cori病），糖原病Ⅳ型（Anderson病）などがあり，組織のグリコーゲン過剰蓄積を認める。

（2）ガラクトース血症

乳中の乳糖は**ラクターゼ**（図4-11の❷）によりグルコースとガラクトースに分解され，ガラクトースは**ガラクトキナーゼ**（同❸），**ガラクトース-1-リン酸ウリジルトランスフェラーゼ**（同❹）などの酵素によりグルコース-1-リン酸を経てグリコーゲンやグルコースに変換される。これらの酵素欠損によりガラクトース血症を生じる。

ガラクトース-1-リン酸ウリジルトランスフェラーゼ欠損が最も重症で，全身にガラクトースが蓄積し，生後数日から哺乳不良，嘔吐，下痢，肝腫大，黄疸，痙攣，低血糖，意識障害，白内障，発育障害を認める。治療は乳糖除去ミルクなどガラクトース制限食とする。

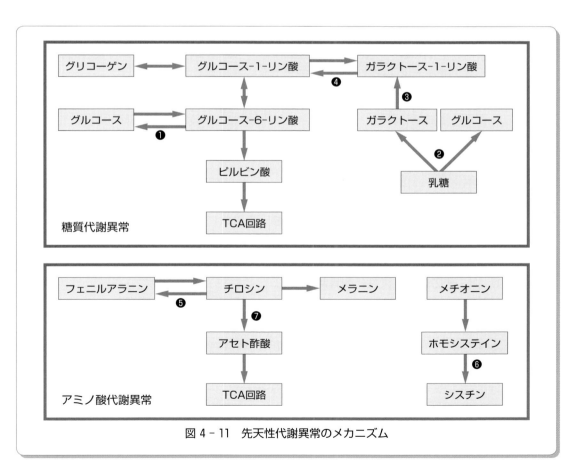

図4-11　先天性代謝異常のメカニズム

(3) 乳糖不耐症

　血液，尿中に乳糖を認め，哺乳後の激しい嘔吐，下痢，栄養失調を生じ，肝・腎障害を起こす。ラクターゼ（図 4 -11 の❷）欠損による型もある。治療は乳糖を単糖に置換したミルクを使用する。

5.2　先天性アミノ酸代謝異常

(1) フェニルケトン尿症

　フェニルアラニン（Phe）をチロシン（Tyr）に変換する Phe 水酸化酵素（図 4 -11 の❺）欠損により，組織・血中の Phe 増加を生じる。生後 6 か月までに発症し，痙攣，発達遅延，知能障害を認める。また，Tyr 減少はメラニン色素減少を生じ，皮膚の色素脱失を起こす。治療は Phe 除去・Tyr 添加ミルクを与えるが，Phe は必須アミノ酸で，過度の制限は発育障害を起こすため，適切な血中濃度の調節が必要である。

(2) ホモシステイン尿症

　ホモシステインの代謝異常によりホモシステイン，メチオニンの増加，シスチンの減少を生じる。遺伝性の酵素（シスタチオニン合成酵素など）欠損によるものとビタミン B_{12} や葉酸欠乏によるものがある。メチオニン増加は症状を起こさないが，ホモシステイン増加は血栓症による肺梗塞，痙攣，知能障害を起こす。シスタチオニン合成酵素（図 4 -11 の❻）欠損症は， 3 歳以後に，水晶体亜脱臼，緑内障，視神経萎縮，網膜剝離，骨格異常を起こす。低メチオニン・高シスチン食を投与する。

(3) メープルシロップ尿症（楓糖尿症）

　分枝アミノ酸（バリン，ロイシン，イソロイシン）から生成される分枝 α-ケト酸を代謝する脱水素酵素欠損により，体内に分枝アミノ酸および分枝 α-ケト酸が蓄積する。尿はメープルシロップ臭がする。出生後数日以内に痙攣，呼吸障害，哺乳困難を生じる。分枝アミノ酸制限食を投与する。

(4) チロシン血症

　Tyr 代謝にかかわる酵素（図 4 -11 の❼）の異常により，Tyr と Phe が増加する疾患で，発達遅延，肝腫大を生じる。治療は，Tyr・Phe 制限食を投与する。

5.3　その他の先天性代謝異常症

(1) ウィルソン病

　銅は胆汁中に排泄されるが，銅の転送にかかわる遺伝子異常により胆汁中に排泄されず，肝や全身に蓄積する。学童期に肝障害や溶血性貧血で発症し，錐体外路症状[*1]やカイザー–フライシャー角膜輪[*2]を認める。治療は，亜鉛，銅のキレート剤であるD-ペニシラミンやトリエンチンを投与する。

> ＊1　**錐体外路症状**：運動の調和が障害され，舞踏病，振戦，筋硬直などを生じる。
> ＊2　**カイザー–フライシャー角膜輪**：角膜下に銅を含む色素が蓄積し，茶，緑，黄の角膜輪を認める。

第 5 章

消化器系疾患

1. 嚥下障害

概　念　　嚥下運動は脳の嚥下中枢に支配され，第1相（口腔期），第2相（咽頭期），第3相（食道期）の3相に分けられる。口腔期では随意運動により食物が咽頭に送られ，咽頭期では反射運動（不随意運動）で食物が食道へ移動し，食道期では食道の蠕動運動（不随意運動）により食物が胃へ移動する（図5-1）。

嚥下障害とは，上記各相の運動が機能的あるいは器質的に障害されることをいう。嚥下困難をきたす疾患は表5-1に示すとおりである。

成因・病態　　主要な原因疾患は脳卒中であり，高齢者に好発する。その他の嚥下障害もほとんどが高齢者に認められ，今後患者の増加が予想される。

高齢者の死因として肺炎がみられるが，その原因として誤嚥が重要視されている。

高齢者の嚥下機能に関する問題点には，次のようなものがある[1]。

① 齲蝕や歯周病により残存歯数が減少し，咀嚼機能が低下する。

② 嚥下反射の開始が遅延する。

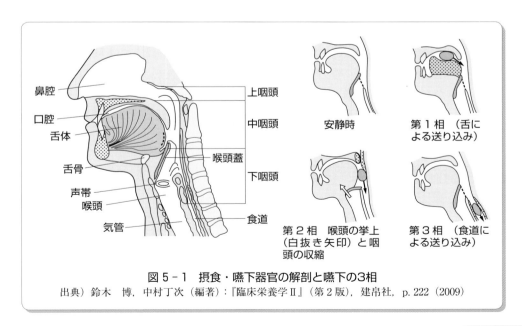

鼻腔
口腔
舌体
舌骨
声帯
喉頭
気管

上咽頭
中咽頭
喉頭蓋
下咽頭
食道

安静時　　第1相（舌による送り込み）

第2相　喉頭の挙上（白抜き矢印）と咽頭の収縮　　第3相（食道による送り込み）

図5-1　摂食・嚥下器官の解剖と嚥下の3相
出典）鈴木　博，中村丁次（編著）：『臨床栄養学Ⅱ』（第2版），建帛社，p.222（2009）

表 5 - 1 嚥下困難をきたす疾患

口腔咽頭性障害	神経筋障害	中枢神経	脳血管障害，パーキンソン病，脳幹部腫瘍，多発性硬化症，進行性球麻痺，仮性球麻痺，ウィルソン病
		末梢神経	末梢神経障害（ジフテリア，ボツリヌス，糖尿病，アルコール）
		神経末端筋障害	重症筋無力症，筋ジストロフィー，代謝障害（甲状腺中毒，粘液水腫，ステロイド性ミオパチー），アミロイドーシス，全身性エリテマトーデス
		その他	上食道括約筋障害
	機械的障害		腫瘍，炎症，感染，放射線，化学薬品，外傷，手術，プランマー－ヴィンソン症候群
食道性障害	神経筋障害		アカラシア，強皮症，糖尿病
	機械的疾患		腫瘍，瘢痕狭窄（逆流性食道炎），異物，血管の圧排，縦隔腫瘍

③ 嚥下反射運動の速度が低下する。

④ 液体の嚥下時および固形物の咀嚼を伴う嚥下時に，嚥下反射前に食物が下咽頭に到達してしまう。

⑤ 呼吸と嚥下の不協調がみられる。

⑥ 気道防御機構である咳嗽反射の低下が起こる。

　さらに，高齢者は複数の疾病をもっている場合が多く，内服の機会が増加するが，薬の副作用として嚥下機能に影響を与えるものが少なくない。

診　断　　十分な問診後，嚥下運動を実際に観察する。口腔内の異常（舌の病変，扁桃炎，口内炎，咽頭炎など）の有無を観察する。誤嚥しても咳嗽が出現しない不顕性誤嚥が嚥下障害の約30%に存在することから，検査は口腔から胃まで十分に行う必要がある。嚥下造影（videofluorography：VF），ビデオ内視鏡検査（videoendoscopy：VE）を実施するが，VEでは造影剤を用いることなく食塊の観察が可能であることから，実際の嚥下調整食を食してもらい観察する（図5-2）。

2. 口内炎，舌炎

概　念　　口内炎とは，口腔粘膜の炎症をいう。発赤，腫脹，疼痛を伴う，びらん，潰瘍を形成し，出血する場合もある。円形のびらんは口腔内アフタと呼ばれ，紅暈がみられる。炎症の原因には，感染症，化学的・物理的刺激，全身疾患に伴うものがある（表5-2）。

成因・病態　　口唇，舌，口腔粘膜，歯肉は栄養障害の影響が早期に出やすい場所であり，壊血病（ビタミンC欠乏），脚気（ビタミンB₁欠乏），ペラグラ（ナイアシン欠乏），

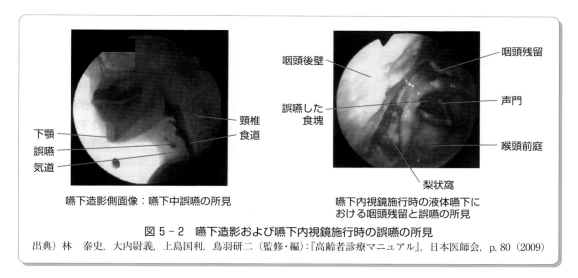

図 5 - 2　嚥下造影および嚥下内視鏡施行時の誤嚥の所見
出典）林　泰史，大内尉義，上島国利，鳥羽研二（監修・編）：『高齢者診療マニュアル』，日本医師会，p. 80（2009）

表 5 - 2　全身疾患に伴って出現する口腔炎症

1．炎症性角化症	扁平苔癬，乾癬
2．アフタ，潰瘍	ベーチェット病，多形紅斑
3．水　疱　症	天疱瘡，類天疱瘡
4．膠　原　病	全身性エリテマトーデス（SLE），強皮症，皮膚筋炎，シェーグレン症候群など
5．肉　芽　腫	サルコイドーシス

出典）鈴木　博，中村丁次（編著）：『臨床栄養学Ⅱ』（第2版），建帛社，pp.
　　　35-37（2009）

巨赤芽球性貧血（ビタミンB12，葉酸欠乏）などでみられる。口腔粘膜の細胞回転が3
〜7日間と早く，栄養障害が顕著になりやすいことが原因で，栄養障害により局所の
防御能が低下して炎症が生じる。

2.1 口 内 炎

　口内炎は，口腔内の化学的・物理的刺激，また，発熱・過労などの全身疾患の一部
として生じるが，原因が不明なことも多い。潰瘍が形成される場合は，ウイルス・細
菌・スピロヘータなどの感染が原因である。

　うがいや口腔内の清掃により自然治癒する場合が多いが，ステロイド系軟膏の塗布
や薬剤による治療も行われる。

2.2 舌　　　炎

　舌炎は，舌への化学的・物理的刺激によるものと，ビタミンB12，鉄などの不足に

よるものがある。

　鉄欠乏性貧血に伴う場合は，プランマー–ヴィンソン（Plummer-Vinson）症候群といい，萎縮性舌炎であり，嚥下障害を起こす。萎縮性舌炎とは，舌乳頭の萎縮・扁平化が認められるもので，舌苔が形成されないため舌が平常時より赤く見え，痛みを生じることもある。ビタミンB₁₂欠乏による悪性貧血を伴う場合は，ハンター（Hunter）舌炎といい，同じく萎縮性舌炎であり，特に舌の発赤，疼痛を特徴とする。また，シェーグレン（Sjögren）症候群の口腔内症状として，舌の病変が現れる場合がある。

3. 胃食道逆流症

概　　念　　食道粘膜の炎症は，内視鏡的には発赤，びらん，潰瘍などの形成がみられる（食道炎）。最近は，食道炎の有無にかかわらず胃・食道逆流による障害を胃食道逆流症（gastro-esophageal reflux disease：GERD）という。

　欧米諸国に多く，発展途上国に少ない。わが国では増加傾向にあり，40歳以上に多い。

成因・病態　　原因は，胃から逆流する酸・ペプシンあるいは術後のアルカリ逆流による。生理的には，食道内への酸逆流は食後の数時間内は起こりうるが，生理的範囲を超えて頻回に，長時間にわたって食道内に貯留すると，食道粘膜に炎症が起こる。食道内への酸逆流は，下部食道括約筋（lower esophageal sphincter：LES）の一過性弛緩，LES圧低下もしくは消失，LES圧を上回る腹圧の上昇などが関与するとされている（図5-3）。

症　　状　　典型的な自覚症状は胸やけと呑酸である。呑酸とは，口腔内に酸が逆流することにより口の中に酸味や苦味を感じることで，げっぷを起こす。その他の症状としては狭心症に類似した前胸部痛，咽喉頭の不快感，慢性の咳などが認められる。他覚症状としては食道下部のびらんの存在である。

診　　断　　内視鏡で食道粘膜の障害を確認すれば逆流性食道炎と診断する。内視鏡的に異常を認めなくても特徴的な症状を認めるものは，非びらん性胃食道逆流症といい，両者を併せてGERDと診断する。また，食道内pHモニタリングも有用である。

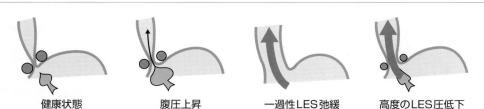

健康状態　　　　腹圧上昇　　　一過性LES弛緩　　　高度のLES圧低下

図 5 - 3　食道内酸逆流の機序（Doddsら，1982）

出典）杉本恒明，小俣政男，水野美邦（総編集）：『内科学Ⅲ』（第 8 版），朝倉書店，pp. 934-936（2003）
食道内酸逆流はLES圧の低下，腹圧の上昇のほか，一過性LES弛緩がある。健常者の酸逆流のほとんど，逆流性食道炎患者の逆流の 2 / 3 は一過性LES弛緩のときに起こる。

表5-3　胃食道逆流症に特徴的な症状

・みぞおちから胸の中央部にかけて上がってくるような
　熱感を伴う不快感（胸やけ）
・食後に起こりやすい
・脂っこいものを食べたあとに起こりやすい
・食べすぎたときに起こりやすい
・横臥したり前屈みで悪くなる
・口の中に酸っぱいものが込み上げる（呑酸）

出典）杉本恒明，小俣政男，水野美邦（総編集）:『内科学Ⅲ』（第8版），朝倉書店，pp.961-966（2003）

表5-4　胃食道逆流症における生活習慣の改善

1. 胸やけを起こしやすい食事習慣の回避	・大量摂取（暴飲暴食） ・早喰い ・すすり飲み
2. 胸やけを起こしやすい食物の回避	・高脂肪食（フライ，てんぷら，油炒めなど） ・甘味食（ケーキ，饅頭など） ・柑橘類 ・酸味の強い果物
3. 胸やけを起こしやすい生活動作	・食後すぐの横臥 ・前屈姿勢 ・強い腹圧のかかる動作（重いものを持ち上げるなど）
4. 胸やけを起こしにくくする就寝姿勢	・上半身挙上（ベッドの頭側の脚を高くする，布団の下に座布団を入れるなど） ・左を下にした睡眠

出典）日本消化器病学会（監修）:「消化器病診療」編集委員会（編）:『消化器病診療』日本消化器病学会，p.59（2004）

治　療　　方法は2つに大別され，ひとつは胃酸分泌を抑制する方法，もうひとつは胃酸の食道内への逆流を抑制する方法である。

　生活習慣の改善について，表5-4に示した。大量の摂食は一過性LES弛緩を誘発する。高脂肪食，甘味・酸味の強い食品は避け，食後すぐの横臥（おうが）や前屈姿勢はしないようにする。夜間就寝時に頭部を高くすること，また左側臥位も有効である。特に高脂肪食，チョコレート，香辛料などの刺激物，コーヒーなどカフェイン飲料，アルコール，オレンジジュースなどはLES圧を低下させ，症状を増悪させる。

　薬物療法としては，酸分泌抑制薬としてプロトンポンプ阻害薬（proton pump inhibitor：PPI）とヒスタミンH_2受容体拮抗薬（histamine H_2-receptor antagonist：H_2 blocker）が主体となる。

　薬物療法に反応しない例に対しては噴門形成術などを実施し，外科的に逆流防止を

図ることもある。

4. 胃・十二指腸潰瘍

概　念　　胃酸やペプシンの自己消化作用により，胃や十二指腸の消化管壁に組織欠損を生じる状態であり，病変は粘膜下層より深部である。総称して消化性潰瘍と呼んでいる。十二指腸潰瘍は10〜30歳代の若年者に多くみられ，胃潰瘍は40歳以降の中高齢者に多くみられる。わが国では胃潰瘍が十二指腸潰瘍よりも多い。

　　近年では，*Helicobacter pylori*（ピロリ菌）と非ステロイド性抗炎症薬（non-steroidal anti-inflammatory drugs：NSAIDs）が2大原因であると考えられている。わが国では胃潰瘍，十二指腸潰瘍の*H.pylori*陽性率は90%以上と高い。

成因・病態　　成因については，Shayのバランス説（天秤説）がよく知られている。攻撃因子と防御因子のバランスが保たれていると潰瘍は発生しないが，そのバランスが崩れたときに発生する（図5-4）。つまり，攻撃因子である胃酸が過剰に分泌されても粘膜防御因子である粘液などの分泌が正常であれば，バランスは保たれるが，胃酸の分泌が正常であっても，粘膜防御因子が，働かなければ潰瘍が形成されるということである。

　　消化性潰瘍患者では，*H.pylori*非感染率は数%以下に過ぎず，*H.pylori*を除菌すると，除菌後は潰瘍の再発率が著しく低下する。

　　NSAIDsが原因のものは，シクロオキシゲナーゼ（COX）阻害によって起こる，消化管粘膜を守るプロスタグランジンの産生抑制により粘膜抵抗性が減弱し，潰瘍を形成しやすくなる。

症　状　　最も多い症状は心窩部痛である。空腹時の痛みは十二指腸潰瘍でよくみられる。そのほかに胸やけ，悪心，嘔吐，食欲不振，腹部膨満感などがみられる。潰瘍からの出血があると吐血または下血をきたす場合も多い。

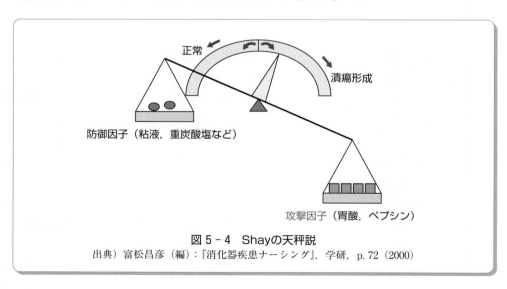

図5-4　Shayの天秤説
出典）富松昌彦（編）：『消化器疾患ナーシング』，学研，p.72（2000）

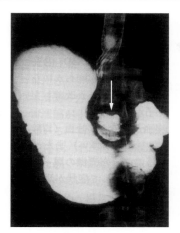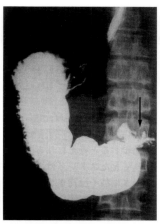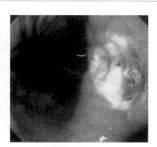

胃潰瘍の急性期

胃潰瘍のバリウムX線像
胃角にニッシェがみられる（矢印）。

十二指腸潰瘍のバリウムX線像
十二指腸球部の変形（タッシェ）
がみられる（矢印）。

図5-5 胃・十二指腸潰瘍のX線像

出典）杉本恒明，小俣政男，水野美邦（総編集）:『内科学Ⅲ』（第8版），朝倉書店，pp. 961-966（2003）

診　断　　診断は，上部消化管造影検査と内視鏡検査を行う（図5-5）。*H.pylori*の有無も検査されることが多い。

治　療　　胃・十二指腸潰瘍の原因は，*H.pylori*感染とNSAIDsが90%以上を占めることから，治療の中心は薬物療法で，*H.pylori*陽性の胃・十二指腸潰瘍治療では，*H.pylori*の除菌が第一選択であり，NSAIDs潰瘍では，NSAIDsの投与中止が原則である。

　上記に加え，一般的な薬物療法としては，胃酸分泌を抑制するプロトンポンプ阻害薬（PPI）やヒスタミンH₂受容体遮断薬（H₂ blocker）や，胃粘膜保護薬を内服する。また，食事療法では，胃粘膜を物理的に直接刺激する熱いもの，冷たいもの，硬いものや，胃酸の分泌を促進するコーヒー，紅茶，アルコールや香辛料の摂取を控える。胃の蠕動運動を亢進させないように，消化が悪く，胃内に長く停留するような食物繊維を多く含む食品，脂肪の多い食品を控える。喫煙は，胃粘膜血流を低下させ，*H.pylori*の除菌率を低下させるため禁煙とする。さらに，心身の安静のための精神療法も潰瘍治癒促進，再発予防に有効とされる。

5. たんぱく漏出性胃腸症

概　念　　消化管から大量の血漿たんぱく，特にアルブミンが漏出（ろうしゅつ）して低たんぱく血症をきたし，症状を呈する症候群である。

　消化管からたんぱくの漏出をきたす疾患は多岐にわたる。主な疾患としてメネトリエ病（胃），腸リンパ管拡張症，クローン病などがあげられる。

成　因　　消化管からのたんぱく漏出の機序としては，①リンパ管の異常（拡

張），②消化管粘膜上皮の異常，すなわち潰瘍やびらんの発症，③毛細血管の透過性の亢進などがあげられるが，機序不明のものも多い。

　　アルブミンなどの血漿たんぱくは，生理的にも消化管内に漏出するが，通常はアミノ酸などに分解された後再び吸収され，肝臓でアルブミンに合成される（腸肝循環）。しかし，たんぱく漏出が多量で，また持続的な場合には，腸肝循環が破綻して，低たんぱく血症を呈する。

病　態　　　低たんぱく血症とともに，免疫異常，脂肪の転送障害，低カルシウム血症を認める[2]。

　　① **免疫異常**　　　たんぱくの漏出が分子量に関係なく起こるため，異化の亢進とあいまって合成能の低い免疫グロブリン（IgA，IgG，IgM）の血中濃度の低下を招き，免疫能の低下をきたす。血中のTリンパ球の減少がみられる。

　　② **脂肪の転送障害**　　　加水分解された長鎖脂肪酸，モノグリセリド，コレステロールは小腸の吸収細胞内で再エステル化され，カイロミクロンとなって腸リンパ管に転送されるが，本症では転送が障害されるため，腸管腔内に脂肪がたんぱく質とともに漏出し，脂肪便を招く。

　　③ **低カルシウム血症**　　　多くのたんぱく，ビタミン，ミネラルが消化管腔内に漏出する。特にカルシウムは低アルブミン血症のため血中濃度の低下をきたし，テタニーを引き起こす。

症　状　　　浮腫が主症状であり，顔面，下肢に多くみられるが，低アルブミン血症が高度になると胸水，腹水を伴う。そのため，息切れ，腹部膨満をきたす。下痢，悪心・嘔吐などの消化管症状がみられることもある。小児では栄養障害のため発育障害をきたす場合がある。

診　断　　　浮腫，胸水・腹水，低たんぱく血症・低アルブミン血症の存在で本症を疑う。確定診断は消化管へのたんぱく漏出の確認による。たんぱく漏出の試験としては，α_1-アンチトリプシン・クリアランス試験などがある。

治　療　　　確定診断後は原因疾患に対する治療を行う。対症療法の中心は栄養食事療法である。症状が重篤な場合は経口摂取を禁じ，中心静脈栄養（total parenteral nutrition：TPN）などにより非経口的栄養療法を実施する。薬物療法としては，アミノ酸製剤やアルブミン製剤，利尿薬などを投与する。症状の改善とともに経口摂取となったときは，基本的に高たんぱく低脂肪食とし，高繊維食は避ける。経口投与する脂肪は中鎖脂肪酸（MCT）が有用であり，成分栄養剤も脂質がほとんど含まれないため効果がある。

6. 炎症性腸疾患（クローン病，潰瘍性大腸炎）

6.1　クローン病[3]

概　念　　　クローン病（Crohn's disease：CD）は非連続性に分布する全層性肉芽腫性炎症や瘻孔を特徴とする消化管の慢性炎症性疾患である。口から肛門まで消化管

のどの部位にも病変を生じうるが，小腸・大腸（特に回盲部），肛門周囲に好発する。若年で発症し，腹痛，下痢，血便，発熱，肛門周囲症状，体重減少などの寛解・再燃を繰り返しながら慢性に経過するため，患者のQOLは低下する。

　発症年齢は若年に多く，男性では20歳代前半，女性では10歳代後半に好発する。患者は年々増加傾向にあり，日本の有病率・罹患率は世界の中程度である。

成　因　　CDの原因はいまだ明らかではないが，遺伝的素因を有する個体に環境因子が関与して腸粘膜の免疫系の調節機構が障害されて炎症が生じると考えられている。日本では脂肪と砂糖を多く含むファストフードとの関連が認められている。また，喫煙はCDのリスク因子であることが明らかであり，禁煙により術後再発率が低下することが示されている。

病　態　　病変部位の特定，疾患パターン，活動度・重症度の把握が重要である。病変部位は小腸型，大腸型，小腸・大腸型に分類されるが，腸管外合併症による全身症状も評価すべきである。

症　状　　腹痛，下痢は高率にみられ，小腸型では腹痛が，大腸型では血便・下痢が多い。経過中，半数以上に肛門病変がみられ，瘻孔や膿瘍は約15%程度に出現する。腸管外症状として，関節・皮膚・眼病変などが認められる。

治　療　　CDは経過中に寛解と再燃を繰り返すため，治療の目的は病勢をコントロールし，患者のQOLを高めることにある。したがって，薬物療法，栄養療法，外科療法を組み合わせて症状を抑え，同時に栄養状態を維持し，炎症の再燃や術後の再発を予防することが重要となる（図5-6）。

　① **薬物療法**　　内服薬としては5-アミノサリチル酸（5-ASA）製剤や副腎皮質ホルモン製剤（ステロイド）の経口投与がなされる。副腎皮質ステロイド剤の減量・離脱が困難な場合には免疫抑制薬が用いられ，ステロイド抵抗例には抗腫瘍壊死因子α抗体（抗TNF-α抗体）薬が用いられる。また，2010年には一部，顆粒球除去療法のクローン病適応承認が得られた。

　② **栄養療法**　　活動期CDに成分栄養剤を用いると寛解導入率は高く，腸管病変の改善に優れている。その他，寛解維持効果，再発防止効果も報告されている。中心静脈栄養（TPN）は腸管病変の改善に有効であり，病状が安定したら経腸栄養療法に移行する。

　③ **外科療法**　　根治的な手術はなく，目的は合併症による症状を改善してQOLの向上を図ることにある。症状の改善によりステロイドを減量でき，薬剤の副作用を回避できる可能性がある一方で，腸切除の繰り返しによる短腸症候群は患者のQOLを低下させるため，切除は必要最小限にとどめる必要がある。

6. 2　潰瘍性大腸炎[4, 5]

概　念　　潰瘍性大腸炎（ulcerative colitis：UC）は大腸の粘膜および粘膜下層に潰瘍，びらんを形成する大腸のびまん性非特異的炎症である。クローン病とともに炎

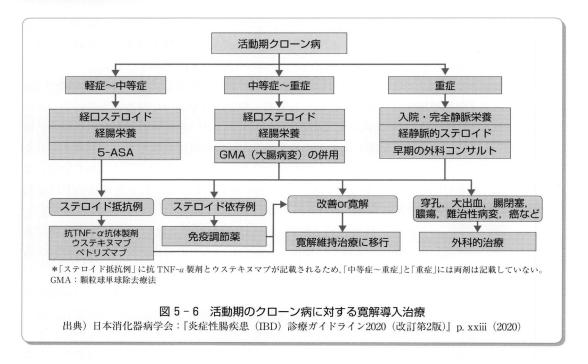

図 5-6　活動期のクローン病に対する寛解導入治療
出典）日本消化器病学会：『炎症性腸疾患（IBD）診療ガイドライン2020（改訂第2版）』p. xxiii（2020）

症性腸疾患と呼ばれる。クローン病と同じく増加傾向にあり，好発年齢のピークは25歳前後とクローン病に比べて若干高く，50歳前後にも小さなピークがある。男女比はほぼ半々である。

成　　因　　遺伝的因子と環境因子が関与し，免疫担当細胞を中心とした腸管局所での過剰な免疫応答を引き起こしていると考えられている。免疫異常としては自己抗体の存在や腸管外合併症の存在より全身的な自己免疫異常が示唆されている。精神的ストレス，風邪，妊娠などの身体的ストレスで増悪する。

病態・症状　　病態分類として，病変の広がりによる病型分類（全大腸型・左側大腸炎型・直腸炎型・右側あるいは区域性大腸炎型），臨床経過による分類（再燃寛解型・慢性持続型・急性劇症型・初回発作型）などがある。症状は，下腹部痛，下痢，粘血便がみられる。

　腸管合併症には，出血，中毒性巨大結腸症，狭窄，大腸がんなどがある。腸管外合併症には，眼病変，皮膚病変，関節炎，原発性硬化性胆管炎がある。

　大部分の症例は再燃と寛解を繰り返すが，少数は慢性持続型の経過をたどる。

診　　断　　慢性の粘血便を主訴とし，内視鏡検査あるいは注腸X線検査でUCの特徴的所見を認めれば診断がつく。病理組織検査では陰窩膿瘍の存在や，慢性炎症を示唆する所見を認める。クローン病と異なり肉芽腫は認められない。

治　　療

　① **薬物療法**　　治療は罹患時期・重症度に応じて決定し，寛解導入療法と寛解維持療法に分けて考える。5-アミノサリチル酸（5-ASA）製剤の局所投与が治療の主体

であるが，無効の場合や重症例には副腎皮質ホルモン製剤（ステロイド）が用いられる。ステロイド抵抗例や依存例には，クローン病の場合と同様に免疫抑制剤が用いられる。2000年より白血球除去療法の保険適用が認められている。寛解期には食事制限の必要はない。

　　② **外科療法**　　絶対的適応は穿孔，劇症型，大量出血，中毒性巨大結腸症，大腸がん合併例である。相対的適応は，薬物治療無効例，ステロイド依存例，副作用のため薬物治療継続が困難な事例などである。

7. 過敏性腸症候群

概　　念　　過敏性腸症候群（irritable bowel syndrome：IBS）は，腹痛と便通異常が慢性に持続し，器質的疾患が認められない機能的疾患である。20歳代と50歳代の女性に多く，主要先進諸国では人口の約10～15％が罹患している。良性疾患であるが，患者のQOLを障害するため適切なケアが求められる。

病　　態　　発症機序は不明であるが，中枢機能と消化管機能の関連（脳腸相関）が考えられており，便通異常（下痢と便秘を繰り返す交代性便通異常など），腹鳴，腹部膨満感などの腹部症状，心理的異常（抑うつ，不安）などが認められる。

診　　断　　IBSの診断基準および分類を，表5-5，6に示した。血便，発熱，体重減少がみられないのが特徴である。

治　　療　　対症療法が中心となる（図5-7）。消化管運動賦活薬，抗うつ薬などの薬物療法でも改善がみられない場合は，心身医学的な専門施設に紹介する。予後は良好である。

表5-5　IBSのRomeⅣ診断基準

・腹痛が
・最近3か月の中の1週間につき少なくとも1日以上を占め
・下記の2項目以上の特徴を示す ①排便に関連する ②排便頻度の変化に関連する ③便形状（外観）の変化に関連する

＊最近3か月間は基準を満たす
　少なくとも診断の6か月以上前に症状が出現
出典）日本消化器病学会編：『機能性消化管疾
　　　患診療ガイドライン2020 過敏性腸症候群
　　　（IBS）改訂第2版』（2020）

表5-6　IBSの分類（RomeⅣ）

IBS-C（便秘型）	硬便または兎糞状便が25％以上 軟便（泥状便）または水様便が25％未満
IBS-D（下痢型）	軟便（泥状便）または水様便が25％以上 硬便または兎糞状便が25％未満
IBS-M（混合型）	硬便または兎糞状便が25％以上 軟便（泥状便）または水様便も25％以上
IBS-U（分類不能）	上記のいずれも満たさないもの

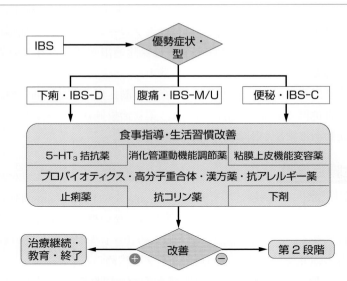

図 5 - 7　IBSの治療ガイドライン：第 1 段階

出典）日本消化器病学会編：『機能性消化管疾患診療ガイドライン2020 過敏性腸症候群（IBS）改訂
第 2 版』（2020）

まず，型を問わず，食事と生活習慣改善を指導する。IBS-C，M/U，Dの 4 分類，下痢，腹痛，便
秘の優勢症状に基づき消化管主体の治療を行う。図の薬物治療の詳細はここでは省くが，薬用量を
勘案しながら 4 ～ 8 週間続け，改善すれば治療継続・終了する。改善がなければ第 2 段階に移る。

8.　便秘，下痢

8.1　便 通 異 常

　　便の性状の変化，便の頻度の変化，排便に伴う腹痛，不快感の要素について異常の
有無を判断する。便通異常をきたす消化器疾患は，急性腸炎，悪性腫瘍，炎症性腸疾
患など多岐にわたり，適切な診断と治療が重要である。

8.2　便　　　秘

概　　念　　　週 4 日以上排便のない状態と定義される。

　　① **機能性便秘**　　痙攣性，弛緩性，直腸性の 3 つに分けられる。痙攣性便秘は腸
管の過度な緊張や痙攣のために便の通過障害を起こすものである。弛緩性便秘とは，
腸管の緊張低下，蠕動運動低下によるものである。直腸性便秘は，直腸に便が届いた
にもかかわらず，排便反射が起こらず，排泄がうまくできない状態をいう。

　　② **器質性便秘・症候性便秘**　　器質性疾患によるものは，腸管の狭窄，閉塞，外
部からの圧迫などであり，重症例では機械的イレウスを発症する。また，平滑筋障
害，糖尿病や甲状腺機能低下症などの内分泌代謝疾患あるいは薬物が原因となる症候
性便秘がある。

治　　療　　　　器質性疾患であれば，原因疾患の治療を優先する。機能性便秘の場合
は，患者に対し排便の機序を理解させ，排便習慣の指導を行う。生活指導，食事指導

を実施し，効果が不十分であれば薬物療法や心理療法を行う。

　規則正しい生活を送り，朝食は決まった時間に摂るよう指導する。食事では高繊維食が有効であるが，痙攣性便秘では不溶性食物繊維は腸管を刺激するため控える。薬物療法としては，下剤，抗コリン薬，消化管運動亢進薬，漢方薬などが用いられる。

8.3 下　痢

概　念　糞便中の水分が増加した状態をいう。普通便の水分含有量は60〜70%であるが，80〜90%で軟便，90%以上では水様便となる。下痢をきたす疾患を表5-7に示した。下痢はその成因により以下のように分類できる[6]。

　① **滲出性下痢**　炎症などによる腸粘膜が背景にあり，腸粘膜からの滲出液のため水分が増加する。しばしば粘液の過剰産生や分泌を背景とする粘液便や腹痛を伴

表5-7　下痢を起こす疾患

急性下痢[*1]	感染性腸炎[*2]	細菌感染症	サルモネラ，病原性大腸菌ビブリオ，MRSA など
		毒素を伴うもの	腸管出血性大腸菌，ブドウ球菌，偽膜性腸炎など
		菌交代現象によるもの	抗生物質起因性腸炎など
		原虫・寄生虫	アメーバ赤痢など
		ウイルス感染	感冒性腸炎（アデノウイルスなど），RSウイルス，ノロウイルス
	循環障害	虚血性腸炎	
慢性下痢[*1]	炎症性疾患	感　染　性	腸結核，アメーバ赤痢など
		炎症性腸疾患	潰瘍性大腸炎，クローン病
		そ　の　他	腸型Behçet/単純性潰瘍，アミロイドーシス
	消化吸収不良	吸収不良症候群	
	機　能　性	過敏性腸症候群	
	代謝内分泌性	甲状腺機能亢進症	

*1：ここで慢性下痢とは数週間以上継続あるいは繰り返すものを指し，急性下痢はそれ以外のものを指す。
*2：食中毒など集団発生の有無に注意
MRSA：メチシリン耐性黄色ブドウ球菌
出典）日本消化器病学会（監修），「消化器病診療」編集委員会（編）：『消化器病診療』日本消化器病学会，pp. 12-15（2004）

い，粘膜障害が強いと血便となる。

　　② **分泌性下痢**　　トキシン（コレラトキシン，エンテロトキシンなど），ホルモン，脂肪酸などによる水分の分泌過剰が背景にある。

　　③ **浸透圧性下痢**　　腸管内腔の浸透圧上昇が原因である。食事や飲料で高浸透圧性のものを短時間に大量服用した際に起こる。成分栄養剤や消化態栄養剤は，分子量が小さく分子数が多いので，半消化態栄養剤の 2 倍以上の浸透圧となっており，短時間に大量服用すると下痢が生じる。

　　④ **腸管運動亢進による下痢**　　過敏性腸症候群が代表的であり，腸管過敏状態や，副交感神経の過緊張状態の継続などが引き金となる。

　　⑤ **消化吸収障害による下痢**　　日本では乳糖不耐症が，欧米ではセリアック病が有名である。脂肪の消化吸収に影響が出るため，下痢とともに脂肪便がみられる。

　　治　　療　　原因疾患や病態に対する治療を行う。下痢がひどいときには脱水，電解質異常などに注意する。脱水，電解質異常がある場合は，できる限り生理的，経口的補正が望ましいが，経口摂取が困難な場合は経静脈的な補正が必要となる。薬物による対症療法を行う場合もある。

9. 急性肝炎，慢性肝炎

9. 1 急性肝炎

　　概　　念　　何らかの原因により，急性に生じる肝細胞障害を急性肝炎という。

　　成因・病態　　原因としては，肝炎ウイルス，肝炎ウイルス以外のウイルス（ヘルペスウイルス，サイトメガロウイルス，EBウイルス，など），アルコール，自己免疫，薬剤などがある。しかし，わが国の急性肝炎は，原因のほとんどが肝炎ウイルスであることから，一般に急性肝炎といえば肝炎ウイルスによる急性ウイルス性肝炎を指すことが多い。現在，わが国ではA，B，C，DおよびE型肝炎ウイルスが知られているが，そのうちA，BおよびC型肝炎ウイルスによる急性肝炎が80％以上を占める（表5-8）。一方，近年では鹿肉や猪肉の生食によるE型肝炎ウイルスによる急性肝炎の報告も散見される。

　　一般に，これらのウイルスが体内に侵入しても，多くの場合は不顕性感染であり，急性肝炎として発症することは少ない。また，B，C型肝炎ウイルスはキャリア化することがあるが，A，E型肝炎ウイルスは，原則としてキャリア化しない。

　　急性ウイルス性肝炎の多くは，一過性感染で 2 〜 3 か月の経過で治癒するが，一部（全急性肝炎の 1 ％以下）に重篤化（劇症肝炎）がみられる。なかでも劇症肝炎の予後は不良で，その救命率は現在でも20〜40％と低い。

　　① **A型肝炎**　　食物や水を介した経口感染により発症する。生牡蠣などの魚介類の生食から感染することが多い。季節性や地域性の流行がみられることがある。

　　② **B型肝炎**　　血液や体液を介して感染する。感染経路には水平感染（個体から別の個体への感染）と垂直感染（産道内での母子感染）がある。成人の水平感染ではキャ

表5-8　ウイルス性肝炎の比較

	A 型 肝 炎	B 型 肝 炎	C 型 肝 炎
原因ウイルス	A型肝炎ウイルス 1本鎖RNA	B型肝炎ウイルス 2本鎖DNA	C型肝炎ウイルス 1本鎖RNA
感染様式 潜伏期	経口感染（食べ物，水） 流行性（季節性，地域性） 2～6週間	非経口感染 （血液，体液，母子感染） 1～6か月	非経口感染 （輸血，注射針，入れ墨） 2週間～4か月
慢性化 キャリア率(2018年現在) 肝硬変, 肝細胞がんへの移行	なし なし なし	キャリアの約10% 約100万人 あり	キャリアの60～70% 約100～150万人 著明
診断 抗ウイルス療法 予防	血中IgM-HA抗体 HAワクチン	血中IgM-HBc抗体 インターフェロン 核酸アナログ製剤 HBワクチン	血中HCV抗体 インターフェロン リバビリン （現在，HCワクチンはない）

リア化しない*が，垂直感染や5歳くらいまでの乳幼児期の水平感染ではキャリアとなりうる。キャリアの約10%は慢性化する。

③　**C型肝炎**　　B型肝炎と異なり，成人の感染であっても60～80%と高率に慢性化する。ウイルスキャリアの状態が持続し，慢性肝炎，肝硬変，肝細胞がんへと進展する。

　　＊これまでB型肝炎ウイルスは，成人への感染ではキャリア化しないとされてきた。しかし，最近になり成人感染でも10%程度がキャリア化するB型肝炎ウイルス（亜型）が存在することが報告された。

症　状　　　　成因となるウイルスの種類が異なっても，臨床症状はよく似ている。一般に急性ウイルス性肝炎の臨床経過は，前駆期，黄疸期，回復期の3病期に分けられるが，治療の点からは急性期と回復期に分けると理解しやすい（図5-8）。

①　**急性期（前駆期～黄疸期）**　　　全身倦怠感，食欲不振，悪心・嘔吐，あるいは発熱などの感冒様症状を前駆症状として発症する。特にA型では，38℃以上の発熱が2～3日続くことが多い。発症後1～2週間で黄疸が出現する。皮膚掻痒感や尿の褐色化，皮膚の黄染に気づくようになる。黄疸が著明になるころには，全身倦怠感，食欲不振および悪心・嘔吐などの前駆症状は軽快し，食欲が回復し始める。一方，黄疸が出現した後も全身倦怠感，食欲不振，悪心・嘔吐が持続する場合には重症化が疑われる。

②　**回復期（黄疸期～回復期）**　　　黄疸の軽減に伴って，自覚症状は徐々に消失し，2～3か月で治癒する。

診　断　　　　血液検査では，トランスアミナーゼ（AST，ALT）の著明な上昇，胆

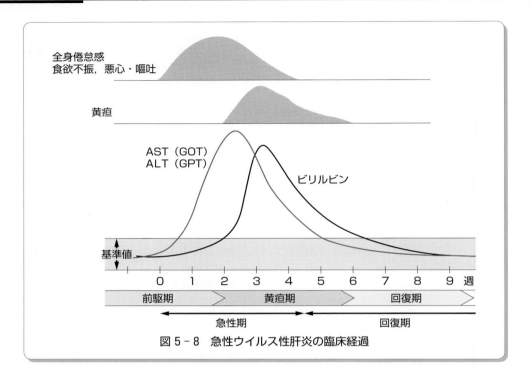

図 5 - 8　急性ウイルス性肝炎の臨床経過

道系酵素（ALP，γ-GTP）や総ビリルビン値の上昇がみられる。急性ウイルス性肝炎が疑われたら**ウイルスマーカー**をチェックし原因ウイルスを確定する。

治　療　基本は，安静と栄養・食事療法で，原則として薬物療法は必要としない。食事は経口摂取が可能であれば経口とする。急性期には食欲が低下しているため食欲を増進させるような献立の工夫が必要である。また，洗面，食事，トイレ以外は安静とするが，回復期に入れば段階的に安静を解除し離床を勧める。必要以上の安静は医原性の脂肪肝の原因となる。

9. 2　慢性肝炎
概　念　肝実質の炎症が 6 か月以上持続するものを慢性肝炎という。
成因・病態　わが国では，C型肝炎ウイルスによるものが70～80%，B型肝炎ウイルスによるものが約10%とほとんどが肝炎ウイルスによるが，アルコール性や自己免疫性も認められる。しかし，A型肝炎ウイルスによるものはない。
　組織所見では，門脈域の円形細胞浸潤，線維増生と肝小葉内の肝細胞壊死がみられる。門脈域と肝小葉の境界である限界板が破壊されている場合を活動性，限界板が保たれている場合を非活動性という。非活動性肝炎では，組織学的異常が軽度で進行も止まっているが，活動性肝炎では，10～30年の経過を経て肝硬変，肝細胞がんへと進展する（図5‐9）。
症　状　慢性肝炎には，安定期と急性増悪期がみられる。安定期には自覚症状

がほとんどみられないが，急性増悪期には，全身倦怠感，食欲不振，悪心・嘔吐など急性肝炎同様の症状がみられる。

診　断　急性増悪期には血液検査で，トランスアミナーゼ，胆道系酵素の上昇と総ビリルビン値の上昇がみられるが，安定期にはこれらの値はいずれも基準値内にあることが少なくない，あるいは上昇していても軽度の上昇にとどまる。

治　療　慢性肝炎の治療は，肝硬変や肝細胞がんへの進展を防止することであり，薬物療法が中心となる。インターフェロン（注射薬）を用いた抗ウイルス療法（原因療法）が基本であったが，B型，C型慢性肝炎ともに近年では内服薬のみの治療でウイルス除去が得られるようになってきた。特にC型慢性肝炎では，内服薬のDirect Acting Antivirals（DAA）が主流になってきている。また，単独あるいは原

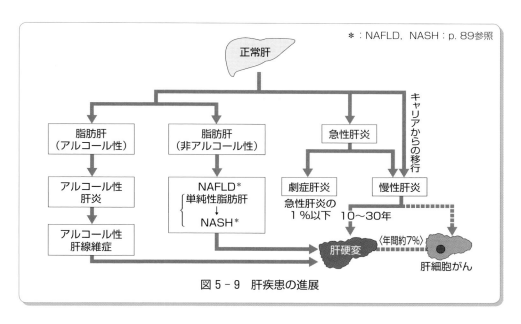

図5-9　肝疾患の進展

表5-9　慢性肝炎の薬物療法

抗ウイルス療法	
B型慢性肝炎	①インターフェロン製剤（静脈内投与，皮下または筋肉内投与）
	②核酸アナログ製剤
	（ラミブジン，アデホビル，エンテカビル，いずれも経口投与）
C型慢性肝炎	①インターフェロン製剤（静脈内投与，皮下または筋肉内投与）
	②リバビリン経口投与．インターフェロン製剤と併用
	③プロテアーゼ阻害薬（テラプレビル，など）の経口投与．
	インターフェロン製剤，リバビリンとの3剤併用
	④直接作用型抗ウイルス剤〔DAA〕（ダグラタスビル，アスナプレビル
	など，いずれも経口投与）
肝庇護療法	①グリチルリチン製剤（強力ネオミノファーゲンC®の静脈内投与など）
	②漢方薬（小柴胡湯®の経口投与，など）
	③ウルソデオキシコール酸の経口投与

＊薬物療法ではないが，C型慢性肝炎に対して瀉血療法が行われることがある。

因療法とあわせて，肝庇護療法（対症療法）が行われることもある（表5-9）。一方，C型慢性肝炎でトランスアミナーゼが高値を示す症例に対して瀉血療法や鉄制限食が有効であったとの報告もある。

　安定期であれば，食事制限や運動制限は必要ないが，激しい運動や過労を避け，バランスの良い食事の摂取を心がける。急性増悪期は，急性肝炎に準じて対応する。

10. 肝硬変

概　念　　肝細胞が慢性炎症を繰り返すことにより，びまん性の線維化と再生結節（偽小葉）が形成された状態を肝硬変といい，慢性肝疾患の終末像である（図5-9）。

成因・病態　　わが国では，成因として肝炎ウイルスによるものが約75％で，そのうち約80％がC型肝炎ウイルスである。アルコールによるものも15％程度認められるが，近年，非アルコール性脂肪肝炎（NASH）が注目されるようになった（図5-10）。

　肝硬変は慢性進行性で，時間の経過とともに自他覚症状がほとんどみられない代償期（代償性肝硬変）から，浮腫・腹水，黄疸，肝性脳症などの肝不全症状を伴う非代償期（非代償性肝硬変）へと進展する。さらに，肝硬変患者からは1年間に約7％の頻度で肝細胞がんが発現する。また，糖尿病（耐糖能異常）の合併が多くみられる。

症　状　　肝硬変では，肝細胞機能不全（肝予備能低下）と門脈圧亢進による症状が出現する（表5-10）。代償期には，自覚症状として食欲不振や全身倦怠感を訴えることがあるが，多くは症状を認めない。しかし，非代償期には多くの自他覚症状（症候）がみられるようになる（図5-11）。

診　断　　確定診断には，肝生検による組織診断が必要であるが，侵襲を伴うため，実際の日常診療では，臨床所見，血液所見および画像所見から総合的に診断している。

　血液検査では，トランスアミナーゼ，胆道系酵素の上昇と総ビリルビン値の軽度〜中等度の上昇がみられる。しかし，非代償期に進むと，これらの値はむしろ低下し基準値内にあることも少なくない。肝硬変を疑えば，成因鑑別のためウイルス検査は必須である。血中アンモニア濃度の上昇を認めることが多く肝性脳症の原因となる。

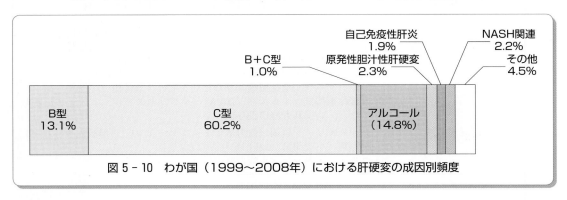

図5-10　わが国（1999〜2008年）における肝硬変の成因別頻度

表 5 - 10 肝硬変の症状

肝細胞機能不全 （肝予備能低下） 症　　状	合成障害	低アルブミン血症	腹水，胸水，浮腫
		低プロトロンビン血症	凝固障害，出血傾向
		低コレステロール血症	
	異化・ 代謝障害	高アンモニア血症	肝性脳症
		高エストロゲン血症	クモ状血管腫，手掌紅斑，女性化乳房
		高ビリルビン血症	黄疸
門脈圧亢進症状	側副血行路		食道・胃静脈瘤，腹壁静脈怒張，痔核
	脾腫（脾機能亢進）		汎血球減少（血小板減少による出血傾向）
	消化管浮腫		消化吸収障害

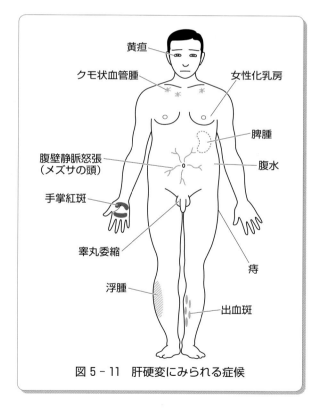

図 5 - 11　肝硬変にみられる症候

たんぱく合成能の低下を反映し，血清アルブミン濃度，コリンエステラーゼ活性は低下し，プロトロンビン時間の延長など，血液凝固能も低下する。また，IV型コラーゲン，ヒアルロン酸などの肝線維化マーカーは増加する。末梢血では，脾腫，脾機能亢進に伴う汎血球減少がみられる。

血漿アミノ酸分析により，分枝アミノ酸（branched chain amino acid；BCAA：バリン，ロイシン，イソロイシン）の減少と芳香族アミノ酸（aromatic amino acid；AAA：チロシン，フェニルアラニン，トリプトファン）の増加，およびフィッシャー比（Fischer's ratio；BCAA/AAAモル比，ただし，ここでいうAAAはチロシン，フェニルアラニンの2つを指す）の著明な低下が認められる。BCAAの減少，フィッシャー比の低下は，肝性脳症の原因となると同時に，低アルブミン血症の原因としても重要である。

　腹部超音波検査（腹部エコー検査），腹部CT，MRIの画像所見では，肝臓表面の凹凸不整，肝臓辺縁の鈍化，脾腫がみられる。上部内視鏡検査では，門脈圧亢進に伴う食道・胃静脈瘤がみられる。

治　療　　肝硬変は不可逆性であり，治療の目的は肝予備能の維持と門脈圧亢進による食道・胃静脈瘤破裂の予防および肝細胞がんの発現予防である。しかし，現状では特効薬はなく，栄養・食事療法が基本となる。

　代償期には，食事制限や運動制限は必要ないが，激しい運動や過労を避け，バランスの良い食事の摂取を心がける。エネルギー消費量が亢進していることから，エネルギー摂取量は標準体重あたり30〜35kcal/日，たんぱく質1.2〜1.5g/日，脂質エネルギー比20〜25%を目安とする。

　非代償期で，浮腫・腹水がみられれば，安静と水分制限，塩分制限を行い利尿薬の投与を行う。低アルブミン血症は浮腫・腹水の原因であるため，必要に応じてアルブミン製剤（血液製剤）の輸注を行う。肝性脳症を認める患者には，高アンモニア血症を予防するため食事中のたんぱく質を制限し，代わりの窒素源として分枝アミノ酸を補給する。また，便秘は血中アンモニア濃度を上昇させ肝性脳症の誘因となるため，食物繊維を十分に摂取するなど便秘を避ける。また，便秘予防のためにラクツロースが用いられる。最近，夜食（late evening snack；LES）が肝硬変患者のエネルギー代謝異常の改善に有用との報告もある。同時に，LESは分割食でもあることから肝硬変の耐糖能異常に対しても有用である。

11.　脂肪肝，非アルコール性脂肪肝炎（NASH）

11.1　脂　肪　肝

概　念　　正常の肝臓は，湿重量の2〜4%の脂質（トリグリセリド，コレステロール，リン脂質）を含有し，トリグリセリドがそのうちの約30%（肝の湿重量の約1%）を占める。しかし，トリグリセリドが重量比で10%以上肝臓に貯留すると肝細胞内に脂肪滴が観察されるようになるが，この状態を脂肪肝という。

成因・病態　　肝臓におけるトリグリセリドの合成亢進，脂肪酸酸化障害あるいは肝からの脂肪輸送障害により脂肪肝が生じる。原因としては，過栄養，肥満，アルコールの大量摂取，糖尿病，薬剤〔副腎皮質ホルモン製剤（ステロイド）など〕によるものが多い（図5-12）。また，日本ではほとんどみられないが，エネルギー摂取が比較的保たれているにもかかわらず，相対的にたんぱく質摂取が不足したクワシオルコル（kwasiorkor）タイプの栄養失調に合併することがある。

　アルコール性脂肪肝は，アルコールを飲み続けると肝臓の線維化が進み，アルコール性肝炎から肝線維症，肝硬変へと移行する。アルコール以外の原因で生じる脂肪肝は可逆的なことが多いが，最近，飲酒歴がないにもかかわらずアルコール性脂肪肝によく似た組織像を呈し，肝硬変に進展する非アルコール性脂肪肝炎（NASH）が注目されている（次項参照）。

症　状　　全身倦怠感，腹部膨満感などを訴えることもあるが，多くは自覚症状を認めない。むしろ，脂肪肝は生活習慣病の一症状と考えられており，糖尿病，脂質異常症，高血圧を合併しやすく，心臓病や脳血管障害のリスクが高いことに注意が

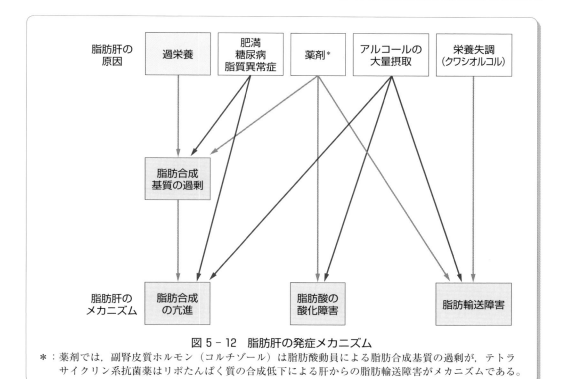

図 5-12　脂肪肝の発症メカニズム

＊：薬剤では，副腎皮質ホルモン（コルチゾール）は脂肪酸動員による脂肪合成基質の過剰が，テトラサイクリン系抗菌薬はリポたんぱく質の合成低下による肝からの脂肪輸送障害がメカニズムである。

必要である。

診　断　　日常臨床では画像検査により診断されることが多い。腹部エコー検査では，肝臓全体が高輝度（bright liverといい，肝臓内部が白く光って見える）を示し，腹部CT検査では，肝臓のCT値の低下（正常な肝臓よりも黒っぽく映る）などにより診断される。確定診断には組織検査を行う。肝臓の組織所見で，顕微鏡的視野内の肝細胞の30％以上に脂肪滴が観察されれば脂肪肝と診断する。

血液検査では，AST，ALTの中等度上昇（多くは200IU/L以下）とγ-GTPの軽度上昇がみられるが，アルコール性脂肪肝では，特にγ-GTPの上昇が著明である。一般に，過栄養が原因の脂肪肝ではALT優位の上昇（ALT＞AST）であるが，アルコール性脂肪肝ではASTの上昇が優位（ALT＜AST）のことが多い。

治　療　　原因を排除する。過栄養が原因の脂肪肝では栄養・食事療法と運動療法による体重コントロールが重要である。

11.2　非アルコール性脂肪性肝疾患（non-alcoholic fatty liver disease：NAFLD）， 非アルコール性脂肪肝炎（non-alcoholic steatohepatitis：NASH）

概　念　　明らかな飲酒歴がないにもかかわらず，アルコール性肝障害と類似した大滴性脂肪沈着が肝臓にみられる肝障害を非アルコール性脂肪性肝疾患（NAFLD）と呼ぶ。NAFLDは，肝機能異常を伴わない非アルコール性の脂肪肝から進展したも

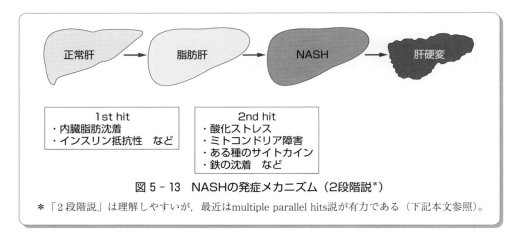

1st hit
・内臓脂肪沈着
・インスリン抵抗性　など

2nd hit
・酸化ストレス
・ミトコンドリア障害
・ある種のサイトカイン
・鉄の沈着　など

図 5 - 13　NASHの発症メカニズム（2段階説＊）

＊「2段階説」は理解しやすいが，最近はmultiple parallel hits説が有力である（下記本文参照）。

ので，予後良好な単純性脂肪肝から，高度の線維化を伴い脂肪肝炎から短期間に肝硬変，肝細胞がんに進展するNASHまでを含む概念である。換言すれば，NAFLDには，肝硬変に移行しない単純性脂肪肝と，肝硬変に進展するNASHがある（p. 85，図5-9）。

　成因・病態　　　はっきりとは解明されていないが，脂肪肝がベースにあることは間違いない。脂肪肝をベースに，そこに酸化ストレスやエンドトキシンを介したある種のサイトカイン，インスリン抵抗性によるミトコンドリアにおける脂肪酸の酸化障害が加わりNASHへと進展するといった2段階説（two hit theory）が有力であったが，近年はさまざまな要因が段階的に生じるのではなく，同時並行して生じるとするmultiple parallel hits説も提唱されている。（図5-13）。

　病態としては，インスリン抵抗性がみられることが特徴である。NASHの10〜20％が肝硬変に移行するとされる。

　症　　状　　　肝硬変に至るまでは，脂肪肝と同じで多くは自覚症状を認めない。

　診　　断　　　確定診断は組織所見による。中等度以上の脂肪化，好中球主体の炎症細胞浸潤にアルコール性肝線維症と同様の線維化パターンが認められる。

　血液検査は，脂肪肝と基本的に同じである。

　治　　療　　　NASHに対する治療法は，現在のところ確立されていない。したがって，脂肪肝の治療がNASH治療の基本である。鉄制限食やビタミンC，ビタミンE，β-カロテンあるいはポリフェノールなど抗酸化作用を持つ食品の摂取がNASHの予防に有効な可能性が示され，薬剤ではチアゾリジン誘導体（糖尿病治療薬）が有効との報告もある。

12.　胆石症，胆嚢炎

12.1　胆　石　症

　概　　念　　　胆嚢あるいは胆管に結石（この場合は，胆汁成分が固まってできた固形物）

を生じる疾患をいう。胆石は，できる場所により胆囊結石，総胆管結石，肝内結石に区別される。また，胆石の主成分によって，①コレステロール結石（コレステロールが主成分で，コレステロールの含有量が70%以上），②色素結石（ビリルビンカルシウム石や黒色石で，ビリルビンが主成分），③まれな胆石（炭酸カルシウム石，脂肪酸カルシウム石など）の3つに分類される（図5-14）。かつて，日本ではビリルビンカルシウム石が多く認められたが，近年は約80%がコレステロール結石である。胆石症は男性よりも女性に多くみられ（男：女＝1：2～3），特に中年以降の太った女性に多い（5F*）。

> ＊胆石症のハイリスクを表す言葉に"5F"がある。これは，female（女性），forty（40歳以上），fatty（小太り），fair（胆石症以外に病気がない），fecund（多産）の5つの頭文字をとったものである。

成因・病態

①　**コレステロール結石**　胆汁中のコレステロール濃度が高いと，胆汁中でコレステロールが結晶化し結石となる。多くは胆囊結石として認められる。また，胆囊収縮機能が低下している場合にも生じやすい。

②　**色素結石**　ビリルビンカルシウム石は，肝臓でグルクロンサン抱合され水溶性となった抱合型ビリルビン（直接ビリルビン）が，胆汁中に存在する細菌が産生するβ-グルクロニダーゼにより加水分解され脱抱合されると，再び不溶性の非抱合型ビリルビン（間接ビリルビン）となり，それがカルシウムと結合し結石を形成する。一方，黒色石の成因は明らかになっていないが，溶血性黄疸，肝硬変，心臓弁置換術後に高頻度に合併する。

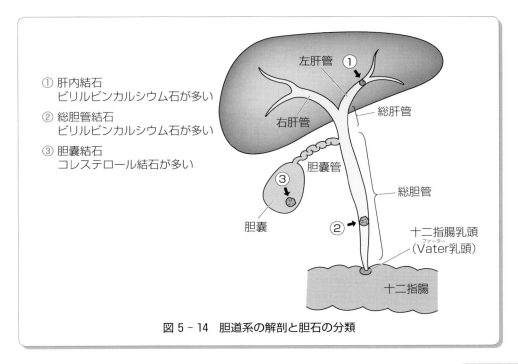

① 肝内結石
　ビリルビンカルシウム石が多い
② 総胆管結石
　ビリルビンカルシウム石が多い
③ 胆囊結石
　コレステロール結石が多い

図5-14　胆道系の解剖と胆石の分類

　　胆嚢内結石では，まったく症状を認めない患者が約10〜15%程度存在する（無症状胆石）。しかし，食事摂取などにより胆嚢が収縮し，胆石が胆嚢管や総胆管に陥頓すると激しい腹痛（仙痛発作）をきたす。また，ほとんどの場合，急性胆嚢炎や急性胆管炎を併発する。

症　状　　上腹部不快感，悪心・嘔吐といった胆石に特有でない消化器症状のみの訴えのことが多いが，症状を認めないことも少なくない。胆石に関連する激しい腹痛を胆石発作といい，食後，特に脂肪の多い食事を食べた後に心窩部から右上腹部にかけての仙痛発作がみられる。痛みは右肩に放散することも多い（放散痛）。さらに，急性胆嚢炎や急性胆管炎を併発すると，上腹部痛に加え，黄疸，悪寒戦慄を伴う発熱をきたす。

診　断　　血液検査では，胆道系酵素（ALP，γ-GTP），総ビリルビン値の上昇，トランスアミナーゼ（AST，ALT）の軽度上昇がみられるが，無症状胆石や胆嚢炎，胆管炎を合併していない胆石では血液検査上まったく異常が認められないことも多い。

　　確定診断は，腹部エコー検査，腹部CT検査などの画像診断で胆石の存在を証明することである。

治　療　　無症状胆石は経過観察が基本である。有症状の胆石に対しては，保存療法と手術療法がある。保存療法には，薬物による胆石溶解療法と体外から衝撃波を照射して胆石を粉砕する体外衝撃波結石破砕療法がある。手術療法には，開腹手術と腹腔鏡下胆嚢摘出術がある。また，総胆管結石の除去に対しては内視鏡的十二指腸乳頭括約筋切開術あるいは括約筋拡張術が行われる。

12. 2　胆嚢炎，胆管炎

概　念　　肝細胞から分泌された胆汁が，十二指腸乳頭から流出するまでの胆汁の通り道（胆嚢を含む）を胆道という。したがって，胆嚢炎，胆管炎は胆道感染と呼ばれるが，両者は併発することが少なくない。いずれも臨床経過から急性と慢性に分類される。急性胆嚢炎では90%以上に胆石の合併がみられ，慢性胆嚢炎も多くは胆石を合併している。胆管炎では総胆管結石の合併が多い。

成因・病態　　胆嚢炎は，胆嚢結石の存在あるいは胆嚢収縮障害などにより，うっ滞した胆汁に細菌感染が加わり発症する。一方，胆嚢胆石がなくても手術後など絶食期間が長く続くと正常な胆嚢収縮が消失し，胆汁がうっ滞して発症する（無石胆嚢炎）。

　　胆管炎は，総胆管結石，胆管がん，膵頭部がんなどが原因で総胆管が閉塞し胆汁の排泄障害をきたすと，胆汁がうっ滞し，それに細菌感染が加わり発症する。

症　状　　胆嚢炎では，心窩部〜右季肋部痛，発熱がみられる。軽度の黄疸がみられることも多い。胆管炎では，上腹部痛，悪寒を伴う高熱，著明な黄疸がみられ，これらはシャルコーの三主徴（Charcot's triad）と呼ばれる。いずれも重篤な場合には，敗血症や播種性血管内凝固症候群（disseminated intravascular coagulation syndrome：

DIC）をきたし死に至ることもある。特に，総胆管の閉塞により引き起こされる急性閉塞性化膿性胆管炎は，急速に状態が悪化し重篤化する。

診　断　血液検査では，白血球数の増加，CRP（C反応性たんぱく）増加といった炎症反応がみられ，トランスアミナーゼ，胆道系酵素と総ビリルビン値の上昇が認められる。腹部エコー検査で，胆嚢炎では腫大した胆嚢，胆嚢壁の肥厚がみられ，総胆管の閉塞を伴う胆管炎では総胆管，肝内胆管の拡張がみられる（閉塞性黄疸）。

治　療　胆嚢炎，胆管炎とも急性期には，絶飲食，安静とし，抗菌薬を投与する。また，感染した胆汁のドレナージのため，胆嚢炎では経皮経肝胆嚢ドレナージ，胆管炎では経皮経肝胆管ドレナージまたは内視鏡的胆管ドレナージを行う。胆嚢の壊疽，穿孔をきたした場合は開腹による胆嚢摘出術が必要となる。

13.　膵　炎

13. 1　急性膵炎

概　念　本来，十二指腸に分泌されてから活性化される膵酵素が，何らかの原因により膵臓内で活性化され，膵臓が自己消化され壊死する疾患で40〜50歳代の男性に多い。急性膵炎の約10〜20%は重症化（重症急性膵炎）し，多臓器不全に進展することがある。重症急性膵炎の致死率は20〜30%に至る。

成因・病態　成因としてアルコールの多飲が30%以上と最も多く，次いで胆石症が約25%，原因不明の特発性が20%と続く。また，2,000mg/dLを超えるような高トリグリセリド血症患者に発症することがある。そのほか，内視鏡的逆行性胆管膵管造影（ERCP）後や手術後にもみられる。

症　状　心窩部から背部に放散する激しい上腹部痛がみられる。この痛みは仰臥位で増強するため，患者は前屈位をとることが多い。重症化すると，ショック状態（血圧下降，頻脈，チアノーゼ，乏尿など）に陥る。

診　断　血液検査では，膵外分泌酵素（膵酵素）であるアミラーゼ，リパーゼ，エラスターゼの血中濃度が上昇する。臨床症状と，血中，尿中の膵酵素の上昇がみられれば，診断は容易である。腹部CT検査や腹部エコー検査による画像検査で，膵壊死の有無や膵内外の炎症の存在をみることは，診断の助けになる。

治　療　急性期には膵酵素の分泌を抑制するために絶飲食とし，経静脈栄養管理を行う。血管透過性が亢進しており腹腔内に大量の滲出液が漏れるため大量の輸液が必要となる。同時に，膵酵素の一つ，たんぱく分解酵素の阻害薬（ガベキサートメシル酸塩，ナファモスタットメシル酸塩）を点滴投与する。胃酸の分泌も膵外分泌を亢進させるため胃酸分泌抑制にヒスタミンH_2受容体拮抗薬（H_2 blocker）を用いる。重症例では，感染予防のため早期から抗菌薬を投与する。

　膵臓の炎症が鎮静化してくれば（回復期），経口から食事を開始する。最初は，脂肪制限食（10g/日以下），総投与エネルギー1,000kcal/日程度から始め，徐々に通常の食事に移行する。

13．2　慢 性 膵 炎

| 概　　念 |

膵組織の炎症が 6 か月以上持続し，膵分泌細胞の破壊と線維化が生じた結果，膵臓の外分泌機能，内分泌機能の低下をきたす疾患である。

| 成因・病態 |

成因としてアルコールの多飲（エタノール換算 1 日80g以上を数年間連続）が約70％以上，胆石症が約 3 ％，原因不明の特発性が約20％である。アルコール性は男性に多く，胆石によるものは女性に多いため，全体としては男性に多い（男性が女性の約2.5倍）。

慢性膵炎は進行に応じて，代償期，移行期，非代償期の経過をとり，それぞれの時期で臨床症状，治療法が異なる（図 5 -15）。

| 症　　状 |

代償期には，膵機能が保たれているため，膵外分泌障害，内分泌機能障害に由来する症状はみられず，腹痛が主症状である。腹痛は急性再燃時（反復する急性膵炎）には，急性膵炎と同様に激痛を呈するが，それ以外は軽度の腹痛で経過することが多い。非代償期は膵機能が障害されており，外分泌機能障害による消化吸収障害，内分泌機能障害に伴う耐糖能異常が現れる（膵性糖尿病）。非代償期になると外分泌障害のため腹痛は軽減ないしは消失するが，慢性下痢や脂肪便がみられるようになる。移行期には，両者の臨床症状が重複してみられる。

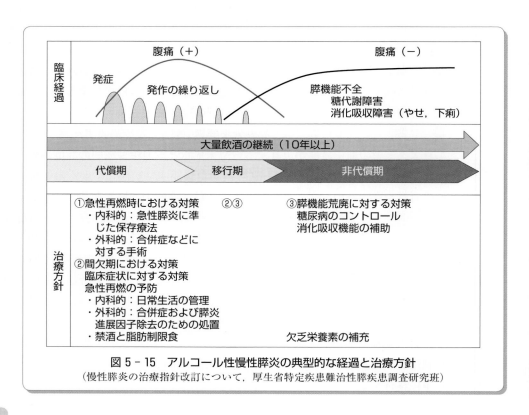

図 5 - 15　アルコール性慢性膵炎の典型的な経過と治療方針
（慢性膵炎の治療指針改訂について，厚生省特定疾患難治性膵疾患調査研究班）

診　　断　膵臓の慢性炎症を証明する。画像検査（腹部CT検査，腹部エコー検査，ERCPなど）では，膵の石灰化（膵石）や膵管の形態異常がみられる。血液検査は，代償期には膵酵素の血中濃度が軽度に上昇していることが多いが，非代償期になると，むしろ低値を示すようになる。膵外分泌検査（セクレチンテスト）や便中脂肪検査も診断に有用である。

治　　療　代償期の治療は急性再燃時と急性再燃のない時期（間欠期）で分かれる。急性再燃時は，急性膵炎に準じた治療を行う。間欠期は軽度の腹痛に対する対策が中心であるが，同時に急性再燃の予防と非代償期への移行を促進させないことが重要で，そのためには脂肪制限食と禁酒，禁煙が基本である。

　非代償期には，栄養素欠乏をきたさないことと糖尿病のコントロールが治療の基本である。栄養素の消化を助けるため膵酵素を含んだ消化酵素薬を通常の2〜3倍量投与する。成分栄養剤の投与も有効である。脂肪吸収障害により脂溶性ビタミンの吸収が障害されるため，必要に応じて投与する。膵性糖尿病はインスリン欠乏が原因であるため，インスリンによる治療が必要となる。

14. 消化器系の悪性腫瘍

14.1 胃 が ん

概　　念　胃がんは，胃に発生する上皮性悪性腫瘍である。わが国では，胃がん患者数は悪性腫瘍のなかで最も多いが，死亡率は年々低下している。好発年齢は60歳前後で，女性よりも男性に多い（男：女＝2：1）。

成因・病態　多くの因子が関与しているが，ピロリ菌（*H.pylori*）感染が最も重要な因子とされる。食塩の過剰摂取も原因としてあげられる。

　がんの進行度合いにより早期がんと進行がんに分類される。がんの浸潤が粘膜下層にとどまるものを早期がん，固有筋層よりも深く浸潤するものを進行がんとする。また，がんの浸潤形態から早期がん，進行がんそれぞれの肉眼分類が用いられる。進行がんではボールマン（Borrmann）分類が有名である（図5-16, 17）。

症　　状　初期の段階では自覚症状が認められないことが多い。進行するに従い，食欲不振，悪心・嘔吐といった消化器症状，心窩部痛や体重減少などがみられるようになる。

診　　断　上部消化管造影検査，上部消化管内視鏡検査および組織学検査（生検）により確定診断する。血液検査では特異的なものはないが，貧血の存在が胃がん発見の契機となることが少なくない。

治　　療　できる限り早期に発見し，外科的に切除する。早期胃がんに対しては，侵襲の少ない内視鏡的粘膜切除術（EMR）や内視鏡的粘膜下層剥離術（ESD）が積極的に行われるようになった。

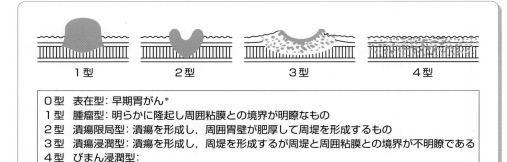

```
0型　表在型：早期胃がん*
1型　腫瘤型：明らかに隆起し周囲粘膜との境界が明瞭なもの
2型　潰瘍限局型：潰瘍を形成し，周囲胃壁が肥厚して周堤を形成するもの
3型　潰瘍浸潤型：潰瘍を形成し，周堤を形成するが周堤と周囲粘膜との境界が不明瞭である
4型　びまん浸潤型：
5型　分類不能：上記0～4型のいずれにも分類し難いもの
```

＊：早期胃がんはBorrmann分類に加えないが，「胃がん取扱い規約」では，１つにまとめて
　　Borrmann O型としている。

図 5 - 16　胃がんの肉眼分類（Borrmann分類）

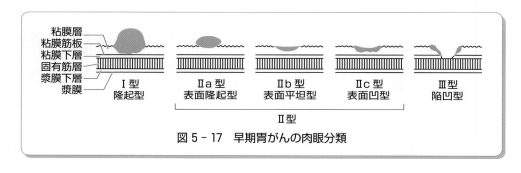

図 5 - 17　早期胃がんの肉眼分類

14．2　胃切除後症候群

概　念　　外科的に胃を部分的に切除した後に，残胃と小腸を吻合（ふんごう）する。代表的な吻合法として，残胃と十二指腸断端をつなぐビルロート（Billroth）Ⅰ法と十二指腸断端を閉じて残胃と空腸をつなぐビルロートⅡ法がある（図5-18）。胃切除後には，手術後早期あるいは手術後かなりの時間を経て全身的機能障害や栄養障害が生ずることがあり，これを胃切除後症候群という。

（1）ダンピング症候群

成因・病態・症状

　胃切除後の比較的早期から認められる。術後患者の10～20％にみられ，ビルロートⅠ法よりもビルロートⅡ法に多くみられる。食事摂取から症状出現までの時間によって，早期ダンピングと後期ダンピングの２つに分けられる。

　①　**早期ダンピング**　　食後30分以内に発汗，頻脈，顔面紅潮，悪心・嘔吐，下痢などが現れ，60～90分以内に消失する。胃切除により高濃度の食事が急速に小腸に流入するため，空腸が急激に拡張されて生じる自律神経反射，分泌されたセロトニンやヒスタミンによる末梢血管の拡張，および腸管内の浸透圧が上昇し，浸透圧勾配

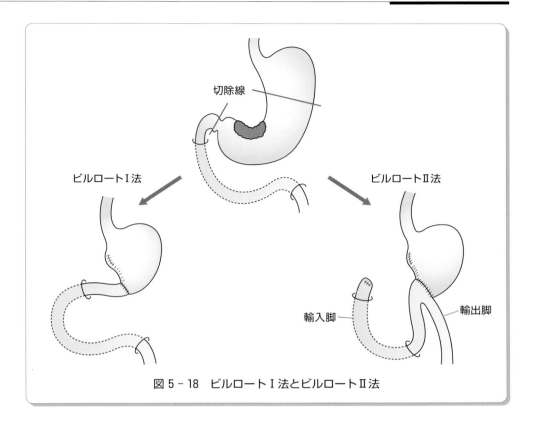

図5-18　ビルロートⅠ法とビルロートⅡ法

により細胞外液が腸管内に流入するために生じる腸管の蠕動運動亢進や循環血液量の減少などが原因と考えられる。

　　②　**後期ダンピング（食後低血糖症状）**　　食後2〜3時間すると，全身倦怠感，冷汗，動悸，めまい，手指のふるえあるいは失神をきたす。高濃度の食物が急速に小腸に流入するため，大量の糖質が短時間で吸収されることにより高血糖をきたし，それを是正するために過剰のインスリンが分泌され，一転，低血糖状態に陥ることにより生ずる低血糖症状である。

診　　断　　　胃切除後に上記の症状がみられればダンピング症候群を疑い，治療的診断とする。

治　　療　　　いずれのダンピングも，①低炭水化物，高たんぱく質・高脂肪食，②食事は水分を少なくした固形食，③一度に大量の食事を摂取しないで，1日の食事を5〜6回に分ける少量頻回食，④ゆっくりよく噛んで食べる，⑤食後は30分ほど横になる，などの食事療法が有効である。

　　後期ダンピングの予防には，α-グルコシダーゼ阻害薬の食前投与が有効である。また発作が起きた場合には，直ちにブドウ糖を摂取させることにより症状は改善する。

（2）輸入脚症候群

| 概　念 |

ビルロートⅡ法吻合では，輸入脚が盲端となり食物や胆汁，膵液などの腸液がたまる結果，輸入脚内の圧が上昇し腹痛をきたしたり，腸液が胃側に逆流して嘔吐を引き起こす。また，輸入脚内で腸内細菌が異常に増殖すると栄養素の消化・吸収を阻害する。

| 治　療 |

一度の食事量を減らし食事回数を増やす。低脂肪食が有効な場合もある。また，細菌の異常増殖がある場合は抗菌薬投与が奏効することがある。

（3）逆流性食道炎

| 概　念 |

胃切除術により下部食道括約筋が機能低下をきたし，残胃，十二指腸や空腸内容物が逆流することにより食道炎をきたす。胃切除後の逆流性食道炎では，胃酸ではなく，胆汁や膵液が原因となることも多い。

| 治　療 |

1回に大量の食事摂取をしない。食後はすぐに横にならない，などGERDの治療（p. 73参照）に準ずる。

（4）術後栄養障害

| 概　念 |

胃切除患者の30〜40%に栄養障害が生じる。これは，胃切除による胃容積減少のために食事摂取量が減少する（小胃症状），あるいは消化吸収障害をきたすことによる。

①　下　痢　　胃液や胆汁の分泌低下により，消化吸収障害をきたすことによる。消化のよいものを自分に合った食べ方で食べる。特に，脂肪の消化吸収が妨げられ，脂肪の多い食事で下痢をきたしやすい。また，脂溶性ビタミンの欠乏がみられることがある。

②　貧　血　　鉄の吸収障害により術後6か月くらいから鉄欠乏性貧血がみられる。また，胃の壁細胞より分泌される内因子（キャッスル因子）が減少（消失）するため，ビタミンB_{12}の吸収障害化から悪性貧血を生じる。悪性貧血は，胃切除後数年〜10年経て生じるため原因を見落としやすく注意が必要である。

③　骨粗鬆症・骨軟化症　　カルシウム，ビタミンDの吸収障害により生ずる。カルシウムとビタミンDの豊富な食事を摂取する。

14.3　大腸がん

| 概　念 |

大腸がんは上皮性悪性腫瘍で，結腸がんと直腸がんの総称である。大腸がんは，S状結腸と直腸にできやすい（大腸がんの約75%）。近年のわが国では，食生活の欧米化に伴い増加傾向にあり，特に女性の増加が著しい。好発年齢は60歳前後で，性差はみられない。

| 成因・病態 |

成因は明らかではないが，高脂肪食，高たんぱく質食は発がん促進因子であり，食物繊維の十分な摂取は予防因子とされる。

大腸ポリープからの発がんも認められる。特に，家族性ポリポーシスは放置すると90%以上が，がん化する。最初にAPC（adenomatous polyposis coli）遺伝子の異常

からポリープが発生し，さらにがん抑制遺伝子である*p53*などの変異によりがん化するといわれている。

診　断　大腸造影検査（注腸検査），大腸内視鏡検査および生検により確定診断する。腫瘍マーカーである，血中のがん胎児性抗原（carcinoembryonic antigen：CEA）やCA19-9が増加することがあるが，早期がん発見のスクリーニングとしては十分とはいえない。

治　療　できる限り早期に発見し，外科的に切除する。早期大腸がんに対しては，胃がん同様EMRやESDも行われている。

14. 4　肝臓がん

概　念　肝臓がんは，肝臓に発生する悪性腫瘍の総称であり，肝臓から発生する原発性肝がんと他臓器で発生したがんの転移による転移性肝がんに分けられる。原発性肝がんは，さらに肝細胞がん（hepatocellular carcinoma：HCC）と肝臓内の胆管から発生する胆管細胞がんに分類されるが，原発性肝がんの95％以上は肝細胞がんであることから，原発性肝がんといえば狭義には肝細胞がんを指す。40〜70歳の男性に多く，男性は女性の約4倍である。

成因・病態　肝細胞がんの多くは，ウイルス性肝硬変（特にC型肝硬変）を基礎疾患とし，同時に複数個のがん結節を認める（多中心性発がん）ことが多い。

臨床症状　初期の段階では自覚症状が認められない。肝細胞がんに特異的な症状はないが，進行すれば食欲不振，悪心・嘔吐といった消化器症状，体重減少や腹水などがみられるようになる。

診　断　腹部超音波検査，腹部CT検査やMRI検査による画像診断が有用である。肝細胞がんでは，血液中に腫瘍マーカーであるα-フェトプロテイン（AFP）やPIVKA-Ⅱの増加がみられる。しかし，これらの腫瘍マーカーは，転移性肝がんや胆管細胞がんでは増加しない。

治　療　肝細胞がん発生の高リスク者である肝硬変患者には，定期的に肝細胞がんチェックを行い，できる限り早期に発見する。腫瘍径が3cm以内であれば，内科的に経皮的エタノール局注療法（PEIT），経皮的マイクロ波凝固療法（PMCT），ラジオ波焼灼（凝固）療法あるいは化学療法を併用した経カテーテル肝動脈塞栓術（TACE）が行われる。また，わが国では肝臓がん患者の30％程度が，外科的に切除されている。

引用文献

1) 林　泰史，大内尉義，上島国利，鳥羽研二（監修・編）:『高齢者診療マニュアル』，日本医師会，p. 80（2009）
2) 杉本恒明，小俣政男，水野美邦（総編集）:『内科学Ⅲ（第 8 版）』，朝倉書店，pp. 1028-1030（2003）
3) 日本消化器病学会（編）:『クローン病診療ガイドライン』，日本消化器病学会（2009）
4) 日本消化器病学会（監修），「消化器病診療」編集委員会（編）:『消化器病診療』，日本消化器病学会，pp. 119-122（2004）
5) 杉本恒明，小俣政男，水野美邦（総編集）:『内科学Ⅲ（第 8 版）』，朝倉書店，pp. 997-1000（2003）
6) 日本消化器病学会（監修），「消化器病診療」編集委員会（編）:『消化器病診療』，日本消化器病学会，pp. 12-15（2004）

参考文献

● 杉本恒明，小俣政男，水野美邦（総編集）:『内科学Ⅲ』（第 8 版），朝倉書店（2003）
● 鈴木　博，中村丁次（編著）:『臨床栄養学Ⅱ』（第 2 版），建帛社（2009）
● 林　泰史，大内尉義，上島国利，鳥羽研二（監修・編）:『高齢者診療マニュアル』，日本医師会（2009）
● 日本消化器病学会（監修），「消化器病診療」編集委員会（編）:『消化器病診療』，日本消化器病学会（2004）
● 日本消化器病学会（編）:『消化性潰瘍診療ガイドライン』，日本消化器病学会（2009）
● 日本消化器病学会（編）:『クローン病診療ガイドライン』，日本消化器病学会（2009）
● Kasper DL, Braunwald E, Fauci AS, et al.：Harrison's Principles of Internal Medicine 16th ed, McGraw-Hill Medical Publishing Division, New York（2005）
● Hansen JT, Koeppen BM（著）／相磯貞和，渡辺修一（訳）:『ネッター解剖生理学アトラス』（第 2 版），南江堂（2006）
● 町並陸生監修，秦　順一，坂本穆彦（編）:『標準病理学』（第 2 版），医学書院（2002）
● 日本消化器病学会（編）:『胃食道逆流症（GERD）診療ガイドライン』，日本消化器病学会（2009）
● 木下芳一，古田賢司:胃食道逆流症（GERD）診療ガイドラインの作成を通して見えてきたもの，日本消化器病学会誌，**107**（4）（2010）
● 高橋信一，田中昭文，徳永健吾:*H.pylori* 除菌治療の最近の話題，日本消化器病学会誌，**107**（8）（2010）
● 『NSTのための臨床栄養ブックレット 1』肝・胆・膵・腎の疾患，文光堂（2009）
● 恩地森一（監修）:『肝硬変の成因別実態2008』，中外医学社（2008）
● 日本臨床栄養学会（監修）:『臨床栄養医学』，南山堂（2009）
● 日本消化器病学会:『慢性膵炎診療ガイドライン』，南江堂（2009）
● 田中　明，加藤昌彦（編著）:『Nブックス新版臨床栄養学』，建帛社（2009）
● 加藤昌彦:Medical Practice，文光堂（2012）

第 6 章

循環器系疾患

1. 虚血，充血，うっ血

1.1 虚血（ischemia）

　細胞はさまざまな活動を持続するため酸素を必要とする（需要）。心臓のポンプ作用によって血液が送り出されて細胞に流れる（供給）。この需要と供給のバランスが崩れて需要が上回った状態を虚血という。虚血が一定時間以上続くと組織は不可逆性の壊死（虚血性壊死）に陥るが，この状態を梗塞と呼ぶ。

　虚血の原因の多くは血管の動脈硬化や攣縮（狭心症の項を参照のこと）による血管の狭窄や閉塞である。また機械的に血管が圧迫される場合でも生じる。

　虚血に陥った組織は，蒼白状態となり，温度低下，機能低下，萎縮をきたす。冠動脈では，心筋の収縮力が低下し，心筋が壊死に至るとやがて線維化に至る。心不全や弁機能不全，また心室頻拍や心室細動などの危険な不整脈も生じやすくなる。脳動脈では一過性の虚血発作や脳梗塞を生じ，麻痺や意識障害などが生じる。下肢動脈ではしびれや冷感，間欠性跛行，安静時疼痛を経て，潰瘍・壊疽に陥る（表6-1）。

1.2 充　血

　感染や手術などによって細動脈や毛細血管の拡張が生じ，局所の血管内を流れる動脈血液量が増している状態をいう。

　上肢の動脈を一時的に閉塞して虚血にした後，血流を再開すると通常の状態より血液量が増加する。この現象を反応性充血と呼び，動脈の拡張の程度は血管内皮細胞機能の指標になる。

　なお，目の充血は感染・炎症やドライアイ，眼精疲労などによって生じ，眼球結膜や強膜にみられる。痒み，痛み，目やに，まぶしい，涙が出るなどの症状を伴う。

1.3 うっ血

　局所の組織・血管内に静脈血液量が増している状態をいう。悪性腫瘍の静脈への浸潤や静脈内の血栓による静脈閉塞，心不全などによる静脈圧上昇などに起因する。局所に起こる場合，暗紫色や暗青色（チアノーゼ）を呈して腫脹し，皮膚温が下がる。全身性には浮腫，頸静脈怒張，肝腫大などを生じる（心不全の項（p.119）を参照）。

表 6 - 1　動脈硬化性疾患の種類と症状および所見

冠動脈	・狭心症 ・心筋梗塞 ・心臓突然死	胸痛，呼吸困難，ショック，不整脈など
脳動脈	・脳梗塞 　ラクナ梗塞 　アテローム血栓性梗塞 ・脳出血	意識障害，しびれ，四肢麻痺，視野障害など
大動脈	・大動脈瘤（胸部，腹部）	嗄声，嚥下困難，咳嗽，拍動性腹部腫瘤の触知など
	・大動脈瘤破裂 ・大動脈解離	胸痛，背部痛，呼吸困難，しびれ，貧血，ショックなど
腎動脈	・腎硬化症 ・腎血管性高血圧症	腎機能障害，血圧上昇など
四肢動脈	・閉塞性動脈硬化症	しびれ，冷感，間欠性跛行，安静時疼痛，潰瘍，壊疽など

出典）藤岡由夫：循環器疾患の成因・病態・症状・診断・治療の概要. 竹中　優（編著）：『人体の構造と機能および疾病の成り立ち　疾病の成因・病態・診断・治療』（第2版），医歯薬出版，p.149（2011）

2. 血栓，塞栓

2. 1　止血機構

　正常な血管内では血液が円滑に流れ，血管内皮細胞によって血小板機能や凝固能などの血栓形成機構は抑制されて血栓ができないようになっている。しかし，外傷や動脈硬化巣の破綻など血管内皮細胞が傷害を受けると血栓形成機構が亢進し，血栓形成を抑制する線溶系などは抑制されて，血栓形成が進む。この仕組みを止血機構という。

（1）一次血栓

　血管が損傷し血管内皮細胞下のコラーゲン線維が露出すると，まず血小板が活性化され，血小板粘着・凝集が起こって一次血栓が形成される。

①血小板は，その膜にある糖たんぱく質（GP Ib/IX複合体）とフォン・ヴィルブランド因子（VWF）の結合を介してコラーゲン線維に結合する（粘着）。

②粘着して活性化した血小板はアデノシン二リン酸（ADP）やトロンボキサン（TX）A_2などの生理活性物質を血小板外へ放出し，さらに血小板を活性化させ血管を収縮させる（放出）。

③血小板膜のたんぱく質（GPIIb/IIIa）がフィブリノゲンと結合し，それを介した血小板同士の結合ができあがる（凝集）。

（2）二次血栓

①凝固因子が関与する凝固反応は内因性と外因性の２つの経路からなり，連続的増幅的に活性化されるため，凝固カスケードと呼ばれる。このカスケードでは，リン脂質とカルシウムイオンが不可欠である（図6-1）。

②一次血栓形成と同時に凝固反応が進み，フィブリノゲンからフィブリンモノマーが生成され，さらにフィブリンポリマーの網（安定化フィブリン）が形成されて二次血栓ができる。このようにして一次血栓をさらに強固にしていく。

（3）凝固カスケード

凝固カスケードは，多くの阻害因子で制御されている。アンチトロンビン（AT）は血管内皮細胞上のヘパリン様物質に結合して活性化され，トロンビンや，活性化された第IX因子（IXa）や第XII因子（XIIa）を阻害する。プロテインCは血管内皮細胞上のトロンビン・トロンボモジュリン複合体によって活性化され，プロテインSを補酵素にして第V因子（Va）や第VIII因子（VIIIa）を阻害する。

（4）凝固因子

組織因子と第VIII因子以外の凝固因子は肝臓でつくられるため，劇症肝炎や肝硬変など重症の肝機能障害があると凝固因子不足に陥って，出血傾向になる。

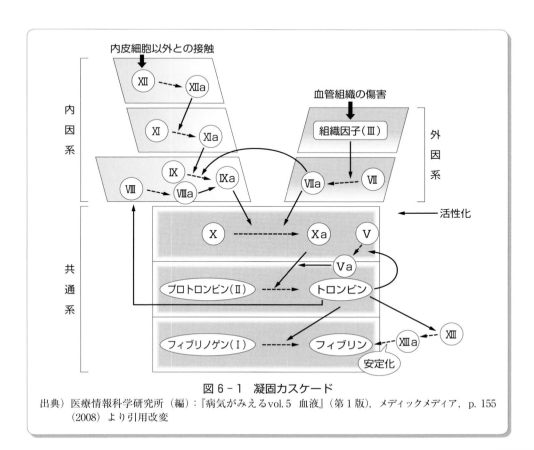

図6-1　凝固カスケード

出典）医療情報科学研究所（編）：『病気がみえるvol. 5　血液』（第1版），メディックメディア，p. 155（2008）より引用改変

　また，肝臓で合成される凝固因子のうち，第Ⅱ，Ⅶ，Ⅸ，Ⅹ因子はこれらの合成にビタミンKが必要とされる。新生児や抗生物質内服，胆道閉塞などでビタミンK摂取および腸内細菌の合成が低下するとビタミンK欠乏症となって，脳内出血などの合併症が起こる。またワルファリンカリウム（以下，ワルファリン）はビタミンKの利用を阻害して，これらの凝固因子合成を阻害することにより凝固時間を延長させる。納豆はこのワルファリンの作用を阻害するため，ワルファリン内服患者では納豆を摂取しないよう食事指導が必要である（次頁，抗凝固薬の項を参照）。

2. 2　線 溶 系
　フィブリンを溶かして，血栓を溶解する仕組みを線溶系と呼ぶ。プラスミノゲン活性化因子（PA）によって，プラスミノゲンはプラスミンとなってフィブリンを分解する。この分解産物の総称をFDP（fibrinogen degradation products）と呼び，D-ダイマー，D分画，E分画を含む。FDP・D-ダイマーの測定は播種性血管内凝固症候群（DIC）など血栓症の病態把握に必須の検査項目である。余分に生成されたプラスミンはα_2-プラスミンインヒビター（α_2-PI）によって阻害され，またPAはプラスミノゲン活性化因子インヒビター-1（PAI-1）によって阻害され，このような制御が線溶系亢進による出血傾向を抑制している。

2. 3　血 栓 症
（1）動 脈 血 栓
　動脈硬化巣の破綻あるいは血管内皮細胞傷害によるびらん形成（糖尿病など）によって血栓が形成される。急性冠症候群（急性心筋梗塞，不安定狭心症，心臓突然死），脳血栓，閉塞性動脈硬化症などのほか，急性動脈閉塞症（外傷，カテーテル検査など），高安病（大動脈炎症候群）やバージャー病などの血管炎で起こる。
（2）静 脈 血 栓（主な疾患，表6-2）
　静脈内に血栓ができる原因として，①血流の停滞（長期臥床，術後，妊娠など），②血管内皮細胞の傷害（外傷，術後，注射，薬物やカテーテル挿入など），③血液凝固能の亢進（脱水，白血病，経口避妊薬，抗カルジオリピン抗体症候群など）がある。
（3）播種性血管内凝固症候群（DIC）
　全身の小血管内において血栓が多発する病態であり，循環不全による多臓器不全を起こす一方，血小板および凝固因子の消費によってこれらの低下をきたすことから出血傾向も呈する。DICを引き起こす疾患として，悪性腫瘍，白血病，感染症，妊娠合併症（常位胎盤早期剝離，羊水塞栓），外傷，熱傷などがある。

2. 4　塞 栓 症
　血栓や脂肪組織，空気，細菌塊，羊水（これらを塞栓子と呼ぶ）などが血流にのって，離れた場所で血管内腔を閉塞することにより，血流が遮断されてさまざまな臓器障害

表 6 - 2　主な静脈血栓症

深部静脈血栓症 (deep venous thrombosis : DVT)	四肢（特に下肢）の深部静脈に血栓ができる。整形外科（特に股関節手術）や産婦人科手術後によくみられ，無症状である場合から，血流停滞による疼痛，腫脹，変色などの出現まである。さらに血栓が剝がれて塞栓となり，右心房・右心室を経て肺動脈に詰まると肺塞栓を引き起こす。大きな塞栓であればショックに陥って即死する場合があり，小さい塞栓では症状が乏しいものの，反復する場合にはやがて重症化することがある 飛行機など長期の座位を保っている場合でDVTによる肺塞栓を起こす場合を旅行者血栓症（エコノミークラス症候群）と呼んでいる
表在性血栓性静脈炎	四肢の表在静脈に発生する。静脈瘤や注射・点滴に伴う場合が多いが，その他，バージャー病（遊走性静脈炎）やベーチェット病などに合併する。表在静脈の走行に沿って有痛性の索状硬結を触れる
静　脈　瘤	下肢静脈内の逆流を防ぐ弁の破壊・機能不全により，血液が逆流して表在の静脈が拡張・蛇行する。女性，妊娠，長時間の立仕事，肥満などが原因となり，深部静脈血栓症に続発する場合もある。初期には自覚症状は乏しいが，下肢のむくみや倦怠感，皮膚の色素沈着や搔痒感，潰瘍形成まで至ることがある

を起こす。

　心臓では不整脈（特に心房細動）や弁膜症，心筋梗塞後の壁運動異常などによって心腔内や病変部に血栓ができやすくなる。この血栓が遊離し血流にのって脳動脈を閉塞する場合を脳塞栓という（心原性脳塞栓）。眼動脈閉塞では失明することがある。

　エコノミークラス症候群を代表とする深部静脈血栓症では肺塞栓を起こす。

2. 5　抗血栓・抗凝固治療

（1）血栓溶解療法

　点滴あるいはカテーテルを用いて局所的に，組織型プラスミノゲン活性化因子（t-PA）を注入する治療で，プラスミンを増加させ血栓を溶解させる。脳梗塞の急性期（発症4.5時間以内）に行われるが，副作用として脳出血や消化管出血が起こりうる。

（2）抗血小板薬（表 6 - 3）

　血小板機能を低下させて脳梗塞や虚血性心疾患（特にステント挿入後）の血栓形成を予防する。作用機序によって数種類があり，併用される場合もある。出血傾向や肝機能異常などの副作用があるが，手術や抜歯のために中止した場合に脳梗塞の発症や心臓突然死が増加するため，薬物の継続・中止には注意を要する。

（3）抗凝固薬（表 6 - 3）

　ワルファリンはビタミンKと拮抗的に働き，ビタミンK依存性凝固因子（第Ⅱ，Ⅶ，Ⅸ，Ⅹ因子）合成を抑制して凝固を阻害する。効き目をみるためにプロトロンビン時間の遅延時間を正常対照と比較したプロトロンビン時間国際標準比（PT–INR）の定期的測定が必要である。ワルファリンを少量ずつ増量してPT–INRでINR 2.0〜3.0（高齢者では1.6〜2.6）を目標に調整する。ワルファリンはビタミンKと拮抗することから，飲食物中のビタミンK₁（ただし納豆菌はビタミンK₂産生）や腸内細菌叢によるビタミン

表 6 - 3　抗血栓・抗凝固薬

主な抗血小板薬	・アスピリン ・クロプトグレル，プラスグレル，チカグレル，チクロピジン ・シロスタゾール，ジピリダモール，トラピジル ・ベラプロスト，リマプロスト，セレキシパグ ・オザグレル ・サルボグレラート ・イコサペント酸エチル（EPA製剤）
抗 凝 固 薬	ワルファリン，ダビガトラン，リバーロキサバン，アピキサバン，エドキサバン

2022年7月現在，わが国で使用できるもの

K_2の生成などの要因により，薬効が変動する。したがってビタミンKを豊富に含む納豆やクロレラ，青汁などはワルファリンの効果を減弱するため禁止する（特に納豆は強力である）。

なお最近では，心房細動患者の脳卒中予防を適応としてトロンビン直接阻害薬（ダビガトラン），経口直接Xa阻害薬（リバーロキサバン，アピキサバン，エドキサバン）が使用可能である。これらは食事の影響を受けにくく，PT-INRのモニタリングが不要であるが，凝固阻害の指標など薬効評価は今後の課題となっている。

3. 動脈硬化[1]

概　念　動脈硬化とは血管壁が肥厚や硬化をきたす動脈病変の総称であり，粥状硬化（アテローム硬化ともいう），中膜硬化，細動脈硬化の三者を含む．このうち粥状硬化を狭義の動脈硬化と呼ぶ。

中膜硬化はメンケベルグ型とも呼ばれ中膜の線維化や石灰化が生じ，内腔狭窄は生じないものの血管の弾力性が減少し，高齢者の収縮期高血圧症や大動脈瘤や大動脈解離の原因となる。粥状硬化が加わると大動脈瘤，大動脈解離がより起こりやすい。

細動脈硬化は，内膜の硝子様変性や中層の線維性肥厚による内膜肥厚，細動脈内腔狭窄が特徴である。腎臓や脳にみられ，高血圧が主な原因である。また脳の穿通枝では外層が薄いため小動脈瘤ができる。

粥状硬化の機序　血管壁において細胞の増殖，脂質の沈着，結合組織の増加をきたした病変が粥状硬化であり，以下のような機序が考えられている（図6-2）。

①高脂血症，喫煙，高血圧や高血糖などが引き金となって内皮細胞が傷害され，血管拡張作用や血栓形成防止などの機能が低下する。また内皮細胞が剝がれてびらんが生じやすくなる。こうした原因には酸化ストレスも関与する。

②内皮細胞傷害により細胞表面に接着分子が発現し，単球やTリンパ球が血管の内皮下に侵入する。単球はマクロファージに分化する。コレステロールを含む低比重リポたんぱく（LDL）やレムナントリポたんぱくも血管壁に入る。

③LDLは血管壁内で酸化などの変性を受ける。マクロファージは酸化LDLを取り

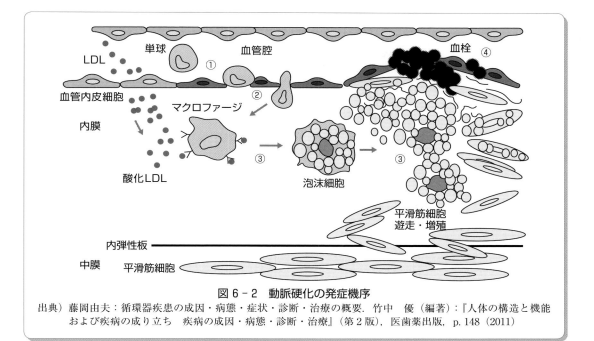

図 6 - 2　動脈硬化の発症機序

出典）藤岡由夫：循環器疾患の成因・病態・症状・診断・治療の概要.　竹中　優（編著）：『人体の構造と機能および疾病の成り立ち　疾病の成因・病態・診断・治療』（第 2 版），医歯薬出版，p. 148（2011）

込んで脂質に富む泡沫細胞となり，やがて壊死に陥るが，コレステロールは中性脂肪のように分解されないためコレステロールの結晶が残る。壁内に侵入したリンパ球やマクロファージからインターロイキン（IL）-1 β や腫瘍壊死因子（tumor necrosis factor：TNF-α），MCP-1 などさまざまなサイトカインやケモカインが分泌され，炎症が引き起こされて持続する。さらに中膜平滑筋細胞が内膜に遊走して増殖し，結合組織も増生し，病変（プラーク）が増大する。脂質に富むプラークを粥腫（アテローム）と呼ぶ。こうした初期病変はやがて壁内に血腫が生じたり石灰化を伴ったりする複雑病変にまで進行する。

④プラークが大きくなって血管腔が狭くなり，血流が低下してさまざまな臓器症状を引き起こす。またプラークが破れて（破綻と呼ぶ）潰瘍や血栓を形成し，突然に血流が途絶することになる。破綻しやすいものを不安定プラークといい，不安定狭心症や急性心筋梗塞を引き起こす原因になる。

　LDLコレステロール値を低下させると，プラークの進展が抑制され，プラークを被っている膜が線維化を強く起こして破綻しにくくなる。さらに強力にLDLコレステロール値を低下させると粥腫が退縮することが期待でき，動脈硬化性疾患の発症・進展を抑制できる。

危険因子[2]　　表 6 - 4 に動脈硬化性疾患の危険因子（リスクファクター）を示す。これら危険因子を持っている人に冠動脈疾患などの動脈硬化性疾患の発症が多いことが明らかになっている。これらの因子がそれぞれ重症であるほど，また重なるほど発症の危険が増加することになる。

表 6 - 4　動脈硬化性疾患の危険因子

危険因子	
脂質異常症	総コレステロール(TC)高値，LDL コレステロール高値，non-HDL コレステロール高値，HDL コレステロール低値，トリグリセライド高値(空腹時，非空腹時(随時)にかかわらず)
喫煙	受動喫煙も含む
高血圧	収縮期血圧120mmHg未満かつ拡張期血圧80mmHg未満を超えての血圧上昇
糖代謝障害	糖尿病，耐糖能異常(境界型も含む)
慢性腎臓病(CKD)	
加齢・性別(男性または閉経後女性)	加齢は最も強い危険因子，女性は70歳以降で心筋梗塞死亡率が増加
家族歴	冠動脈疾患の家族歴，特に第1度親近者(親，子，兄弟，姉妹)の家族歴，また早発性(発症年齢：男性55歳未満，女性65歳未満)冠動脈疾患の家族歴
飲酒	習慣的のみならずビンジ飲酒(不規則な多量飲酒)も含む
冠動脈疾患の既往	
脳血管疾患の既往	アテローム硬化を有する脳梗塞および一過性脳虚血性発作(TIA)の既往患者
末梢動脈疾患	
腹部大動脈瘤	
腎動脈狭窄	
非アルコール性脂肪性肝疾患(NAFLD)および非アルコール性脂肪肝炎(NASH)	
その他考慮すべき危険因子・マーカー	・高リポたんぱく(a)血症・MDA-LDL(マロンジアルデヒド修飾LDL)の上昇・高レムナントリポたんぱく血症・食後高脂血症・Small dense LDL高値・アポたんぱくB高値・TC/HDL-C比，non-HDL-C/HDL-C比，LDL-C/HDL-C比，アポたんぱくB/A1比の高値・フィブリノゲン，プラスミノゲン活性化因子インヒビター-1(PAI-1)高値

治療開始前に確認すべき危険因子として，1．喫煙，2．高血圧，3．糖代謝障害，4．脂質異常症，5．慢性腎臓病，6．肥満（特に内臓脂肪型肥満），7．加齢・性別，8．家族歴
出典）日本動脈硬化学会（編）『動脈硬化性疾患予防ガイドライン2022年版』（2022）より筆者作成

種類と症状（表6-1）　　動脈の支配領域において症状が認められる。動脈硬化は全身の病気であり，複数の臓器や組織にわたって病変を持つことが多いので，高齢者や糖尿病患者では心筋梗塞や脳梗塞，閉塞性動脈硬化症などの疾患が重なることが多い。また，下肢動脈の閉塞による壊疽や潰瘍を呈するほどの状態では感染症の発症も多いため，予後不良であることを認識しなければならない。

診察および検査　　身体診察および画像診断によって検査を進める。頸動脈や大腿動脈では狭窄部で発生する血管雑音を聴取できる。腎動脈狭窄は腎血管性高血圧を引き起こす原因であるが，臍周辺で雑音を聴取できる。下肢動脈では血流が低下した側の血管拍動が触知しにくくなったり，あるいは皮膚温が低下したりする。

上肢と下肢の血圧比（ankle-brachial index：ABI）は閉塞性動脈硬化症における有用な指標である。各部位のエコー検査やCT（computed tomography）やMRA（magnetic resonance angiography），カテーテル検査で確認する。頸動脈エコーでは頸動脈の内膜中膜複合体（IMT）の肥厚やプラークが観察できる。

治　　療　　具体的な治療は本書の各疾患の項を参照されたいが，総論として以下

の方針が重要である。

①表6-4の危険因子を改善することが基本であり，禁煙，栄養・食事療法，身体的に可能であれば運動療法を行う。

②症状がある場合や，血圧や血清脂質値などが目標値に達しない場合は薬物療法を取り入れる。血栓形成予防も重要となる。

③薬物で症状がコントロールできない場合は，カテーテルによる血管形成術やバイパス手術などの血行再建術の適応となる。近年，遺伝子治療や幹細胞移植が開発中である。

4.　血　　圧

4.　1　血圧の定義

血圧とは心臓から送り出された血液が血管壁に与える内圧のことである。通常は動脈圧のことを指し，心臓が収縮するときに最大になる血圧を最高血圧（または収縮期血圧）という。また拡張期には最低になることから最低血圧（または拡張期血圧）という。最高血圧と最低血圧の差を脈圧といい，最低血圧に脈圧の1/3を加えた値を平均血圧という。心臓の収縮期において大動脈は拡張するが，心臓の拡張期には大動脈の弾性が働いて収縮することにより拡張期血圧が保たれ，収縮期はもちろん拡張期でも各臓器や末梢組織に血流が維持される。高齢者では，動脈硬化によって血管の弾性が減少し，拡張期血圧が低く収縮期血圧が高い（すなわち脈圧が大きい）現象がみられる（孤立性収縮期高血圧症）。

4.　2　血圧の調節

血圧の調節には交感神経や副交感神経の自律神経（血管運動中枢は延髄に存在），循環血液量，カテコールアミンやレニン・アンジオテンシン・アルドステロン系（RAA系）などの体液性因子が複合的に関与している（図6-3）。

ナトリウムの摂取量の増加（多くは食塩として）は血漿量の増加と交感神経の活性化を介して血圧を上昇させる。24時間蓄尿でみた食塩摂取量の多い集団では血圧が高く，個人の食塩摂取量と血圧との間にも正の関連がある[3]。食塩摂取量の増加に基づく血圧上昇の程度を食塩感受性と呼び，高齢者，肥満者，糖尿病患者などでは食塩感受性が亢進している傾向がある。

体重増加（肥満）ではナトリウム貯留の傾向になる。アルコールは，摂取直後には血管が拡張して降圧することがあるが，慢性的には交感神経を活性化させて血圧を上昇させる。また睡眠不足や精神的ストレスは血圧を上昇させる要因になる。

4.　3　高　血　圧

原因疾患　　　　原因が明確でない本態性高血圧と，明らかな基礎疾患がある二次性高血圧とに分類される。本態性高血圧は全体の9割近くを占め，遺伝的素因や環境因子

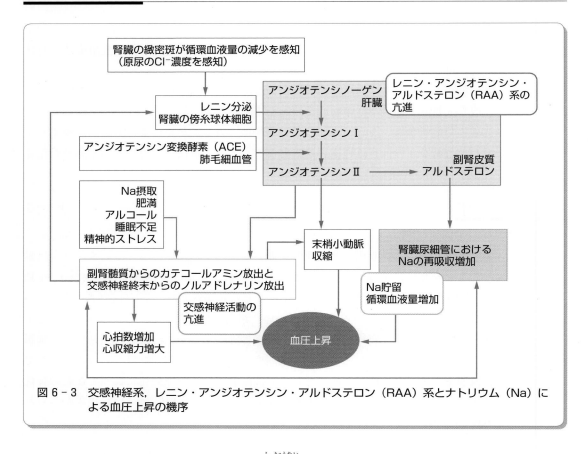

図 6 - 3　交感神経系，レニン・アンジオテンシン・アルドステロン（RAA）系とナトリウム（Na）による血圧上昇の機序

が関与する。二次性高血圧では糸球体腎炎などの腎実質性高血圧や，腎動脈狭窄などの腎血管性高血圧の頻度が高いが，睡眠時無呼吸症候群も多い報告がある。また昇圧作用を持つホルモン産生腫瘍（原発性アルドステロン症，先端肥大症，クッシング症候群，褐色細胞腫，バセドウ病など）による内分泌疾患も重要である（表6-5）。

診　断　随時血圧測定で最高血圧が140mmHg以上あるいは最低血圧90mmHg以上を高血圧という（表6-6）。血圧測定には医療環境で測定する外来血圧（随時血圧）測定と家庭血圧測定とがある。近年，電子自動血圧計を使った家庭血圧測定が勧められており，家庭血圧では最高血圧が135mmHg以上あるいは最低血圧85mmHg以上が基準とされている。外来血圧が高血圧で，家庭血圧が正常な状態を白衣高血圧というが，将来的な脳心血管病の発症リスクは高いので注意深いフォローが必要である。一方，起床後早期の家庭血圧が特異的に高い状況を早朝高血圧といい，早朝高血圧であるのに外来血圧が正常である場合を仮面高血圧と呼ぶ。早朝高血圧や仮面高血圧患者では心肥大，脳血管障害，腎障害などの危険が増加する。

症　状　高血圧だけでは自覚症状はほとんどない。重症では頭痛，悪心・嘔吐，視覚障害，痙攣などの神経症状をきたす高血圧性脳症が起こる。

合 併 症　高血圧は動脈硬化の主要な危険因子である。脳梗塞や脳出血，虚血性

表 6 - 5　二次性高血圧の原因疾患と示唆する所見，鑑別に必要な検査

二次性高血圧一般（示唆する所見）
若年発症の高血圧，中年以降発症の高血圧，重症高血圧，治療抵抗性高血圧，それまで良好だった血圧の管理が難しくなった場合，急速に発症した高血圧，血圧値に比較して臓器障害が強い場合，血圧変動が大きい場合

原因疾患	示唆する所見	鑑別に必要な検査
腎血管性高血圧	RA系阻害薬投与後の急激な腎機能悪化，腎サイズの左右差，低カリウム血症，腹部血管雑音，夜間多尿	腎動脈超音波，腹部CTA，腹部MRA
腎実質性高血圧	血清クレアチニン上昇，たんぱく尿，血尿，腎疾患の既往	血清免疫学的検査，腹部CT，超音波，腎生検
原発性アルドステロン症	低カリウム血症，副腎偶発腫瘍，夜間多尿	血漿レニン活性，血漿アルドステロン濃度，負荷試験，副腎CT，副腎静脈採血
睡眠時無呼吸症候群	いびき，肥満，昼間の眠気，早朝・夜間高血圧	睡眠ポリグラフィー
褐色細胞腫	発作性・動揺性高血圧，動悸，頭痛，発汗，高血糖	血液・尿カテコールアミンおよびカテコールアミン代謝産物，腹部超音波・CT，MIBGシンチグラフィー
クッシング症候群	中心性肥満，満月様顔貌，皮膚線条，高血糖，低カリウム血症，年齢不相応の骨密度の減少・圧迫骨折	コルチゾール，ACTH，腹部CT，頭部MRI，デキサメタゾン抑制試験
サブクリニカルクッシング症候群	副腎偶発腫瘍，高血糖，低カリウム血症，年齢不相応の骨密度の減少・圧迫骨折	コルチゾール，ACTH，腹部CT，デキサメタゾン抑制試験
薬物誘発性高血圧	薬物使用歴，低カリウム血症，動揺性高血圧	薬物使用歴の確認
大動脈縮窄症	血圧上下肢差，血管雑音	胸腹部CT，MRI・MRA，血管造影
先端巨大症	四肢先端の肥大，眉弓部膨隆，鼻・口唇肥大，高血糖	IGF-1，成長ホルモン，下垂体MRI
甲状腺機能低下症	徐脈，浮腫，活動性減少，脂質・CK・LDHの高値	甲状腺ホルモン，TSH，自己抗体，甲状腺超音波
甲状腺機能亢進症	頻脈，発汗，体重減少，コレステロール低値	甲状腺ホルモン，TSH，自己抗体，甲状腺超音波
副甲状腺機能亢進症	高カルシウム血症，夜間多尿，口渇感	副甲状腺ホルモン
脳幹部血管圧迫	顔面けいれん，三叉神経痛	頭部MRI
その他	（尿路異常，ナットクラッカー症候群，レニン産生腫瘍など）	

CTA：CT血管撮影，MRA：MRIを用いた血管描出，MIBG：メタヨードベンジルグアニジン，IGF-1：インスリン様成長因子（ソマトメジンC）
出典）日本高血圧学会（編）：『高血圧治療ガイドライン2019』，p. 179（2019）より

心疾患に加えて，腎障害や心不全の増悪^{ぞうあく}因子である。

治　療　　治療の目的は，高血圧の持続によってもたらされる心血管病の発症・進展・再発を抑制し，死亡を減少させることである。そして高血圧患者が健常者と変わらぬ日常生活を送ることができるように支援することである。

①　**降圧目標**　　診察室における降圧目標は，75歳未満の成人，脳血管障害患者（両側頸動脈狭窄や脳主幹動脈閉塞なし），冠動脈疾患患者，CKD患者（たんぱく尿陽性），糖尿病患者，抗血栓薬服用中では130/80 mmHg未満，75歳以上の高齢者，脳血管障

表 6 - 6　成人における血圧値の分類

分類	診察室血圧（mmHg）			家庭血圧（mmHg）		
	収縮期血圧		拡張期血圧	収縮期血圧		拡張期血圧
正常血圧	<120	かつ	<80	<115	かつ	<75
正常高値血圧	120-129	かつ	<80	115-124	かつ	<75
高値血圧	130-139	かつ/または	80-89	125-134	かつ/または	75-84
Ⅰ度高血圧	140-159	かつ/または	90-99	135-144	かつ/または	85-89
Ⅱ度高血圧	160-179	かつ/または	100-109	145-159	かつ/または	90-99
Ⅲ度高血圧	≧180	かつ/または	≧110	≧160	かつ/または	≧100
（孤立性）収縮期高血圧	≧140	かつ	<90	≧135	かつ	<85

出典）日本高血圧学会（編）：『高血圧治療ガイドライン2019』，p. 18（2019）

表 6 - 7　降圧目標

	診察室血圧（mmHg）	家庭血圧（mmHg）
75歳未満の成人[*1] 脳血管障害患者 （両側頸動脈狭窄や脳主幹動脈閉塞なし） 冠動脈疾患患者 CKD患者（たんぱく尿陽性）[*2] 糖尿病患者 抗血栓薬服用中	<130/80	<125/75
75歳以上の高齢者[*3] 脳血管障害患者 （両側頸動脈狭窄や脳主幹動脈閉塞あり，または未評価） CKD患者（たんぱく尿陰性）[*2]	<140/90	<135/85

[*1]未治療で診察室血圧130-139/80-89mmHgの場合は，低・中等リスク患者では生活習慣の修正を開始または強化し，高リスク患者ではおおむね1か月以上の生活習慣修正にて降圧しなければ，降圧薬治療の開始を含めて，最終的に130/80mmHg未満を目指す。すでに降圧薬治療中で130-139/80-89mmHgの場合は，低・中等リスク患者では生活習慣の修正を強化し，高リスク患者では降圧薬治療の強化を含めて，最終的に130/80mmHg未満を目指す。
[*2]随時尿で0.15g/gCr以上をたんぱく尿陽性とする。
[*3]併存疾患などによって一般に降圧目標が130/80mmHg未満とされる場合，75歳以上でも忍容性があれば個別に判断して130/80mmHg未満を目指す。
降圧目標を達成する過程ならびに達成後も過降圧の危険性に注意する。過降圧は，到達血圧のレベルだけでなく，降圧幅や降圧速度，個人の病態によっても異なるので個別に判断する。
出典）日本高血圧学会（編）：『高血圧治療ガイドライン2019』，p. 53（2019）

表 6 - 8　生活習慣の修正項目

1．食塩制限 6 g/日未満
2．野菜・果物の積極的摂取*
　飽和脂肪酸，コレステロールの摂取を控える
　多価不飽和脂肪酸，低脂肪乳製品の積極的摂取
3．適正体重の維持：BMI（体重[kg]÷身長[m]^2）25未満
4．運動療法：軽強度の有酸素運動（動的および静的筋肉負荷運動）を毎日30分，または180分/週以上行う
5．節酒：エタノールとして男性20-30mL/日以下，女性10-20mL/日以下に制限する
6．禁煙

生活習慣の複合的な修正はより効果的である
*カリウム制限が必要な腎障害患者では，野菜・果物の積極的摂取は推奨しない
肥満や糖尿病患者などエネルギー制限が必要な患者における果物の摂取は80kcal/日程度にとどめる
出典）日本高血圧学会（編）：『高血圧治療ガイドライン2019』，p. 64（2019）

害患者（両側頸動脈狭窄や脳主幹動脈閉塞あり，または未評価），CKD患者（たんぱく尿陰性）では140/90mmHg未満である。

② **生活習慣の改善**　まず生活習慣の修正が大切であり，是正することによって降圧が可能である（表6-8）。

③ **薬物療法**　一定期間生活習慣の修正を行っても降圧が不十分な場合は降圧薬を使用する。利尿薬，RAA系を抑制するアンジオテンシン変換酵素（ACE）阻害薬やアンジオテンシンII受容体拮抗薬（ARB），β-遮断薬，カルシウム拮抗薬などが用いられる。

5. 狭心症，心筋梗塞，不整脈

5. 1 虚血性心疾患

心筋の酸素不足，すなわち心筋虚血により一過性に胸痛などの胸部症状と心電図変化が出現することを狭心症（きょうしんしょう）という。一定時間以上の虚血により心筋が壊死を起こし，胸痛と心電図変化とともに心筋逸脱酵素の上昇を伴う場合を心筋梗塞と呼ぶ。狭心症と心筋梗塞を合わせて虚血性心疾患という。

5. 2 狭 心 症

病因と分類　冠動脈の動脈硬化によって狭窄が生じることが主な原因である。高度になると労作（ろうさ）や興奮によって心筋酸素需要量が増加して一過性に虚血をきたすことになる（労作性狭心症）。なお，心筋では酸素需要は心筋収縮能（収縮しようとする力），壁応力（へきおうりょく）（引き伸ばそうとする力），および心拍数の3つで決定され，一方，供給は細胞の酸素摂取率と血液量で決定される。

動脈硬化以外の原因として，冠動脈内皮細胞の機能障害によって局所性に一過性の血管の痙攣（けいれん）を起こして虚血になる場合がある。この現象を冠動脈攣縮（れんしゅく）（スパズムともいう）といい，日本人に多い。攣縮の誘発因子としては喫煙やアルコール多飲がある。

症　状　胸部症状として絞扼感（こうやくかん）（締めつけられる感じ），圧迫感，痛みなどがあり，時に左肩への放散や背部痛，胸やけ，のどの痛みなどを訴えることもある。一定の労作によって生じ，安静によって5〜10分程度で消失する（安定型労作性狭心症）。新たに発症，頻度や強度の増悪，安静時にも発作が起きるようになった場合を不安定狭心症といい，心筋梗塞を起こす可能性が強い。

冠動脈攣縮の場合は早朝に多いが，労作時に起きることもある。

なお，胸痛を伴わない一過性の虚血を無痛性心筋虚血，心筋梗塞の場合を無痛性心筋梗塞といい，高齢者や糖尿病患者で多く認められ，心不全症状や突然死につながる。

検　査　心電図検査では非発作時は正常のことが多いが，発作時にはST低下やT波の変化を認める。冠動脈攣縮の発作時にSTが上昇する場合を異型狭心症という。

　労作性狭心症では運動負荷心電図検査で虚血を誘発して心電図の変化を確認する。不安定狭心症では運動負荷は禁忌（きんき）である。また24時間連続記録のできるホルター心電計を装着して安静時，夜間や早朝の心電図の変化を確認する。採血検査ではクレアチンキナーゼ（CK）などの心筋逸脱酵素の上昇を伴わない。心筋シンチグラフィーでは運動負荷をかけて運動直後と数時間後の血流分布の異常な変化を確認できる。

　高解像度のCTやMRIを用いて冠動脈硬化による狭窄の有無を確認する。またカテーテル検査で狭窄部位の同定または薬物負荷により冠動脈攣縮が起こることを確認する。

治　　療

　① **薬物療法**　硝酸薬（しょうさん）（ニトログリセリンなど），β-遮断薬，カルシウム拮抗薬，抗血小板薬などがある。

　② **観血的治療**　狭窄のある部位に対して，カテーテルを用いてバルーンによる拡張やステント挿入による血管形成術を行う。外科的には冠動脈バイパス手術を行う。

　③ **冠危険因子の改善**　症状改善のためには上記の治療が必要であるが，長期予後の改善には，禁煙や栄養・食事療法を含めた生活習慣の改善が基本である。なかでも脂質異常，高血圧症，糖代謝異常のコントロールが不十分な場合には，これらに対する薬物療法が必要である。特にLDLコレステロール値を低下させることが最も重要であり，粥腫を安定化させて退縮させる効果が期待できるため，狭心症の悪化や心筋梗塞の発症，死亡率を減少させることができる。コレステロール低下薬のスタチンやイコサペント酸エチル製剤などが使われる。

5.3　急性心筋梗塞

　心筋虚血により心筋が壊死を起こした状態である。なお，発症後1か月後からは陳旧性心筋梗塞と呼ばれる。

　病　　因　　プラークが破綻すると，潰瘍や血栓を形成して高度な狭窄や閉塞が生じ，その結果突然に血流が途絶することが主な原因と考えられている。発症の機序が同じであることから，不安定狭心症，急性心筋梗塞，突然死を併せて急性冠症候群と呼んでいる（図6-4）。動脈硬化の危険因子があると発症率が高く，また危険因子が重なると発症率が上昇する。冠動脈攣縮による発症もある。精神的ストレスも誘因になり，たとえば震災後に心筋梗塞発症の増加が認められている。

　症　　状　　冷汗などを伴う激しい胸痛が20分以上続き，ニトログリセリンを使っても症状は治まらない。左肩，背部，頸部に放散することもある。しかし，ごく軽い場合や無症状の場合も認められるため注意が必要である。急性期には心不全などの合併症の有無によって死亡率や長期予後が影響される。たとえ冠動脈形成術を受けても，一度心筋梗塞を起こした患者の再発の危険度は強い。合併症として致死性の重症不整脈による突然死や意識障害，心不全がある。

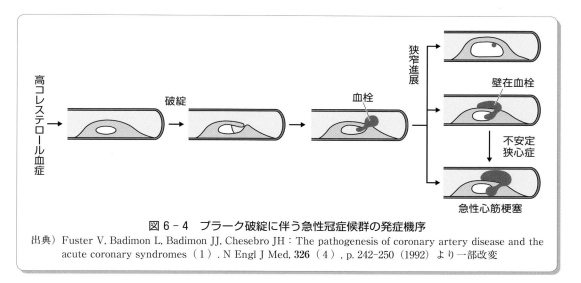

図6-4　プラーク破綻に伴う急性冠症候群の発症機序
出典）Fuster V, Badimon L, Badimon JJ, Chesebro JH：The pathogenesis of coronary artery disease and the acute coronary syndromes（1）. N Engl J Med, **326**（4），p. 242-250（1992）より一部改変

検　査　血液検査では，急性期には非特異的な白血球数（WBC）の上昇に続いて，CK（クレアチンキナーゼ），AST（GOT，アスパラギン酸アミノトランスフェラーゼ），LDH（乳酸脱水素酵素），C反応性たんぱく（CRP）が順に上昇する。安静時心電図検査ではST上昇，T波の陰性化，異常Q波の出現などがある。不整脈も出現する。心臓超音波検査では梗塞を起こした部位の壁運動異常や弁の異常などが認められる。冠動脈造影で閉塞部位を確認する。

急性期の治療　原則として冠動脈疾患集中治療室（CCU）で絶対安静を保ち，当初は絶食，酸素投与，薬物治療と観血的治療を組み合わせる。薬物療法は狭心症と同様であるが，初期には点滴静脈注射で投与する。合併症である心不全や不整脈に対する薬物治療を要することが多い。観血的治療としてカテーテルによる血管形成術や，外科による冠動脈バイパス手術がある。

急性期以降の治療　狭心症と同様，長期予後の改善には禁煙や栄養・食事療法を含めた生活習慣の改善が基本であり，LDLコレステロールなどの脂質異常，高血圧症，糖代謝異常に対する薬物療法が重要である。特にスタチンやβ-遮断薬，ACE阻害薬あるいはARB，アスピリン少量療法および抗血小板薬の使用が有効である。心腔内に血栓ができるような場合は抗凝固薬が使われる。心臓リハビリテーション（心疾患患者用に作成された総合プログラム。運動療法，患者教育，生活指導，カウンセリングなどの活動を含む）も有用である。

5.4　不　整　脈

病因・病態　洞結節に発した電気的興奮が房室結節，ヒス束（そく），プルキンエ線維からなる刺激伝導系を伝わり，心筋を興奮させて，心臓の拍動が起きる（図6-5）。電気的刺激は自律神経によって調節されており，交感神経は心拍数を増やし，逆に副交感

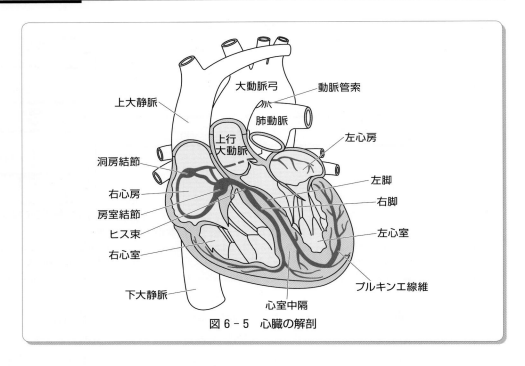

図 6 - 5　心臓の解剖

（大動脈弓／動脈管索／肺動脈／左心房／上大静脈／上行大動脈／洞房結節／左脚／右脚／右心房／房室結節／左心室／ヒス束／右心室／下大静脈／心室中隔／プルキンエ線維）

神経は減らす。正常では心臓の拍動は安静や運動に応じた規則正しいリズム（洞調律）を保っているが，リズムが乱れて異常が生じる病態を不整脈といい，洞結節で電気的刺激の発生に異常がある場合，異所性（洞結節以外）に電気的刺激が発生する場合，刺激伝導系に異常があって刺激がうまく伝わらない場合などで生じる。不整脈は基礎疾患がない症例でも生じるが，原因疾患として心筋梗塞や心筋症などの心疾患や，甲状腺機能亢進症などの内分泌疾患，低カリウム血症などの電解質異常，薬物の副作用，遺伝性などがある。

症　状　　　心拍数が増える頻脈性不整脈では，動悸や心悸亢進を訴える。心拍数が200回/分以上になると，心室における血液の充満が不十分になって心臓拍出量が低下するため，血圧低下，呼吸困難，失神などを起こすことがある。心拍数が少なくなる徐脈性不整脈では，やはり心臓拍出量が低下し，脳循環障害を起こすために，軽度ではめまいやふらつき，重症で意識障害をきたす。また，うっ血性心不全をきたす。

種類別の診断・治療　　　不整脈の出現中に12誘導心電図を記録し，その波形から診断する。運動負荷心電図検査（トレッドミル検査など）で運動中や運動後の出現，24時間ホルター心電図検査で就寝中などを含めた日常生活における出現を確認する。またカテーテル検査で刺激を誘発し不整脈を発生させて，異常な電気的興奮の部位や病態を確認する（電気生理学的検査）。

1）期外収縮

洞調律の周期よりも早期に発生する興奮による。その起源がヒス束より上部にある

場合を上室期外収縮または心房期外収縮, 下部にある場合を心室期外収縮という。

2) 発作性頻拍

① 発作性上室頻拍 (paroxysmal supraventricular tachycardia : PSVT)
突発的に出現し急に消失する頻脈発作で, 異常な刺激がヒス束より上部で生じるために起こる。

② 心室頻拍 (ventricular tachycardia : VT) ヒス束より下部で生じる100回/分以上の頻脈で, QRS波形は幅広く, さまざまな形を呈する。心室細動に移行して死に至る致死性不整脈であり, 心筋梗塞や心筋症などに伴うことが多い。

③ 心室細動 (ventricular fibrillation : Vf) 無秩序な電気的興奮のみが発生し, QRS波やT波は識別できない。心臓の拍出は停止しており, 意識は消失し, 致死的である。電気的除細動や心臓マッサージを含めた心肺蘇生術が必要である。蘇生後の治療は心室頻拍に準じる。

④ 心房細動 (atrial fibrillation : Af) 心房の各部分で無秩序な電気的興奮が生じ, その興奮が心室へ不規則に伝導するため, 心室のリズムそして収縮が不規則になる不整脈をいう。P波が欠如し, 細動波 (f波) を認める。不規則な心房興奮のため心房収縮が失われ, 心室の興奮も不規則になって, 心室充満が不十分になり心室からの拍出量が減少する。頻脈性だけでなく徐脈性になることもある。動悸などの胸部症状や全身倦怠感, さらに心機能低下を引き起こしてうっ血性心不全, 心内血栓形成を起こして心原性脳塞栓などの合併症を引き起こす (p.102, 血栓, 塞栓の項を参照)。Afに対する治療には, 薬物治療, 電気的除細動, アブレーションがある。心内血栓予防のため, 抗凝固療法を考慮する。

3) 興奮伝導障害

洞結節から, 心房, 房室結節, ヒス束, プルキンエ線維, 心室筋へと伝導していく過程で, 伝導障害が起こるものをいう。

① 洞房ブロック 洞結節と心房接合部の伝導障害のために, 心電図上P波は間欠的に脱落する。

② 房室ブロック (atrio-ventricular block : AVB) 心房から心室への伝導 (房室伝導) が遅延または途絶するものである。I度 (PQ間隔が遅延), II度 (房室伝導がときどき途絶して, QRS波が間欠的に脱落), III度 (房室伝導が完全に途絶し, P波とQRS波がまったく独立した周期で出現する。完全房室ブロックともいう)。完全房室ブロックでは脳循環不全をきたし, ふらつきや失神を起こす。薬物治療もしくは人工ペースメーカ埋込術を行う。

③ 脚ブロック (bundle branch block : BBB) 心室内刺激伝導系の右脚または左脚における興奮伝導の遅延または途絶による。QRS幅が0.12秒以上の場合に完全脚ブロック, 未満を不完全脚ブロックという。

④ 洞不全症候群 (sick sinus syndrome : SSS) 洞結節の機能不全により, 高度の徐脈, 洞停止, 洞房ブロックなどを生じる。薬物治療もしくは人工ペースメー

カ埋込術を行う。

6. 肺 塞 栓

<u>病因と病態</u>　　血栓が血流に乗って運ばれ，塞栓子として肺動脈を閉塞した場合を肺動脈血栓塞栓症といい，本稿では肺塞栓とする。急性肺塞栓と慢性肺塞栓がある。急性肺塞栓の90%以上は下肢の深部静脈でできた血栓による（深部静脈血栓症：DVT）。静脈の血栓形成には，血流の停滞，静脈の内皮障害，血液の凝固能亢進の3因子が関与する。出血性の壊死を起こして胸痛，発熱や血痰などの症状が出る場合を肺梗塞という（肺塞栓の10〜15%程度に発症）。

　① **急性肺塞栓**　　わが国では欧米と比べて少ないが，**女性に多く**，60歳代から70歳代がピークである。死亡率は10〜30%である。主に下肢や骨盤内の静脈内で形成された血栓が，ある動作をきっかけに遊離して，右心房，右心室を経て肺動脈で閉塞を起こす。**病院内発症**が院外発症より多く，院内発症の7割は術後の安静解除後の起立や歩行，排便・排尿などがきっかけで起こる。肥満は強い危険因子であり，骨盤や下肢の外傷，悪性腫瘍，妊娠，帝王切開や分娩，経口避妊薬の常用，まれに血液凝固異常疾患などでも起こる。**エコノミークラス症候群**は，長時間の飛行で狭い空間で座位（坐位）をとり，脱水も加わってDVTを起こし，起立したときに急性肺塞栓を生じることをいう。

　② **慢性肺塞栓**　　器質化した血栓が肺動脈を閉塞・狭窄化し，6か月以上持続している状態をいう。

<u>症　状</u>　　主な症状は，突然の呼吸困難，胸痛，頻呼吸で，重症なら失神やショックをきたし，そのまま死亡に至る場合もある。全肺血管床の30%が閉塞すると**肺高血圧症**を呈し，右心不全の症状がさまざまな程度で出現する。肺梗塞を起こすと，血痰が出現し，胸痛や発熱を伴う。またDVTの症候（三大症候である下肢の腫脹，疼痛，色調変化）を認めることがある。

<u>診　断</u>　　一般の血液検査では特異的な所見はないが，動脈血血液ガス分析では，肺胞低換気による低酸素血症，頻呼吸による低二酸化炭素血症と呼吸性アルカローシスが特徴である。心エコーでは，右室の拡大や壁運動低下がみられる。ヘリカルCTやMRアンジオグラフィ，肺動脈造影などで血栓の確認と肺動脈の拡張を認める。

<u>治　療</u>　　まず酸素吸入や挿管による人工換気で呼吸管理を行う。重症の心不全であれば，経皮的心肺補助装置を使う。薬物療法として，モンテプラーゼ（遺伝子組換え組織型プラスミノゲン活性化因子，t-PA）などの血栓溶解療法や，ヘパリン，ワルファリン，第Ⅹa因子阻害薬などの抗凝固療法を行う。またカテーテル治療として血栓溶解療法および血栓破砕・吸引術がある。あるいは外科的の血栓摘除術を行う。

　急性肺塞栓の一次ないし二次予防として，下大静脈にフィルターを装着し，血栓が肺動脈に到達しないようにする方法を使う場合がある。

　DVTの予防としては，術後に足を動かすこと，早期離床，弾性ストッキングや弾

性包帯の利用，カフを巻いて行う間欠的空気圧迫法，抗凝固療法などがある。

7. 心 不 全

概念と病態　心不全とは，心筋梗塞や弁膜症，心筋症などが原因となって，血液を拍出するポンプとしての心臓の機能が低下し（低心臓拍出性），身体が必要とする血液量を供給できない状態で，通常はうっ血性心不全を指す。労作時呼吸困難，息切れ，尿量減少，四肢の浮腫，肝腫大などの症状が出現して生活の質の低下（QOL低下）が生じ，日常生活が著しく障害される。また致死的不整脈も高頻度にみられ，突然死の頻度も高い。なお，甲状腺機能亢進症，脚気，高度の貧血，敗血症（はいけつしょう）などでは，心拍出量が増加しているにもかかわらず血液供給が需要に追いつかない状態（高心臓拍出性心不全）に陥ることがある。

急速に心不全に陥る場合を急性心不全といい，突然になる状態をショックという。急性心筋梗塞や肺塞栓，大量出血などでみられる。ゆっくり機能が低下している状態，あるいは薬物療法などで低左心機能ながら症状が安定している状態を慢性心不全という（表6-9）。

心筋のエネルギー源　心筋はエネルギー源として脂肪酸，グルコース，乳酸を用いる。通常は脂肪酸のβ-酸化によって生じるのが主体であるが，飢餓状態になると脂肪酸の利用率が上昇し，食後はグルコースの利用率が上がる。狭心症などで虚血に陥った心筋では脂肪酸の燃焼が抑制されるためグルコースへの依存率が高まるとともに，心筋細胞内に脂肪酸の蓄積が起こり，収縮力低下や不整脈発生に関与する。

症　状　臓器の低灌流（かんりゅう）とうっ血状態によってさまざまな症状が出現する。左心室または左心房の機能不全によって起こる場合を左心不全と呼び，右心室または右心房の機能不全による場合を右心不全と呼ぶ（図6-6）。

左心不全の特徴は肺うっ血が起こることであり，夜間に発作性に生じる呼吸困難

表6-9　急性心不全と慢性心不全

急性心不全	特徴	急速に心不全症状が出現する状態
	原因	急性心筋梗塞，弁の機能不全，心筋炎，肺塞栓，重症の高血圧，慢性心不全の急性増悪，頻脈性不整脈の持続など
	症状	呼吸困難，ショック
慢性心不全	特徴	ゆっくり機能が低下している状態，あるいは薬物療法などで低左心機能でありながら症状が安定している状態
	原因	陳旧性心筋梗塞，心筋症，弁膜症，高血圧など
	症状	全身倦怠感，運動耐容能の低下，食欲不振，四肢冷感，夜間尿，乏尿，脈圧の低下など

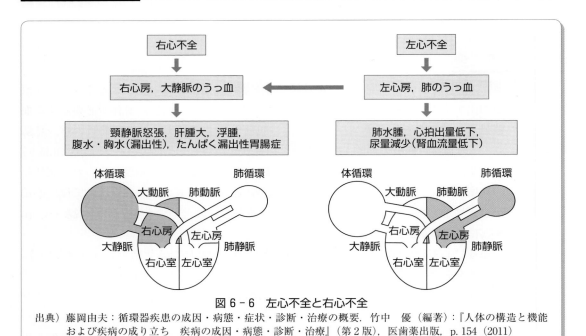

図 6 - 6　左心不全と右心不全

出典）藤岡由夫：循環器疾患の成因・病態・症状・診断・治療の概要. 竹中　優（編著）：『人体の構造と機能および疾病の成り立ち　疾病の成因・病態・診断・治療』（第 2 版），医歯薬出版，p. 154（2011）

表 6 - 10　NYHAの心機能分類

クラス I	心疾患はあるが，通常の身体活動で症状がなく，身体活動が制限されることがない
クラス II	心疾患があり，そのために身体活動に軽度から中等度の制限がある。安静時には無症状であるが通常の身体活動で動悸，疲労，呼吸困難，または狭心痛などの心愁訴を生じる
クラス III	心疾患があり，そのために身体活動に高度の制約がある，安静時には無症状であるが，通常以下の身体活動で動悸，疲労，呼吸困難，または狭心痛などの心愁訴を生じる
クラス IV	心疾患があり，いかなる身体活動にも苦痛を伴う。安静時にも症状があり，労作によって増強する

クラス II s：身体活動に軽度の制限がある。
クラス II m：身体活動に中等度の制限がある。

や，仰臥位では呼吸が苦しく座位をとる状態（起座呼吸），さらには心臓喘息と呼ばれる気管支喘息と判別が難しい喘鳴を伴った呼吸困難が起こる。

　これに対して右心不全は肺うっ血を伴わず，浮腫（立位の時間が長いと重力により下腿に浮腫が起こる。心不全が増悪して，または臥床時間が長いと顔面にも及ぶ），腹水，頸静脈怒張などを呈する。ただし左心不全が徐々に増悪すると右心不全症状も併せて呈することになる。臨床でよく用いられる指標としてNYHA（New York Heart Association）の心機能分類がある（表 6 -10）。

　診　断　身体所見として心雑音，肺雑音を聴取する。脈拍や血圧の異常を認める。心不全の病態を把握するための検査として，胸部単純X線，心電図，血液検査，

心臓超音波検査やカテーテルを用いた心内圧測定などがある。

<u>治 療</u>　心不全治療では心筋の収縮力保持および心保護作用，そして過剰になった前負荷（心臓に流入してくる血液量および圧力）の軽減を図ることが中心になる。

急性期には飲水や食事は制限しながら，前負荷の軽減として利尿薬や静脈拡張のための亜硝酸薬などを経静脈的に投与する。また心収縮力の増加にカテコールアミンなどの強心薬を用いる。徐脈によって心不全が生じている場合はペースメーカ装着を考慮する。大動脈バルーンパンピングや経皮的心肺補助装置，人工呼吸器なども用いる。

慢性期でも，水分と食塩制限が基本になり，栄養コントロールも重要である。薬物療法では，尿量を増加する利尿薬に加えて，神経・液性因子の影響を抑制する治療〔交感神経系を抑制するβ-遮断薬，RAA系を抑制するACE阻害薬やアンジオテンシンⅡ受容体拮抗薬（ARB），アルドステロン拮抗薬〕が症状や予後を改善することが証明されている。抗不整脈薬や抗凝固薬も使用される。心筋虚血がある場合は血管形成術，不整脈ではアブレーションなど，弁膜症では時期を考慮しながら弁形成術または人工弁置換術を考慮する。重症の場合，心筋切除術や移植術を行われることがある。

なお，心臓悪液質（cardiac cachexia）とは心臓疾患の期間が長く栄養状態が高度に障害された状態である。基礎代謝量が上昇する一方，エネルギー摂取量が減少しており，エネルギーバランスが負に傾く。悪液質を伴う心不全患者の予後は，伴わない心不全患者と比べて極端に悪い。

引用文献

1) 藤岡由夫：循環器疾患の成因・病態・症状・診断・治療の概要．竹中　優（編著）：『人体の構造と機能および疾病の成り立ち　疾病の成因・病態・診断・治療』（第2版），医歯薬出版，144-155（2011）
2) 日本動脈硬化学会（編）：『動脈硬化性疾患予防ガイドライン2022年版』，日本動脈硬化学会（2022）
3) 日本高血圧学会高血圧治療ガイドライン作成委員会：『高血圧治療ガイドライン2019』，日本高血圧学会（2019）
4) 日本循環器学会：肺血栓塞栓症および深部静脈血栓症の診断，治療，予防に関するガイドライン（2017年改訂版）

第 **7** 章

腎・尿路系疾患

1. 急性・慢性糸球体腎炎

1.1 急性糸球体腎炎

概　念　　急性上気道炎（咽頭炎や扁桃炎）などの先行感染の後に一定の潜伏期（1〜2週）をおいて血尿，浮腫，高血圧を特徴として発症する急性の腎疾患である。小児に好発するが，成人でもみられることがある。先行感染の原因菌としてA群β溶血性連鎖球菌（溶連菌）が多く，それによる免疫反応で糸球体病変が起こる。

症　状　　血尿，浮腫，高血圧が三大症状である。血尿は肉眼的血尿を示すことが多い。たんぱく尿は比較的軽度である。浮腫は顔面や眼瞼周囲に強く認められる。多くは高血圧を呈するが，重篤なものは少ない。一過性に乏尿と腎機能低下を認めることがあり，時に急性腎不全に至ることがある。また，水分，ナトリウムの貯留により心不全を合併することもある。一般に浮腫，乏尿期は2週間程度続き，その後1〜2か月で自然回復することが多い。

診　断　　典型的な症状と臨床経過から診断は容易である。尿検査では，血尿とたんぱく尿（軽度のことが多い）がみられ，尿沈渣で変形した赤血球と赤血球円柱が検出される。溶連菌抗体である抗ストレプトリジンO（ASO）の上昇や血清補体価の低下などが参考になる。

治　療　　腎臓の血流を維持するため安静と保温が重要であり，発症から1〜2か月間は入院治療が望ましい。急性期にはたんぱく質摂取制限と厳格な塩分制限を行い，浮腫や乏尿の程度に応じて水分やカリウム摂取の制限も必要となる。高血圧に対して降圧療法が行われ，心不全合併例には利尿薬が用いられる。これらはいずれも対症療法である。抗菌薬（抗生物質）は，免疫機序による腎病変そのものに対して無効であるが，感染病巣を抑制し進展を阻止するため投与されることがある。

1.2 慢性糸球体腎炎

概　念　　たんぱく尿または血尿あるいはその両者が持続し，しばしば高血圧などとともに腎機能障害がゆっくりと進行する腎疾患である。腎組織学的にいくつかの病型に分かれるが，わが国ではIgA腎症と呼ばれる糸球体疾患が最も高頻度で代表的なものである。IgA腎症は，免疫グロブリン（Ig）の1種であるIgAを含む免疫複合

体が腎臓の糸球体に沈着し，糸球体の炎症と障害を起こす。10歳代後半から30〜40歳代が好発年齢であるが，時に中高年以降での発症もみられる。

症　状　　血尿とたんぱく尿が多い。血尿は顕微鏡的血尿のこともあるし，時に肉眼的血尿の場合もある。感冒や上気道炎に伴って高度の肉眼的血尿がしばしばみられる。チャンスたんぱく尿といって，自覚症状がなく偶然に健康診断や人間ドックで尿異常を発見されることが少なくない。浮腫も認められることがあるが，ネフローゼレベルのたんぱく尿でない限り高度なものでない。腎機能は初期には正常である。その後，ゆっくりとした経過をたどり腎不全に至る可能性の低い予後良好なタイプと，徐々に進行して20年くらいの経過で最終的に腎不全に至る予後不良のタイプとがある。また，腎機能障害の進行に関連して種々の程度の高血圧が認められる。

診　断　　血尿，たんぱく尿，血圧，腎機能検査〔血中尿素窒素（BUN），血清クレアチニン，クレアチニンクリアランス（Ccr）〕などから臨床的に慢性糸球体腎炎と診断される。尿沈渣における顆粒円柱や赤血球円柱の存在は腎実質障害を示唆する。血清IgA値の上昇はIgA腎症を強く疑わせる参考所見となる。慢性糸球体腎炎の治療方針は病理組織型によって異なるため，確定診断には腎生検による組織診断が必要となる。ただし，腎機能障害がすでに進行している場合は，腎生検での診断的価値が少ないばかりか，検査自体危険を伴うので行わない。

治　療　　一般に過度な運動や疲労を避け，腎機能や血圧に応じてたんぱく質制限食と塩分制限を行う。高血圧の管理は腎機能障害の進展抑制に重要であり，レニン・アンジオテンシン・アルドステロン系阻害薬を基本に，いくつかの降圧薬を組み合わせて使用する。腎炎そのものに対する薬物療法は，原因疾患によって異なってくる。最も高頻度のIgA腎症の場合，予後の比較的不良なタイプに対してステロイド療法が腎機能障害の進行を抑制するといわれている。

2. ネフローゼ症候群

概　念　　大量のたんぱく尿と低アルブミン血症（あるいは低たんぱく血症）を特徴とし，しばしば浮腫と高LDLコレステロール血症を伴う症候群であり，原因疾患の種類は問わない。糸球体疾患に起因して原発する一次性ネフローゼ症候群と，全身性疾患など他疾患に続発する二次性ネフローゼ症候群に分けられる（表7-1）。一次性ネフローゼ症候群には，小児期に多い微小変化型ネフローゼ症候群，中高年期にみられる膜性腎症，およびその他の病型（巣状分節性糸球体硬化症，膜性増殖性糸球体腎炎など）が含まれる。二次性ネフローゼ症候群の原因としては，糖尿病，膠原病，アミロイドーシスなどの全身性疾患が代表的である。ほかに感染症，悪性腫瘍，薬剤も二次性ネフローゼ症候群を起こすことがある。

症　状　　発症形態は病型によって特徴がある。小児の微小変化型ネフローゼ症候群は比較的急速に発症し，中高年の膜性腎症は緩徐に発症することが多い。たんぱく尿の増加とともに，浮腫が顔面，眼瞼，下腿（特に脛骨前面）や足背にみられる。

表7−1　ネフローゼ症候群の分類

分　類	原因疾患
一次性ネフローゼ症候群	・微小変化型ネフローゼ症候群 ・膜性腎症 ・巣状分節性糸球体硬化症 ・膜性増殖性糸球体腎炎
二次性ネフローゼ症候群	・全身性疾患（糖尿病による糖尿病性腎症，全身性エリテマトーデスによるループス腎炎，アミロイドーシスによるアミロイド腎など） ・感染症（肝炎ウイルス） ・悪性腫瘍（がん，リンパ腫） ・薬剤による（金製剤）

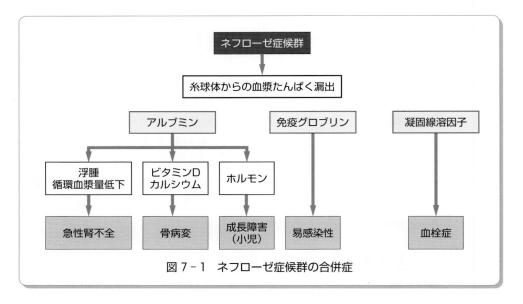

図7−1　ネフローゼ症候群の合併症

腸管の浮腫によって食欲不振を訴える。全身倦怠感や易疲労感もみられる。浮腫が高度な場合，胸水や腹水などの腔水症を呈することがある。

　ネフローゼ症候群に伴う病態として，種々の重篤な合併症がみられる（図7−1）。血清たんぱく（特にアルブミン）の腎臓からの漏出によって低アルブミン血症が高度となり，ネフローゼの極期には循環血漿量が減少して乏尿（急性腎不全）をきたすことがある。大量のアルブミンとともに，アルブミンと結合している種々のビタミン，カルシウム，ホルモンも同時に尿へ漏出するため，骨病変や成長障害などの内分泌異常をきたしやすい（特に小児のネフローゼ症候群）。低アルブミン血症では肝臓でのたんぱく合成亢進ならびに脂質代謝異常が出現し，LDL コレステロールが高値（重症の場合にはトリグリセリドも高値）を呈する。アルブミン以外に高分子の免疫グロブリン

が尿に漏出すると，免疫機能が低下し，感染症を起こしやすくなる。凝固因子の合成亢進や線溶系因子の喪失から，血液凝固能が亢進して，静脈血栓症や肺塞栓症を起こしやすくなる。

診　断　　成人ネフローゼ症候群の診断基準を用い，①たんぱく尿（1日の尿たんぱく量が3.5g以上を持続する），②低アルブミン血症（血清アルブミン濃度が3.0g/dL以下。血清総たんぱく濃度が6.0g/dL以下も参考になる），③浮腫，④脂質異常症（高LDLコレステロール血症）により診断する。ただし①と②は必須条件であり，③は必須条件ではないが重要な所見である。④は必須条件ではない（小児の場合は診断基準の数値が異なる）。

　成人の場合，一次性ネフローゼ症候群では腎生検（病理診断）に基づき治療方針を決定することが望ましい。二次性ネフローゼ症候群では基礎疾患の存在や臨床所見などから総合的に診断する。診断が確定しない場合は腎生検の適応を考える。

治　療　　一般療法と薬物療法に分けられる。一般にネフローゼ症候群の極期には安静が必要で，入院治療が行われる。食事療法は，適正なカロリー摂取とたんぱく摂取量の指示（病態によって通常たんぱく摂取から軽度のたんぱく制限）を行い，浮腫の重症度に応じて塩分制限を加える。浮腫が高度で低たんぱく血症が著しい場合には，アルブミン製剤が使用される。薬物療法として，微小変化型ネフローゼ症候群には副腎皮質ホルモン製剤（ステロイド）が有効である。通常，1か月以内にはたんぱく尿が減少・消失するが，しばしば再発することもある。膜性腎症はステロイドが有効なケースと無効なケースとがあり，治療に抵抗するものに対して免疫抑制薬が用いられる。二次性ネフローゼ症候群は，基礎疾患によって治療法が異なる。

3. 急性腎障害（急性腎不全）

概　念　　急激な腎機能低下を伴う病態は，従来急性腎不全と呼ばれてきたが，最近では急性腎障害（acute kidney injury：AKI）という新たな概念が提唱されている。AKIは，①48時間以内に血清クレアチニン値が0.3mg/dL以上上昇，②7日以内に血清クレアチニン値の基礎値から1.5倍以上に上昇，③尿量0.5mL/kg/時以下が6時間以上持続のうち1つを満たせば診断される。尿量の減少のみで判断する場合は，体液量が適正に是正された条件のもとに評価する。また、尿路閉塞・狭窄を除外する。腎機能が急激に低下する結果として，尿毒症症状，肺うっ血，体液の貯留，電解質や酸塩基平衡の異常などが出現する。その原因は多彩であり，原因の障害部位により，①腎前性，②腎性，③腎後性に大別される（表7−2）。ただし，腎前性や腎後性のものでも，治療時期が遅れて腎障害が遷延すると，腎性腎不全（尿細管壊死のみられる）に移行する。

症　状　　一般に尿量の低下がみられ，乏尿（1日尿量400mL以下）を呈することが多いが，間質性腎炎や薬物性腎障害では非乏尿性急性腎不全を呈することがある。水分やナトリウムの排泄が障害されて体内に貯留するため，浮腫，体重増加，高血圧，肺うっ血，呼吸困難，心不全などをきたす。体内老廃物の排泄ができなくなる

表7-2　急性腎不全の分類と原因

分類	病　態	原　因
腎前性	腎臓自体に異常はないが，心拍出量低下や循環血液量の減少により腎虚血が生じる	高度の心不全，ショック，大量出血，高度の脱水状態，高度のネフローゼ症候群
腎　性	・糸球体性（糸球体濾過が障害されるため） ・急性尿細管壊死（主な病理学的変化として近位尿細管の壊死がみられる） ・急性間質性腎炎（腎間質への炎症細胞浸潤と浮腫がみられる）	・急性糸球体腎炎，急速に進行するタイプの腎疾患や膠原病 ・腎毒性物質，重金属中毒，抗菌薬や抗がん剤，造影剤，異型輸血，横紋筋融解症 ・ペニシリンや非ステロイド性抗炎症薬によるアレルギー反応
腎後性	尿路の狭窄や閉塞によって尿排泄が停止し，尿路内圧が高まることで尿細管などに障害をきたす	両側性の尿管結石や尿管腫瘍，膀胱がん，前立腺肥大，神経因性膀胱

ため，尿毒症の症状を呈し，全身倦怠，食欲不振，悪心・嘔吐，腹痛などの消化器症状や意識障害・痙攣などの中枢神経症状も出現する。尿毒症物質による出血傾向がみられることもあり，口腔内や胃腸管からの出血が起こり，高度になると貧血を呈する。電解質のバランスを維持することができなくなり，高カリウム血症を呈することが多い。急激な高カリウム血症は，不整脈や心停止をきたすため注意が必要である。また，酸の排泄障害により代謝性アシドーシスとなる。

　診　断　　急性腎不全を起こしうるエピソードの有無，薬物の使用歴などから原因を推定する。尿量の減少とBUNおよび血清クレアチニン値の急速な上昇があれば，診断は明らかである。尿の浸透圧測定は腎前性腎不全と腎性腎不全の鑑別に有用である（前者で上昇し，後者では低下する）。血清カリウム濃度の上昇や血液ガス分析で代謝性アシドーシスがみられる。腎後性腎不全の鑑別には画像診断が有用であり，超音波検査やCT検査で尿路閉塞および水腎症（図7-3参照）の有無を確認する。

　治　療　　腎前性腎不全では原因の除去がまず必要で，脱水や循環血漿量減少に対して適切な輸液や輸血を行う。腎性急性腎不全では，乏尿に加えて尿毒症症状や高カリウム血症，高度のアシドーシスを呈していれば透析療法を行う必要がある。同時に体液管理のため水・塩分制限を行い，異化が亢進して低栄養状態になるため高カロリー食（経口摂取が不能なときは高カロリー輸液）とする。また，感染症に陥りやすくなるため，感染予防策に努める。尿細管壊死に陥った組織は可逆性であることが多く，数週間のあいだ透析療法を続けていると自然回復して尿が出てくる（その後，尿量が3〜5L/日に増える利尿期を経て腎機能は回復する）。一方，間質性腎炎，特に薬物性腎障害に対しては，原因薬物を中止し，副腎皮質ホルモン製剤（ステロイド）を投与して炎症を抑制する。腎後性腎不全では，尿路閉塞の原因を明らかにしたうえで，泌尿器科的処置により尿流を確保する。

4. 慢性腎臓病（chronic kidney disease：CKD）

概　念　　慢性腎臓病（CKD）は，末期腎不全にまで進行する患者をできるだけ減らすため，腎臓病の早期発見・早期治療が重要とした視点から新しく提唱された概念である。したがって，CKDという固有の疾患はなく，原因疾患は糸球体疾患，糖尿病，高血圧，膠原病，腎尿路疾患など，何であってもかまわない。表7-3の定義に当てはまるものをCKDとしている。生活習慣（エネルギー・食塩の過剰摂取，喫煙，飲酒，運動不足，ストレスなど）はCKDの発症・進展に関与している。また，メタボリックシンドロームとその構成因子である腹部肥満，血圧高値，血糖高値，脂質異常はそれぞれCKDの発症・進展に関与している。

表7-3　CKDの定義

①尿異常，画像診断，血液検査，病理診断で腎障害の存在が明らかである。特にたんぱく尿の存在が重要である。
②糸球体濾過量（GFR）が 60mL/分/1.73m^{2}未満
上記の①，②のいずれか，または両方が3か月以上持続する。

症　状　　原因疾患が多彩であり，それぞれの疾患に特徴的な症状を示す。病期が進行して腎機能障害が高度になると，原因疾患にかかわらず前述した慢性腎不全（末期には尿毒症）の症状を呈する。CKDと心血管病は危険因子が共通している。CKDでは心筋梗塞，心不全，脳卒中の発症および死亡率が高くなる（図7-2）。

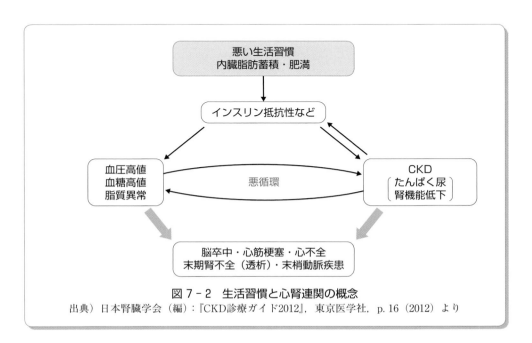

図7-2　生活習慣と心腎連関の概念
出典）日本腎臓学会（編）：『CKD診療ガイド2012』，東京医学社，p. 16（2012）より

表 7 - 4　CKDの重症度分類

原疾患	たんぱく尿区分		A1	A2	A3
糖尿病	尿アルブミン定量（mg/日） 尿アルブミン/Cr比（mg/gCr）		正常 30未満	微量アルブミン尿 30〜299	顕性アルブミン尿 300以上
高血圧 腎炎 多発性嚢胞腎 移植腎 不明 その他	尿たんぱく定量（g/日） 尿たんぱく/Cr比（g/gCr）		正常 0.15未満	軽度たんぱく尿 0.15〜0.49	高度たんぱく尿 0.50以上
GFR区分 (mL/分/ 1.73m²)	G1	正常または高値　≧90			
	G2	正常または軽度低下　60〜89			
	G3a	軽度〜中等度低下　45〜59			
	G3b	中等度〜高度低下　30〜44			
	G4	高度低下　15〜29			
	G5	末期腎不全（ESKD）　<15			

出典）日本腎臓学会（編）:『CKD診療ガイド2012』，東京医学社，p. 3（2012）より色分け部分改変。うすいグレーが最もリスクの低い状態で，グレー，ピンク，赤となるほど末期腎不全や死亡などのリスクが高くなる。
（原典では，緑，黄，オレンジ，赤の順の色分けで示されている）

診　断　尿異常とはたんぱく尿および血尿である。たんぱく尿の存在が最も重要であるが，微量アルブミン尿が検出される場合もこれに含める。血尿は尿潜血反応で検出し，それが陽性の場合は尿沈渣にて赤血球の存在を確認する（赤血球の形態や円柱などから，糸球体由来の血尿かどうかを判定する）。画像診断による異常には，片腎である場合や多発性嚢胞腎などが該当する。腎生検による病理診断がついている場合は，診断は明らかである。CKDの重症度は原因疾患，腎機能（糸球体濾過量，GFR区分），たんぱく尿区分（尿アルブミンまたは尿たんぱく）による分類で評価される（表7-4）。日常診療のGFRは，血清クレアチニン値と年齢・性により推算式（推算GFR）から求める。CKDの重症度分類は，原因，GFR区分，たんぱく尿区分を組み合わせたステージを色分けしてリスクを示している。

治　療　CKDの治療目的は，末期腎不全と心血管病の発症・進展の抑制である。そのためには生活習慣の改善を図り，ステージに応じた適切な食事指導，血圧管理，血糖管理，脂質管理，貧血管理，骨・ミネラル対策などを行う。球形吸着炭*は尿毒症症状の軽減に使用する。最終的には透析導入を行うことになる。

　　＊**球形吸着炭**：特殊な活性炭であり，内服することで尿毒症物質を含むさまざまな物質を吸着し，便として排泄する。

5. 糖尿病性腎症

概　念　糖尿病患者において糖尿病網膜症, 糖尿病性神経障害と並ぶ三大合併症の一つであり, 高血糖の持続による細小血管症で起こる。糖尿病患者の増加と高齢化に伴い, 近年では糖尿病性腎症が透析導入の原因疾患の第1位となっている。

症　状　糖尿病性腎症の経過は, 腎症前期から透析療法期までの5期に分けられている（表7-5）。血糖コントロールの不良が続くと糖尿病の発症後10〜15年で腎症の初期症状（はじめは微量アルブミン尿）が出現し, そのあと顕性アルブミン尿（時にネフローゼ症候群を呈する高度のたんぱく尿）に移行し, 高血圧, 浮腫, 腎機能障害などが加わり, 最終的に末期腎不全に至る。慢性糸球体腎炎など他の原因による慢性腎不全と比べて体液が貯留しやすく, 高度の浮腫や心不全を合併して, 早い段階から透析導入になることが多い。

診　断　早期腎症の検出には微量アルブミン尿の検査が必要である。腎症が進行すると, たんぱく尿, 腎機能検査などで臨床診断をつける。このとき, 糖尿病網膜症の存在は診断の参考になる。糖尿病性腎症でも血尿はみられるが, 血尿の程度が高度な場合や, たんぱく尿や腎障害の程度に比較して糖尿病罹病期間が極端に短いケースでは, 他の腎疾患の偶発合併も考慮される。そのようなケースでは, 施行可能であれば腎生検が確定診断に役立つ。

表 7-5　糖尿病性腎症の病期分類

病　期	病期の名称	たんぱく尿	糸球体濾過量[*1] (mL/分/1.73m^2)	提唱される治療
第 1 期	腎症前期	正常	30以上	血糖管理, 降圧治療, 脂質管理, 禁煙
第 2 期	早期腎症期	微量アルブミン尿	30以上	血糖管理, 降圧治療, 脂質管理, 禁煙, ほか[*2]
第 3 期	顕性腎症期	顕性アルブミン尿あるいは持続性たんぱく尿	30以上	血糖管理, 降圧治療, 脂質管理, 禁煙, たんぱく質制限食
第 4 期	腎不全期	問わない（GFR30mL/分/1.73m^{2}未満の症例は, 尿アルブミン値, 尿たんぱく値にかかわらず腎不全期とする）	30未満	血糖管理, 降圧治療, 脂質管理, 禁煙, 低たんぱく質食, 貧血治療
第 5 期	透析療法期	（透析療法中）	（透析療法中）	血糖管理, 降圧治療, 脂質管理, 禁煙, 透析療法または腎移植, 水分制限

*1　臨床的には推算糸球体濾過量（eGFR）で代用する。
*2　たんぱく質の過剰摂取は好ましくない。

治　療　　糖尿病の血糖コントロールと血圧管理が重要である。中等度の腎症までは経口糖尿病薬の使用が可能であるが，腎機能障害例には原則としてインスリン療法を行う。腎機能障害のさらなる進行に伴い，インスリン需要量が減ってくるので，低血糖の出現に注意しながらインスリンの投与量を調節する必要がある。血圧管理目標は，診察室血圧を130/80mmHg未満，家庭血圧を125/75mmHg未満とする。糸球体高血圧を改善する作用を有するアンジオテンシン変換酵素（ACE）阻害薬またはアンジオテンシンⅡ受容体拮抗薬（ARB）が第1選択薬とされる。食事療法については，早期腎症までは糖尿病食を基本としたうえでたんぱく質の過剰摂取を控え，顕性腎症以降では病期に応じてたんぱく質制限食（または低たんぱく質食），食塩摂取量制限，カリウム制限，水分の適宜制限を加える。

6.　慢性腎不全

概　念　　腎機能が長期間にわたって不可逆的に低下し，体内老廃物の排泄や電解質バランスの維持ができなくなった状態のことで，最終的に末期腎不全に至って尿毒症を呈する。原因は種々の原発性腎疾患，続発性腎疾患による。透析療法に導入される原因として多いものは，糖尿病性腎症，慢性糸球体腎炎，腎硬化症，多発性囊胞腎（図7-3参照），慢性腎盂腎炎などである。

症　状　　尿量は末期腎不全に至るまで減少しないことが多く，むしろそれ以前には多尿である。腎機能の廃絶により，種々の合併症状が現れる（表7-6）。最終的には「尿毒症」となり，全身倦怠，食欲不振，悪心・嘔吐，腹痛などの消化器症状，意識障害や痙攣などの中枢神経症状，心不全や肺水腫，尿毒症物質による出血傾向や尿毒症性心膜炎などが出現する。

診　断　　基礎疾患の有無，臨床的な経過，尿検査（たんぱく尿，血尿），腎機能検査（BUN，血清クレアチニン値，クレアチニンクリアランス値），血清電解質および血液ガス分析（代謝性アシドーシスの確認），画像診断（超音波検査やCT検査）により総合的

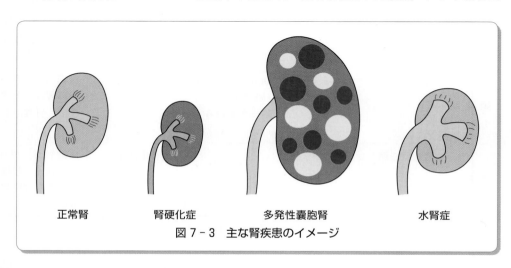

正常腎　　　　腎硬化症　　　　多発性囊胞腎　　　　水腎症

図 7 - 3　主な腎疾患のイメージ

表7-6 慢性腎不全に伴う病態と症状

腎機能廃絶による障害	病　態	症　状
老廃物の排泄障害	尿毒症物質の蓄積	尿毒症の症状
水の排泄障害	体液貯留	浮腫，肺水腫，高血圧
酸の排泄障害	硫酸，リン酸など不揮発性の酸が蓄積	代謝性アシドーシス
電解質の調節障害	・機能ネフロンの減少 ・体液過剰による希釈 ・糸球体濾過量低下によるリン排泄低下	・高カリウム血症 ・低ナトリウム血症 ・高リン血症
ビタミンDの活性化障害	腸管からのカルシウム吸収障害→二次性副甲状腺亢進症	低カルシウム血症，腎性骨異栄養症→異所性カルシウム沈着（高カルシウム・高リン血症）
エリスロポエチンの産生低下	赤血球の造血障害	腎性貧血
レニン分泌異常	アンジオテンシン系促進	高血圧

に診断する。尿沈渣ではろう様円柱がみられる。末梢血検査では，腎性貧血を反映して正球性正色素性貧血が認められ，尿毒症による血小板減少もみられることがある。画像診断では原因疾患によらず腎臓の萎縮（いしゅく）をみることが多いが，多発性嚢胞腎では両側の腎腫大が認められる（触診により腹壁上から巨大な腎臓を触れることができる）。

治　療　末期腎不全への進行をできるだけ遅延させるため，適切な食事療法と血圧管理を行う。食事は病期の進行に応じたたんぱく質制限食とし，高血圧があれば減塩6g未満とする。高カリウム血症があれば，カリウム制限（生野菜や果物の制限）を加え，それでも改善しない場合は陽イオン交換樹脂製剤を経口投与（緊急時は腸管へ注入）する。降圧療法としては，レニン・アンジオテンシン・アルドステロン系阻害薬がよいが，腎不全の進行とともに体液貯留が顕著となるので利尿薬も使用される。腎性貧血に対してはエリスロポエチン製剤を投与する。

　慢性腎不全の進行に伴って腎臓でのビタミンD活性化障害が起こり，腸管からのカルシウム吸収が低下，低カルシウム血症になる。血中カルシウム濃度の変化は上皮小体（副甲状腺）のカルシウムセンサーで感知され，副甲状腺ホルモン（PTH）が分泌される。PTHは骨からカルシウム溶出を促進，腎臓でのカルシウム再吸収を促進，ビタミンDの活性化を促進し，血中カルシウム濃度を上げるように働く（図7-4）。また，腎機能の廃絶とともにリンの排泄障害が起こり，血中リン濃度は上昇する。慢性腎不全時におけるカルシウム・リン代謝異常に対して活性型ビタミンD製剤やリン吸着剤が用いられる。尿毒素を腸管内で吸着して体外へ排泄させる球形吸着炭は，尿

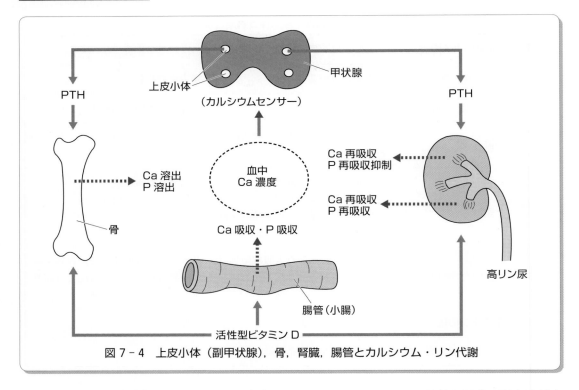

PTH

上皮小体

（カルシウムセンサー）

甲状腺

PTH

Ca 溶出
P 溶出

血中
Ca 濃度

Ca 再吸収
P 再吸収抑制

骨

Ca 吸収・P 吸収

Ca 再吸収
P 再吸収

高リン尿

腸管（小腸）

活性型ビタミンD

図 7 - 4　上皮小体（副甲状腺），骨，腎臓，腸管とカルシウム・リン代謝

毒症症状の軽減のための対症療法として使用される。なお，過激な運動は腎血流量を低下させることから避けなければならないが，健康維持のための適度な運動は問題ないと考えられている。尿毒症症状が高度となり，あるいは体液過剰が管理できなくなった状態（心不全，肺水腫，尿毒症性心膜炎など）においては，透析療法に移行する。

7. 尿 路 結 石

【概　念】　　尿中に排泄された塩分などが結晶化して結石を形成し，尿路を傷害するものである。その部位によって，上部尿路結石（腎結石，尿管結石）と下部尿路結石（膀胱結石，尿道結石）に分けられる（図 7-5）。

結石の性状により表 7-7 のような種類があり，それぞれ特徴を有している。

【症　状】

①　上部尿路結石　　尿管の生理的狭窄部位（①腎盂尿管移行部，②総腸骨動静脈と尿管との交差部，③尿管膀胱移行部）に結石がひっかかりやすく，突然の背部痛・腰痛・側腹部痛が出現する。結石により尿路の粘膜が傷害され，血尿を認める。結石が小さいものは尿流とともに自然に排出されるが，大きなものは尿路を閉塞して水腎症をきたす。

②　下部尿路結石　　膀胱結石は痛みをきたすことは少ないが，膀胱粘膜刺激による膀胱炎症状や尿混濁を伴う。尿道へ結石が排出され，通過するときには痛みや血尿を生じる。

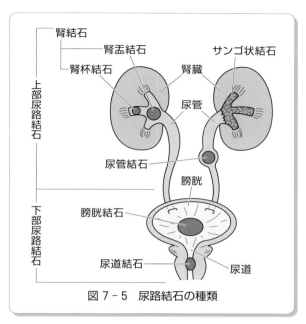

腎結石
腎盂結石
腎杯結石
サンゴ状結石
腎臓
尿管
上部尿路結石
尿管結石
膀胱
膀胱結石
下部尿路結石
尿道結石
尿道

図7-5　尿路結石の種類

診　断　　結石に伴う特有の痛みと血尿（顕微鏡的血尿が多い）で疑われ，X線単純撮影で結石像を確認する。ただし，尿酸結石とシスチン結石はX線では写らない。腎結石は，腎臓の超音波検査で検出できる。

治　療　　疼痛発作時には消炎鎮痛薬を用い，水分を十分に摂取（あるいは輸液）して尿量を増やすことで結石の自然排出を促す。結石が大きく，排出されない場合は，泌尿器科的に砕石（摘出）するか，体外から衝撃波によって破砕する。

表7-7　尿路結石の成分

種　類	背　景	頻　度
カルシウム結石*	食生活の欧米化，尿中シュウ酸の増加，尿細管性アシドーシス，副甲状腺機能亢進症	約80%
リン酸マグネシウム・アンモニウム結石	尿路感染，サンゴ状結石，アルカリ性尿	7%
尿　酸　結　石	痛風（高尿酸血症），酸性尿	5%（4～9%）
シスチン結石	遺伝性のシスチン尿症	まれ

＊シュウ酸カルシウム結石が多いが，リン酸カルシウム結石もみられる。

8.　血液透析，腹膜透析

　　慢性腎不全が進行して末期腎不全となり，尿毒症が出現すると透析療法を導入することになる。末期腎不全に対する透析療法には，大きく分けて血液透析と腹膜透析がある。原疾患の病態や合併症の有無，患者の年齢や自己管理能力，本人の希望などから，どちらかを選択する。一方，急性腎不全では，乏尿や尿毒症のみられる期間に血液透析を行って，腎機能の回復を待ち，利尿期となったら血液透析を離脱できる。

8.1　血液透析（hemodialysis：HD）
概　念　　血液を体外回路からダイアライザー（濾過装置）で浄化し，再び体内

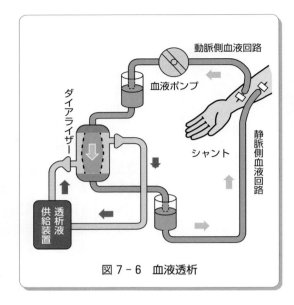

図 7-6　血液透析

へ返す方法である。健常な腎臓に代わって，体内に蓄積した老廃物を取り除き，電解質のバランスを是正し，貯留した水分を除去する。

方　法　　手術で前腕部に動脈と静脈とを吻合した内シャントを作成し，そこから血液を体外回路へ取り出してダイアライザーで浄化し，再び静脈側の血管へ返す。ダイアライザーは透析膜からできた細管の束状構造で，細管内を流れる血液と細管外を灌流する透析液との間で物質の交換を行う（図7-6）。血液透析によって腎機能を代行するには，1回4時間，週3回程度行わなければならない。

適　応　　血液透析か腹膜透析かの選択に絶対的な適応や禁忌はないが，高度の血管障害で内シャントを造設できない症例，血圧や心機能が血液の体外循環に耐えられない症例は血液透析に向かない。両方の利点・欠点を考え，本人の希望も配慮して決定する。

合併症と予後　　血液透析に関連のある合併症として，急速な水分除去による血圧低下や，尿毒素の脳内残留による不均衡症候群（頭痛，悪心・嘔吐など）がみられる。長期透析合併症には，腎性貧血，二次性副甲状腺機能亢進症による骨からのカルシウム溶出や病的骨折，透析アミロイドーシス*，動脈硬化の進展（心血管病の発症），萎縮腎に後天的な腎囊胞の多発，などがある。血液透析患者の死因として心不全と感染症（免疫機能低下）が多い。腎臓がんが後天的腎囊胞から発生することもある。

　　＊**透析アミロイドーシス**：長期透析患者に起こる合併症であり，透析で除去困難なβ_2ミクログロブリンが線維化を起こし骨や関節に沈着するもの。手首の腱に沈着すると手根管症候群を生じ，神経を圧迫して激しい痛み，手指の変形，運動障害などをきたす。

8. 2　腹膜透析（peritoneal dialysis：PD）

概　念　　血液透析における透析膜の代わりに生体の腹膜を利用して行う浄化法である。腹腔内に透析液を一定時間貯留させ，腹膜を介して老廃物や電解質の拡散，水の濾過（浸透圧差による）を行う。

方　法　　持続的携行式腹膜透析（CAPD）という方法が最も多く使用されている。あらかじめ手術により腹腔内にPDカテーテルを留置しておく必要がある。PDカテーテルを通して透析液を腹腔内に注入し，数時間貯留させたのち，排液する。透析液の貯留・交換は1日4回程度行われる。交換は自宅で行うことができるため，通

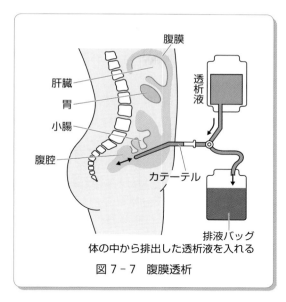

図7-7　腹膜透析

腹膜

肝臓
胃
小腸
腹腔

透析液

カテーテル

排液バッグ
体の中から排出した透析液を入れる

院は月に1〜2回ですみ，日常生活での制約が少なくなる（図7-7）。

適　応　血液透析の不向きな症例（内シャントの血管障害や血圧低下など循環動態が不安定なもの）はよい適応となる。何より，自己管理能力の高いことが要求される。開腹手術後の腹膜癒着例や腹膜機能の劣化したものは適さない。

合併症と予後　腹膜透析の合併症として，腹膜炎とカテーテル感染があげられる。生体の腹膜は透析を繰り返すうちに劣化していき，8年以上経過すると重篤な被嚢性腹膜硬化症*を起こす危険性が高くなる。定期的に腹膜機能試験で評価し，適切な時期に腹膜透析から血液透析に移行する。

> ＊**被嚢性腹膜硬化症**：腹膜透析時の重篤な合併症。劣化した腹膜により腸管同士が癒着し，硬く肥厚した被膜に覆われる。腸管を締めつけて腸閉塞症状を起こす。

9.　アシドーシス，アルカローシス

9.1　酸塩基平衡

　生体の営みにより，糖質および脂質が代謝されて産生される二酸化炭素（CO_2）は，血液中で弱酸である炭酸となり（$CO_2 + H_2O \Leftrightarrow H_2CO_3$），最終的に肺から$CO_2$として呼出される。一方，たんぱく質（アミノ酸）は代謝されて硫酸やリン酸を産生するが，これらは不揮発性であるため水に溶解して腎臓から排泄しなければならない。血液中に酸（水素イオンH^+）が負荷されると，酸を他の分子に吸収させて体液のpHをできるだけ正常範囲に維持させる必要がある（緩衝作用）。主な緩衝系は重炭酸イオン（HCO_3^-）によるもので，水素イオンを結合させて酸としての性質を弱める（$H^+ + HCO_3^- \Leftrightarrow H_2CO_3$）。このように動脈血のpHは，主に二酸化炭素分圧と重炭酸イオン濃度によって決定され，通常7.35〜7.45の狭い範囲に維持されている。

9.2　アシドーシス

　動脈血pHを酸性側に傾ける「アシドーシス」には，水素イオンの負荷または排泄障害あるいは重炭酸イオンの減少によって起こる代謝性アシドーシスと，二酸化炭素分圧の上昇によって起こる呼吸性アシドーシスがある。アシデミア（動脈血pH<7.35）に傾き，一次性変化としてHCO_3^-<24mEq/Lのものは代謝性アシドーシス，PCO_2>40mmHgのものは呼吸性アシドーシスと考える。ただし，生体にはpHの変化をでき

るだけ少なくしようとする代償変化が起こるので，前者にはPCO_2を下げようとする呼吸性代償作用，後者にはHCO_3^-を上げようとする腎性代償作用が働く。呼吸性の代償作用は速やかに起こるが，腎性の代償作用発現には半日〜１日かかる。代謝性アシドーシスは，急性・慢性腎不全（尿毒症性アシドーシス），糖尿病ケトアシドーシス（ケトン体・ケト酸の蓄積），乳酸アシドーシス（ショック状態など），大量の下痢（重炭酸イオンを含む腸液の喪失），尿細管性アシドーシス*などでみられる。呼吸性アシドーシスは，重症の肺疾患（肺胞低換気），呼吸中枢の抑制，神経筋疾患で呼吸筋の異常を伴う場合などにみられる。

> **＊尿細管性アシドーシス**：アシドーシスをきたす基礎疾患がなく，尿細管の機能障害によるもの。近位尿細管で重炭酸イオンの再吸収が障害されるタイプと，遠位尿細管で酸排泄が障害されるタイプとがある。

9．3　アルカローシス

　動脈血pHをアルカリ性側に傾ける「アルカローシス」には，酸（水素イオンH^+）の喪失あるいは重炭酸イオンの増加によって起こる代謝性アルカローシスと，二酸化炭素分圧の低下によって起こる呼吸性アルカローシスがある。アルカレミア（動脈血pH>7.45）に傾き，一次性変化としてHCO_3^->24mEq/L のものは代謝性アルカローシス，PCO_2<40mmHgのものは呼吸性アルカローシスと考える。同様に代償作用が働き，前者ではPCO_2を上げる呼吸性代償作用，後者ではHCO_3^-を下げる腎性代償作用が起こる。代謝性アルカローシスは，大量に胃液を嘔吐したとき（塩酸の喪失），アルドステロンの作用過剰（カリウムと水素イオンH^+の排泄増加），重炭酸イオンの大量投与などでみられる。呼吸性アルカローシスの代表的疾患は過換気症候群である。

第 8 章

内分泌系疾患

　内分泌系の異常は，亢進症と低下症ならびに腫瘍として現れる。亢進症は内分泌腺の過形成，腺腫，がんによる特定のホルモンの分泌亢進や異所性ホルモン産生腫瘍，受容体の感受性の低下による不応症，受容体刺激抗体の存在により起こり，個々のホルモンの生理作用に基づき特徴的な症候を呈する。腺腫の場合，外科的摘出により治療が可能であり的確な病因診断と局在診断が必要である。代表的なホルモンの名称と略称を表8-1に示す。

　低下症は，内分泌腺の病変による分泌低下（原発性），下垂体の機能低下（二次性），視床下部の機能低下（三次性）に分けることがある。原発性の機能低下は，自己免疫機序による腺の破壊・萎縮，ホルモン欠損，ホルモンの構造異常などで起こるが，標的細胞側の問題（阻害抗体の存在，受容体の異常，受容体以降の異常）なども存在し診断が困難の場合がある。インスリン，コルチゾール，サイロキシンの分泌低下は生命の危機をもたらすが，それ以外のホルモンでは低下症の症候が見過ごされることが多い。

　内分泌系疾患は特徴的な症候，血中ホルモン基礎値，日内変動のパターン，尿中ホルモン排泄量により機能亢進か機能低下を疑い，機能亢進症では抑制試験，機能低下症では刺激試験を行う。さらに，CT，MRI，超音波検査，シンチグラフィー，ならびに手術の適応があれば，血管内サンプリング（下垂体門脈，副腎静脈）などで病変の局在を明らかにする（表8-2）。

表 8 - 1　代表的なホルモンとその略称

CRH	副腎皮質刺激ホルモン放出ホルモン	ACTH	副腎皮質刺激ホルモン
TRH	甲状腺刺激ホルモン放出ホルモン	TSH	甲状腺刺激ホルモン
GHRH	成長ホルモン放出ホルモン	GH	成長ホルモン
LHRH	黄体形成ホルモン放出ホルモン	LH	黄体形成ホルモン
FSH	卵胞刺激ホルモン	PRL	プロラクチン
PTH	副甲状腺ホルモン	ADH	抗利尿ホルモン

表 8 - 2　内分泌系疾患

	関連するホルモン	病態	疾患	病因・病理	症候	臨床検査
視床下部	抗利尿ホルモン（ADH, バソプレシン）	（相対的）分泌過剰	ADH不適合分泌症候群（SIADH）	中枢神経の異常（外傷，脳炎），呼吸器疾患，薬剤の副作用，ADH産生腫瘍	意識障害，痙攣，浮腫・脱水は認めない	低Na血症，血漿浸透圧低下，抗利尿ホルモン相対的高値
		分泌低下	中枢性尿崩症	視床下部腫瘍，下垂体炎	口渇，多飲，多尿	低張尿，ピトレシン負荷試験
下垂体	ACTH	分泌過剰	クッシング病	ACTH産生腺腫	円形顔貌，中心性肥満，高血圧，耐糖能異常	コルチゾール高値，デキサメタゾン抑制試験
	GH	分泌過剰	巨人症・先端肥大症	GH産生腺腫	顔貌の変化，発汗過多，手足の容積増大，巨大舌	IGF-1，血清P高値，GH分泌抑制試験
		分泌低下	下垂体性小人症	頭蓋咽頭腫，下垂体茎断裂，Pit-1異常症	低身長	IGF-1低値，GH分泌刺激試験
	プロラクチン	分泌過剰	プロラクチノーマ	PRL産生線種	乳汁漏出，乳腺肥大，無月経	分泌抑制試験（ドパミン，L-DOPA）
甲状腺	サイロキシンT4，トリヨードサイロニンT3	分泌過剰	バセドウ病	TSH受容体刺激抗体による甲状腺濾胞の肥大，眼窩内脂肪組織の炎症	眼球突出，甲状腺腫，手指振戦，発汗，頻脈	TSH測定感度以下，TSH受容体抗体陽性
			プランマー病	機能性結節性甲状腺腫	甲状腺結節，頻脈，発汗，手指振戦	TSH測定感度以下，甲状腺シンチ, エコー
			亜急性甲状腺炎	リンパ球の浸潤，多核巨細胞，肉芽腫，甲状腺濾胞の萎縮，破壊	発熱，頻脈，発汗，手指振戦	TSH測定感度以下，サイログロブリン高値
		分泌低下	橋本病	リンパ球の浸潤，リンパ濾胞，甲状腺濾胞の破壊	徐脈，発汗低下，肥満	サイロイド・マイクロゾームテスト，サイログロブリン高値，TSH高値
	カルシトニン	分泌過剰	甲状腺髄様がん	間質C細胞の腫瘍性増殖	甲状腺腫，低Ca血症は認めず	腫瘍マーカーCEA高値，褐色細胞腫などの検索が必要
副甲状腺	PTH	分泌過剰	原発性副甲状腺機能亢進症	原発性は副甲状腺腺腫	脱力，易疲労性，筋痛，意識障害，腎不全	高Ca血症，低リン血症，活性型ビタミンD高値
			続発性副甲状腺機能亢進症	副甲状腺主細胞の過形成，線維性骨炎，骨軟化症	長期透析患者では骨・関節痛，異所性石灰化	血清Ca値は正常あるいは軽度低値

表 8 - 2（つづき）

	関連するホルモン	病態	疾患	病因・病理	症候	臨床検査
副甲状腺	PTH	分泌過剰	偽性副甲状腺機能低下症	PTH受容体機構の異常	テタニー，痙攣発作，大脳基底核石灰化	低Ca血症，高リン血症，Ellsworth-Howard試験
		分泌低下	特発性副甲状腺機能低下症	自己免疫機序による副甲状腺炎（Ca感知受容体に対する自己抗体）		低Ca血症，高リン血症
副腎	コルチゾール	分泌過剰	クッシング症候群	副腎皮質過形成，腺腫，がん	円形顔貌，中心性肥満，高血圧，耐糖能異常	デキサメタゾン抑制試験：8mgで抑制されず
		分泌低下	特発性アジソン病	自己免疫機序によるリンパ球浸潤と破壊	低血圧，全身倦怠，意識障害，皮膚色素沈着	ACTH高値，低Na血症，高カリウム血症，低血糖，ACTH刺激試験
	アルドステロン	分泌過剰	原発性アルドステロン症	副腎皮質腺腫	高血圧，浮腫は認めない	血漿レニン活性低値，低K血症
			続発性アルドステロン症	下剤，利尿薬の乱用，ネフローゼ，肝硬変，心不全など	血圧はほぼ正常，浮腫	血漿レニン活性高値，低K血症
	カテコールアミン	分泌過剰	褐色細胞腫	副腎髄質のカテコールアミン産生腫瘍，傍神経節腫	頭痛，発作性高血圧，発汗過多，頻脈，代謝亢進	高血糖，メタネフリン，ノルメタネフリン高値
膵ランゲルハンス島	インスリン	分泌過剰	インスリノーマ	膵ラ島β細胞腫瘍	低血糖，肥満	絶食試験
	グルカゴン	分泌過剰	グルカゴノーマ	膵ラ島α細胞腫瘍	高血糖，壊死性紅斑	低アミノ酸血症
	ガストリン	分泌過剰	Zollinger-Ellison症候群	膵ガストリン産生腫瘍	胃酸分泌亢進，胃潰瘍	セクレチン負荷試験
	VIP	分泌過剰	WDHA症候群	膵VIP産生腫瘍	水様下痢，胃無酸症	低K血症，高血糖

＊VIP：血管作動性腸管ペプチド

1. 甲状腺機能亢進症・甲状腺中毒症

概　念　甲状腺機能亢進症・中毒症とは，甲状腺ホルモンの高値により代謝亢進の諸症状（頻脈，発汗，体温上昇，体重減少，精神症状）をきたした状態である。甲状腺機能亢進症と甲状腺中毒症は互いに同じような意味で使われることが多いが，甲状腺機能亢進症とは，甲状腺で過剰に甲状腺ホルモンを合成・分泌している状態（甲状腺の機能が亢進していること）で，一方，甲状腺中毒症とは，血中甲状腺ホルモン値が高い状態（甲状腺ホルモンの過剰や甲状腺炎を含む）である。したがって，甲状腺中毒症

の範疇のなかに甲状腺機能亢進症が含まれるが，日常臨床では甲状腺中毒症は甲状腺機能亢進症として記述されることが多い。

成　因　亢進症としては，甲状腺刺激ホルモン（TSH）受容体刺激抗体（バセドウ病），機能性結節性甲状腺腺腫（プランマー病），TSH産生下垂体腺腫，下垂体性TSH分泌異常症などがある。バセドウ病（英語圏ではGraves病）は25〜35歳の女性に好発する（男女比は1：4）。中毒症としては，甲状腺濾胞の破壊によるサイロキシンの血中への漏出（亜急性甲状腺炎，無痛性甲状腺炎），やせ薬としてサイロキシンの過剰投与，などがある。

病態・症候　サイロキシンの過剰は交感神経緊張・代謝亢進（頻脈，動悸，発汗，体温上昇，手指の振戦）を呈し，食欲亢進（若年者ではよく食べるが太らないのが特徴），食後の高血糖，下痢，精神症状（イライラ，不眠）などの多彩な症状を呈する。バセドウ病では，メルゼブルク三徴（①甲状腺腫，②眼球突出，③頻脈）が典型例では認められる。サイロキシンはLDL受容体遺伝子の発現を高め，血中コレステロール低値となる。東洋人男性患者の10%に周期性四肢麻痺を合併する。

心血管系の異常が特に強く現れ，心房細動，頻脈，うっ血性心不全，体温上昇，嘔吐，下痢，せん妄などの精神症状を呈する場合，甲状腺クリーゼ（thyroid storm）と呼び，早期診断，早期治療が必要である。

診　断　甲状腺ホルモン（サイロキシン：T_4，トリヨードサイロニン：T_3）の高値に加えTSHが高値であれば，視床下部・下垂体性，一方，TSHが低値（測定感度以下）であれば原発性機能亢進あるいは甲状腺中毒症を考える。TSH受容体抗体が陽性であればバセドウ病，陰性であれば甲状腺エコー，甲状腺シンチグラムなどの画像検査で結節の有無を確認する。また血清サイログロブリンが高値であれば甲状腺濾胞の破壊の存在が示唆され，亜急性甲状腺炎，無痛性甲状腺炎などが示唆される。

治　療　甲状腺機能亢進症は，抗甲状腺薬や放射性ヨード治療，あるいは甲状腺亜全摘術によって治療される。治療法の選択は機能亢進症の種類や患者の性・年齢（妊娠の希望の有無），甲状腺腫のサイズ，ほかに病気の合併の有無によって決まる。

2.　甲状腺機能低下症

概　念　視床下部や下垂体の疾患，標的組織の甲状腺ホルモン不応性，ならびに甲状腺でのサイロキシンの合成・分泌の障害により，永続性あるいは一過性の甲状腺ホルモンの作用不足により多彩な症状を示す病態である。男女比は1：5〜10で50〜60歳女性に多い。

成因・病型

甲状腺機能低下症は以下に分けられる。

・原発性機能低下症：自己免疫性甲状腺炎（橋本病），TSH受容体阻害抗体
・二次性機能低下症：下垂体機能低下によるTSH分泌低下（TSH欠損症）
・三次性機能低下症：視床下部障害によるTRH分泌低下

・医原性：バセドウ病の治療後（手術, 放射性ヨード）の機能低下

　　リンパ球の浸潤を伴う慢性の甲状腺炎は橋本病として知られ甲状腺機能低下症全体の90％を占め, 甲状腺ペルオキシダーゼやサイログロブリンに対する自己抗体が検出される。二次性, 三次性の甲状腺機能低下症は全体の5％以下である。新生児期から慢性の甲状腺ホルモン不足を示すものを, クレチン症と呼びマススクリーニングにより出生1万人あたり1〜2人の割合でみられている。

病態・症候　　甲状腺ホルモンは, ほぼ全身の臓器を標的臓器とするため全身にわたる多彩な症状を呈する。代謝の低下は, 皮膚の乾燥・粗雑化, 脱毛, 徐脈, 低体温, 肥満, 浮腫, 深部腱反射の弛緩時間遅延, 便秘, 記銘力低下・うつ状態などをきたし, 組織間質へのムコ多糖類（グリコサミノグリカン）の沈着は, 粘液水腫（浮腫状であるが圧痕を残さない）, 心不全, 心膜液貯留, 舌の肥厚, 嗄声, 体重増加を呈する。橋本病のように機能低下が緩徐に進行した場合は自覚症状が乏しく単なる加齢や認知症との鑑別が困難であることが多い。重篤な場合, 低体温, 意識障害, 呼吸性アシドーシスを伴い, 粘液水腫性昏睡（myxedema coma）と称される。

検査　　軽度の貧血やクレアチンキナーゼ（CK）濃度の増加, 総コレステロール値およびLDLコレステロール値の増加とHDLコレステロール値の減少などの脂質代謝異常を認める。水排泄障害による低ナトリウム血症をきたす場合もある。

診断　　甲状腺機能低下状態は特徴的な症候があれば, 血中サイロキシン, トリヨードサイロニンの低値の確認で診断可能である。加えて血中TSHの著明な上昇を認めれば原発性の甲状腺機能低下症と考えられ, 各種自己抗体（抗サイログロブリン抗体, 抗甲状腺ペルオキシダーゼ抗体, TSH受容体阻害抗体など）と甲状腺の超音波検査でびまん性の病変を確認すると慢性甲状腺炎（橋本病）と診断できる。橋本病ではリンパ球・形質細胞の浸潤による甲状腺濾胞の破壊像が特徴的である。

治療　　一過性甲状腺機能低下症を除き, 甲状腺機能低下症の治療は生涯にわたるものとなる。通常T_4製剤（レボチロキシン）が選択されるが, これは末梢組織でトリヨードサイロニンへの転換が適切に調整されるためである。冠動脈性心疾患の合併がある場合, 補充療法により代謝が亢進すると心不全を発症することもあり, 少量より開始するのが原則である。補充治療のモニターはFT_4ではなく, 血清TSHを指標とする。下垂体機能低下症やアジソン病を合併する場合はコルチゾールの補充を優先して行う。これは, サイロキシンが11β-ヒドロキシステロイド脱水素酵素作用を促進しコルチゾールのコルチゾンへの代謝を亢進させコルチゾール不足をきたすため副腎不全となるからである。

3. 原発性アルドステロン症

概念　　1955年, Connにより最初に記載された疾患で, 副腎から自律的なアルドステロンの過剰産生が起こり, その結果, 高血圧を呈する。高血圧患者の0.5〜5％程度を占める。

| 成　因 | アルドステロン産生腺腫（aldosterone-producing adenoma：APA）と，副腎過形成による特発性アルドステロン症（idiopathic hyperaldosteronism：IHA）などがある。

| 病態・症候 | 典型例では血中アルドステロンが高値となり，水，ナトリウムの体内貯留により高血圧，尿中へのカリウム排泄増加により低カリウム血症，代謝性アルカローシスとなる。低カリウム血症により四肢筋力低下などの筋症状をきたす。血漿レニンはフィードバックにより分泌が抑制され低値となる。食塩バランスや薬物の影響により初診時に必ずしも低カリウム血症を示さない症例も多い。

| 診　断 | 低レニン・高アルドステロン血症が特徴である。腺腫が 5 mm 以下であることも多く，CT，MRI などの画像検査では局在が確定しないことが多い，手術を前提とする症例では，ACTH 負荷副腎静脈サンプリング検査が必須である。

　　下剤や利尿薬の長期投与によりレニン・アンジオテンシン系が活性化され血中アルドステロンが高値となり，低カリウム血症をきたした場合を，続発性アルドステロン血症と呼ぶ。この場合，高血圧は認めない。最近，11 β -水酸化酵素（CYP11B 1 ）とアルドステロン合成酵素（CYP11B 2 ）のキメラ遺伝子が原因の常染色体優生遺伝の糖質コルチコイド奏効性アルドステロン症が見出され，家族性の高アルドステロン血症を伴う高血圧では鑑別が必要である。

| 治　療 | 手術を希望する場合は，片側副腎病変か否かを確定し，副腎摘出術を行う。両側副腎病変と判定された場合や全身状態から手術不能例では抗アルドステロン薬（スピロノラクトン）と降圧薬による薬物療法を行う。

4. 褐色細胞腫

| 概　念 | 副腎髄質に発生するホルモン産生腫瘍でカテコールアミン（アドレナリン，ノルアドレナリン，ドパミン）の過剰分泌により突発的な高血圧，頻脈，発汗，耐糖能異常を呈する。高血圧患者の1,000人に 1 人が本症の可能性がある。男女差はなく，10歳から80歳までのあらゆる年齢層に発生する。

| 病　因 | 神経提由来のクロム親和性細胞*が腫瘍化したものであり，副腎髄質以外にも傍神経節や頸動脈小体等にも発生する。別名10％腫瘍とも呼ばれ，両側性，副腎外，悪性，小児，家族内に発生するものが10％を占める。

| 病態・症候 | 腫瘍よりのカテコールアミンの過剰分泌に基づく発作性の高血圧と頻脈が特徴であるが，半数は持続性である。頻脈，発汗，過呼吸，頭痛，悪心・嘔吐，呼吸困難などの多彩な症状が発作性に生じる。非発作時には高血圧以外の症状は通常認めない。肝臓からの糖の放出の増加によって高血糖状態，慢性的な脱水状態を伴う。

| 診　断 | 家族歴や特徴的な症候より本症を疑い，超音波，CT，MRI などの局在診断と尿中アドレナリンまたはノルアドレナリンの高値，尿中メタネフリンまたはノルメタネフリンの高値などのカテコールアミンの過剰分泌を証明することにより診

断される。

| 治　療 | 治療の第1選択は腫瘍摘出術である。手術不能例では，対症的に薬物療法を行う。

＊**クロム親和性細胞**：細胞内に重クロム酸カリウム（$K_2Cr_2O_7$）により褐色調に染色されるクロマフィン顆粒を有する細胞で，副腎髄質や胃腸において認められる。これらの細胞は，胚発生において神経管と外胚葉上皮との間に位置する神経堤に由来する。

5. クッシング病・症候群

| 概　念 | クッシング症候群は種々の原因により副腎皮質束状帯からのコルチゾール分泌が過剰となり，円形顔貌，肥満，高血圧，耐糖能異常などを呈する疾患である。

| 病　因 | ACTH産生下垂体腺腫を**クッシング病**という。そのほか，クッシング症候群の原因は異所性ACTHまたはCRH産生腫瘍，コルチゾール産生副腎皮質過形成，腺腫，がんなどがありクッシング病は約40%，副腎腺腫は50%を占める。クッシング症候群の男女比は1：4で中年女性に多い 。

| 病態・症候 | 慢性のコルチゾール過剰状態は肝臓ではグリコーゲン貯蔵と糖新生を促進，末梢脂肪組織と骨格筋では糖の取り込み障害と脂肪分解，たんぱく異化亢進による筋萎縮を引き起こす。インスリン抵抗性の増大によりインスリン過剰も加わり，中心性肥満を呈する。コルチゾールの糖新生作用，ナトリウム貯留作用，免疫抑制作用，骨吸収亢進・骨形成低下作用は高血糖，高血圧，脂肪の分布の変化，易感染性，骨粗鬆症を引き起こす。

症候としては中心性肥満，満月様顔貌，赤色皮膚線条，皮下出血，筋力低下，精神症状（感情失禁，うつ），骨折，感染症による発熱などがある。クッシング病ではACTH過剰により皮膚の色素沈着を認める。

| 診　断 | クッシング病（異所性ACTH，CRH産生腫瘍でも）では，血中ACTH，コルチゾールの両者が高値を示す。血中ACTH低値であれば，病変は副腎皮質であると推測できる。

デキサメタゾン抑制試験：正常では，ACTHは糖質コルチコイドによるネガティブフィードバックを受ける。したがってデキサメタゾンの投与によって脳下垂体は，正常ならばCRHやACTHの分泌を抑制する。抑制されない場合はフィードバック経路のどこかに異常があると考えられる。下垂体にACTH産生腺腫が見つかると，クッシング病と診断される。

| 治　療 | 治療をしない場合，高血圧，糖尿病，骨粗鬆症などの悪化のみならず，感染による敗血症で死に至る危険性がある。

クッシング病であれば第1選択は下垂体腫瘍摘出術である。ステロイド合成酵素阻害薬も併用する。病変が副腎の場合も原則は手術による摘出である。

6. その他の内分泌疾患

6.1　中枢性尿崩症

　視床下部の占拠性病変（頭蓋咽頭腫，胚芽腫，サルコイドーシスなど）に伴う続発性と特発性（下垂体炎など）に分類される。下垂体後葉からの抗利尿ホルモン（ADH：バソプレシン）の分泌が障害されることにより，腎尿細管での水の再吸収が損なわれるため，1日3〜6L程度の多尿（低張尿：低比重，低浸透圧）をきたし，口渇，多飲を伴う。治療はバソプレシンの誘導体であるデスモプレシンの点鼻が主である。

6.2　先端肥大症・巨人症

　先端肥大症・巨人症は成長ホルモン（GH）産生下垂体腺腫によりGHの過剰分泌により，骨端閉鎖前は巨人症，閉鎖後は先端肥大症を呈する。特徴的な顔貌，四肢末端の軟部組織の肥厚，臓器肥大，耐糖能異常，高リン血症，脂質異常症，高血圧を認める。下垂体摘除術が第1選択である。

6.3　下垂体機能低下症

　下垂体機能低下症は，ACTH，TSHの分泌低下により甲状腺機能低下，副腎皮質機能低下をきたしたもので，低血糖，徐脈，低血圧，意識障害を伴う。GH，PRLの分泌低下は症候を呈さないことが多く，補充療法はコルチゾールとレボチロキシンのみでよい。

6.4　副甲状腺機能亢進症

　原発性副甲状腺機能亢進症はPTH産生腫瘍（90%は腺腫）による血中PTH値の上昇により高カルシウム血症，低リン血症，尿中リン排泄増加をきたす。高カルシウム血症により消化器症状（便秘，腹痛），尿路結石，腎不全，意識障害などが合併する。腫瘍の外科的手術が必要である。慢性腎不全では続発性副甲状腺機能亢進が認められ，骨よりカルシウムが動員され腎性骨異形成症を呈する。

6.5　副甲状腺機能低下症

　副甲状腺機能低下症は，副甲状腺からのPTH分泌低下（特発性副甲状腺機能低下症），PTH受容体の異常（偽性副甲状腺機能低下症）などがあり，低カルシウム血症，高リン血症，テタニーを呈する。カルシウム製剤，活性型ビタミンDの投与を行う。

参考文献

● 黒川　清（編）：『内科学』（第2版），文光堂（2003）
● 宮地幸隆（監訳）：『病態で学ぶ内分泌学』，丸善（1996）

第 9 章

神経疾患

　神経疾患の特徴は，病気の原因や病態によらず，障害部位によって神経症候が決まることである。たとえば内包が障害された場合，原因が何であっても反対側の半身の麻痺と感覚障害がみられる。主な障害部位と神経症候との関係を表9-1に示した。神経症候は患者にとって日常生活を障害する機能障害そのものであることに留意すべきである。

表9-1　主な障害部位と神経症候の関係

障害部位	神経症候
両側大脳の広汎な障害	仮性球麻痺（構音障害・嚥下障害），認知症
大 脳 言 語 中 枢	失語症
大 脳 基 底 核	パーキンソン症候群，不随意運動
内　　　　　包	対側の片麻痺・半側感覚障害・痙性歩行
小　　　　　脳	同側の運動失調・歩行失調・言語障害
脳　　幹　　部	意識障害

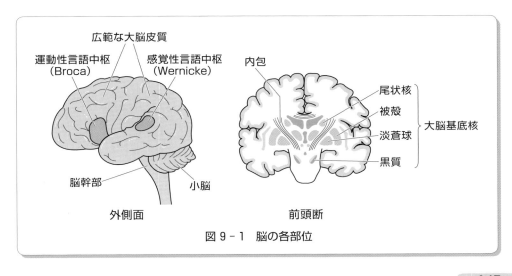

図9-1　脳の各部位

1. 脳出血（cerebral hemorrhage），脳梗塞（cerebral infarction）

　脳血管障害は脳血管の閉塞や出血による脳障害であり，神経疾患のなかで最も頻度が高い。脳血管障害は表 9 - 2 のように分類される。以前は脳出血が多かったが，近年は脳梗塞の頻度が高い。脳血栓症（cerebral thrombosis）は血栓形成部位での動脈閉塞であり，脳塞栓症（cerebral embolism）は心臓や近位部の動脈における血栓が剥がれて流され，脳動脈が閉塞されるものである。脳血管障害の臨床上の特徴は，急性発症と，その後の軽快傾向を示す経過である。

1.1　脳内出血（cerebral hemorrhage）

　脳実質内での出血である。発症は突然である。出血部位は内包や，大脳基底核，視床付近が多い（表 9 - 1）。出血が脳室内に穿破すると意識障害をきたす。高血圧は明らかな危険因子で，動脈硬化によって脆くなった血管が病態に関与する。CT 検査でほぼ確実に診断される。急性期の治療では血圧は収縮期圧を 180mmHg 以下に維持する。出血に伴う脳浮腫に対しては高張グリセロールなどの抗脳浮腫薬を投与する。

1.2　くも膜下出血（subarachnoid hemorrhage）

　くも膜下腔への出血である。脳底部のウィリス動脈輪付近にできやすい動脈瘤の破裂による出血が多い。脳血管はくも膜下腔に存在し，そこは脳脊髄液で満たされているため，出血はくも膜下腔全体に及ぶ。突然発症の強い頭痛と意識障害が特徴的で，髄膜刺激徴候*1 がみられる。症候と CT 検査による出血の確認によって診断され，動脈瘤は磁気共鳴イメージング（MRI）による血管描出（magnetic resonance angiography：MRA）や血管造影撮影によって確認される。初期の治療では血圧降下と鎮静が大切である。予後を悪化させる要因は，動脈瘤の再破裂と血管攣縮である。再破裂予防のため早めに手術を行う（動脈瘤のクリッピングまたは血管内手術*2）。血管攣縮はくも膜

表 9 - 2　脳血管障害の分類と頻度

脳 出 血 （23.1%）	脳内出血		16.7%
	くも膜下出血		6.4%
脳 梗 塞 （76.9%）	脳血栓症 （46.8%）	アテローム血栓性梗塞	24.1%
		ラクナ梗塞	22.7%
	脳塞栓症		19.2%
	その他		5.1%
	一過性脳虚血発作（TIA）		5.8%

下腔にある血管が強く収縮するもので，高度の血流障害を引き起こす。出血後時間が経過すると攣縮を起こしやすくなるので手術は72時間以内に行う。時間が過ぎてしまった場合は10日目以降に待機手術を行う。

> **＊1 髄膜刺激徴候**：髄膜炎やくも膜下出血のように，髄膜が刺激される状態でみられる徴候。頭痛，項部硬直，ケルニッヒ徴候，ブルジンスキー徴候などがある。
>
> **＊2 動脈瘤のクリッピング/血管内手術**：クリッピングは脳外科手術によって動脈瘤の根元をクリップし，再破裂を起こさないようにする治療法。血管内手術は血管内カテーテルによる操作によって動脈瘤の内部を細いコイルなどで埋めてしまい，再出血が起こらないようにするもの。

1．3　脳血栓症 (cerebral thrombosis)

　動脈硬化を背景にした脳動脈閉塞による脳障害で，2つの型がある。1つがアテローム血栓性梗塞で，比較的太い動脈の血栓症である。危険因子には高血圧，糖尿病，脂質異常症がある。出血ほどではないが急性に発症する。症候は梗塞部位による（表9-1）。繰り返し起こると多発性脳梗塞となり，両側性に広汎に障害される。この場合には仮性球麻痺や認知症を認めやすい。もう1つがラクナ梗塞で，細小動脈の血栓症である。危険因子は高血圧である。小梗塞巣をラクナというが，少しずつ多発性に起こるので，1回1回の発症がはっきりせず，ゆっくりと進行性の経過をとることが多い。ラクナの起こりやすい部位は大脳基底核や視床などであり，パーキンソン症候群や知能低下がみられやすい。

　血栓症の診断は神経徴候と，MRIによる病変の確認によってなされる。治療は，アテローム血栓性梗塞の発症4.5時間以内の急性期には組織型プラスミノゲン活性化因子（t-PA）による血栓溶解療法が適応となる。慢性期ではアスピリンなどの抗血小板薬や脳血管拡張薬を投与する。なお，基礎疾患（高血圧，糖尿病，脂質異常症，不整脈など）を有する場合にはそれに対する治療も併せて行う。

1．4　脳塞栓症 (cerebral embolism)，一過性脳虚血発作 (transient ischemic attack：TIA)

　心房細動では左心房内に血栓を生じやすく，脳塞栓を起こしやすい（障害部位による症候は表9-1参照）。塞栓症では閉塞した後，血管が再開通して脳の障害部位に出血を起こす出血性梗塞となることがある。再発予防に抗不整脈薬や抗凝固療法を行う。

　一過性脳虚血発作は脳の循環障害による神経症状であるが，24時間以内に完全に消失するものをいう。繰り返すと脳梗塞を引き起こす危険性が増す（脳梗塞への移行は20～30%程度）。急性期にはアスピリンなどによる抗血小板薬が推奨されている。

2.　認知症 (dementia)

　認知症とは，いったん発達した知能が脳の器質的障害によって低下し，回復が見込めないもの（不可逆性）をいう。意識障害や，うつ病，甲状腺機能低下症などの可逆

性のものは含めない。認知症は65歳以上にみられるものが多く老年期認知症と呼ばれるが，アルツハイマー病と脳血管障害性認知症が大部分を占める。脳血管障害性のものは上記の多発性脳梗塞などにみられる。

2.1　アルツハイマー病（Alzheimer disease）

　多くは孤発性であるが，ごく一部は遺伝性を示す。進行性の変性疾患で，病理学的特徴として，神経細胞の消失と神経原線維変化（タウたんぱく質），アミロイド（Aβ）があげられる。これらの病理変化は海馬（側脳室内面）に目立ち，進行とともに頭頂葉，前頭葉連合野にも拡がる。

　症候の中心的なものが記憶障害で，初期には短期記憶の障害が目立つ。進行するにつれて，時，時間，人に対する見当識障害や，判断力低下・失語・失行・失認などの高次機能障害，自発性低下，性格変化などが現れる。診断のための特異的な検査所見はなく，上記症候の内容と進行性の経過，さらにMRIによる脳の萎縮（特に海馬）の確認，SPECT（single photon emission computerized tomography）検査で頭頂葉・側頭葉内側における血流低下などの所見によって総合的に診断される。

　従来有効な薬物療法はなかったが，近年アセチルコリンエステラーゼ阻害薬（ドネペジル塩酸塩）が開発され，用いられるようになった。しかし効果は限定的であり，また病初期のみ有効で進行自体を阻止できるまでの効果は認められない。経過は進行性であり，全経過は５〜10年である。

2.2　脳血管障害性認知症（cerebro vascular dementia）

　多発生脳梗塞やラクナ梗塞など，脳血管障害によって脳の血流が悪くなるために脳機能が低下し，認知症が出現するものである。広汎な脳障害によるものが多いが，特に前頭葉，頭頂葉，側頭葉などが重要である。症状は比較的急速に出現することが多い。血管障害の部位によって障害される機能が異なるため，ある機能障害（たとえば物忘れなど）が目立つのに他の知的機能（たとえば社会性，人格など）は保たれていることがしばしばある。みられやすい症状としては，物忘れや，感情失禁（ちょっとしたことで泣いたり笑ったりする），うつ状態，夜間せん妄などがある。また脳血管障害によって仮性球麻痺（言語障害や嚥下障害）や片麻痺などの身体症状を認めることも多い。

3. パーキンソン病，パーキンソン症候群

3.1　パーキンソン病（Parkinson's disease）

　パーキンソン病は脳血管障害に次いで頻度の高い神経疾患であり，人口10万人あたり150〜250人といわれる。中脳黒質の神経細胞（メラニン細胞）の変性・脱落による進行性の疾患がパーキンソン病である。加齢によって黒質神経細胞は脱落していき，若いときの20％を切ると発症するといわれるが，それが早まる病態がパーキンソ

ン病と考えられている。好発年齢は40～60歳である。この神経細胞の伝達物質はドパミンであるが，その代謝を図9-2に示した。チロシン水酸化酵素がこの経路における律速酵素であるが，この酵素活性が低いことによりドパミンが不足する。黒質から線条体（＝尾状核＋被殻）に向かう経路（黒質線条体路）があり，線条体の機能障害によって神経症状が出現する。病理では黒質神経細胞や，青斑核や迷走神経背側核の細胞が脱落しており，レビー小体と呼ばれる細胞内封入体が知られている。

　症候は多彩で，粗大静止振戦，筋固縮，寡動（動作の遅さ，乏しさ）が三大徴候である。その他，表情の乏しさ（仮面様顔貌，masked face），特異な前傾前屈姿勢（図9-3），姿勢保持障害（突進現象，pulsion），特徴的な歩行障害（速度が遅い，手を振らない，歩幅が狭い小歩症，方向転換が遅い），自律神経症状として便秘や脂漏性顔貌などがある。経過は基本的に進行性であるが，初期は一側の上肢または下肢から始まり，同側の上肢または下肢に広がる経過を示すため，初期は片側のみで片側パーキンソニズムの所見を呈する。薬剤投与により症候，ADLは明らかに改善する。治療はドパミンの前駆物質であるL-ドパや，ドパミン受容体作動薬，ドパミン分解を抑制するMAO-B阻害薬やCOMT阻害薬，ドロキシドパ，抗コリン薬などがある。症例によっては定位脳手術*が行われることもある。

　＊定位脳手術：脳内に細長い電極を刺入していき，大脳基底核や視床などのある特定の狭い部位を破壊したり，逆に電気刺激したりすることによって行う治療法。

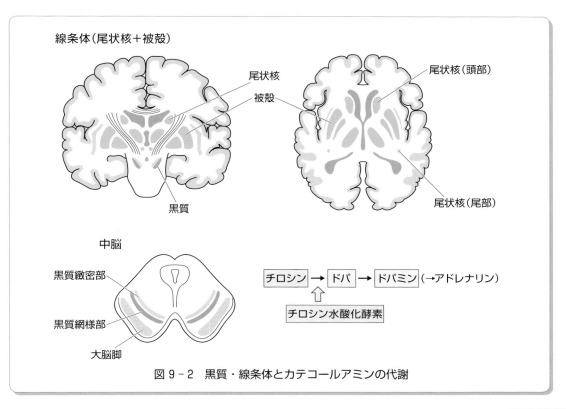

図9-2　黒質・線条体とカテコールアミンの代謝

3. 2　パーキンソン症候群（パーキンソニズム，Parkinsonism）

　パーキンソン病の症候の一部または全部を呈する疾患の総称である。多くみられる症候は，振戦，筋固縮，寡動，歩行障害などである。種々の原因があり（表9-3），特発性（原因不明）なのがパーキンソン病であるが，他の原因の明らかなものを症候性パーキンソン症候群という。症候性のものでは（黒質ではなく）線条体そのものが障害されるものが多い。治療としてはL-ドパやドロキシドパなどが用いられるが，パーキンソン病に対するほどの効果は期待できないことが多い。

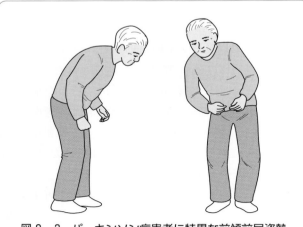

図 9-3　パーキンソン病患者に特異な前傾前屈姿勢

表 9-3　パーキンソン症候群と主な原因

パーキンソン症候群	原　因
特発性パーキンソン症候群 （パーキンソン病）	（原因不明）
症候性パーキンソン症候群	・脳血管障害 ・一酸化炭素中毒 ・脳炎 ・薬物 ・他の変性疾患 　・黒質線条体変性症 　・進行性核上性麻痺 　・オリーブ橋小脳萎縮症　など

参考文献

● 篠原幸人，小川彰ほか（編）：『脳卒中治療ガイドライン2009』，協和企画（2009）
● 「パーキンソン病治療ガイドライン」作成委員会：『パーキンソン病治療ガイドライン2011』，医学書院（2011）
● 認知症疾患治療ガイドライン作成合同委員会：『認知症疾患治療ガイドライン2010』，医学書院（2010）

第 10 章

呼吸器系疾患

1. 慢性閉塞性肺疾患（chronic obstructive pulmonary disease：COPD）

病因と病態 　人は呼吸をすることで，肺に取り入れた酸素（O_2）を，その分圧を利用して血液内に分散させる。酸素は赤血球中のヘモグロビンと結合し，全身の細胞内のミトコンドリアへ送られ，電子伝達系においてエネルギー産生に利用される。つまり肺はエネルギー産生のために必要なO_2を摂取し，副産物として生じた二酸化炭素（炭酸ガス，CO_2）を排泄する役割を担う臓器である。

　慢性閉塞性肺疾患（COPD）とは，タバコ煙を主とする有害物質を長期に吸入曝露することなどにより生じる肺疾患であり，呼吸機能検査で気流閉塞を示す。気流閉塞は末梢気道病変と気腫性病変がさまざまな割合で複合的に関与し起こる。臨床的には徐々に進行する労作時の呼吸困難や慢性の咳・痰を示すが，これらの症状に乏しいこともある（日本呼吸器学会COPD診断と治療のためのガイドライン2022（第6版））。以前は肺気腫と慢性気管支炎を含んだ症候群として扱われていたが，現在，COPDの定義は両者と同義とされていない。慢性気管支炎は気管支壁の炎症の持続により慢性の咳，痰を症状にもつ症候名であり，肺気腫は終末気管支より末梢が異常に拡大して肺胞壁の破壊を伴うが線維化は認められない形態名である。よって，COPDとは診断できない慢性気管支炎や肺気腫があり得る。

　閉塞性障害とは，何らかの原因によって気道閉塞が生じ，呼吸が十分にできない状態である。気道閉塞の機序には，気管平滑筋の収縮による閉塞（図10-1a），肺実質の破壊による気道牽引力の減弱による閉塞（図10-1b），粘液腺の肥大，増生および過剰分泌物による気道の閉塞（図10-1c）の3つがある。

　COPD患者の気道や肺胞では，気道上皮細胞や肺胞マクロファージからインターロイキンやロイコトリエンなどの炎症性メディエーターが放出され，末梢気道から肺胞領域にかけて好中球やマクロファージ，CD8陽性T細胞などが浸潤し慢性に炎症が持続する。早期には炎症は軽度で可逆性であるが，慢性化すると可逆性に乏しくなる。末梢気道の線維化を伴う狭窄や，肺胞の破壊が起こり，気腫性病変が進行する。

　日本におけるCOPDは近年では欧米諸国に並ぶ有病率となり，今後の増加が懸念される。男性に多く，高齢になるほど増加する傾向にある。喫煙が主な原因であるが，職場の化学物質や粉塵，大気汚染なども危険因子となる。またα_1-アンチトリプシ

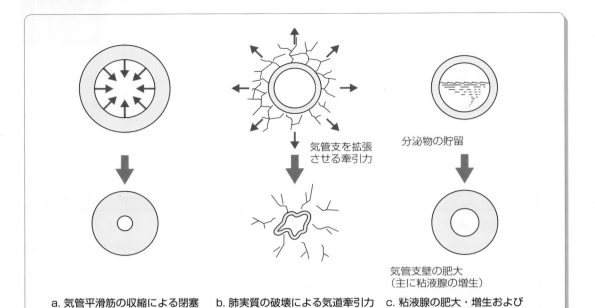

気管支を拡張
させる牽引力

分泌物の貯留

気管支壁の肥大
（主に粘液腺の増生）

a. 気管平滑筋の収縮による閉塞　　b. 肺実質の破壊による気道牽引力　c. 粘液腺の肥大・増生および
　　　　　　　　　　　　　　　　　　の減弱によって生じる閉塞　　　　　過剰な分泌物による気道の閉塞

図 10 - 1　気道閉塞の機序

出典）五幸　恵：『病態生理できった内科学 Part 1　循環器・呼吸器疾患』（改訂第3版），医学教育出版社（1998）

ンが遺伝的に欠損すると起こる。

　症　状　　　咳，痰，労作時の息切れや呼吸困難が出現し増強してくる。重症では安静時にも呼吸困難になる。またCOPDが進行すると呼気時に口をすぼめることにより，気道内圧を高くし，気道が閉塞するのを防ぎながら息を吐こうとすることから，口すぼめ呼吸が認められる。さらに肺の弾性収縮力の低下により，肺の縮もうとする力が弱くなるため胸郭が樽状に変形する（樽状胸）。

　肺循環においては，機能的に肺血管の収縮が起きたり，低酸素症を補うための循環血液量が増加したりすることなどにより，持続的に肺動脈圧が上昇し肺高血圧症を起こす。その結果，右心室に負荷がかかり右心不全（肺性心）になる。また，COPD患者は，嚥下筋の筋力低下や呼吸と嚥下反射のタイミング障害から誤嚥性肺炎を起こしやすく，また肺がんの合併が多い。

　栄養状態に関しては，低酸素状態による嚥下，咀嚼力および消化器官機能の低下による摂取エネルギー量，たんぱく質の不足によりやせ〔脂肪量（FM）や除脂肪体重（LBM）の減少〕がみられる。

　そのほかにも体重減少の原因として，①代謝亢進による安静時エネルギー消費量の増加，②炎症性サイトカインの増加などがあげられる。体重減少は閉塞性障害の程度とは独立して予後を規定する因子である。なお，重症呼吸不全で高度の衰弱状態を呼吸器悪液質（pulmonary cachexia）という。

診断基準と検査

1）診断基準は，①長期の喫煙歴などの曝露因子があること，②呼吸機能検査では，気管支拡張薬吸入後のスパイロメトリーでFEV$_1$/FVC（1秒量/努力性肺活量）が70%未満であること，③他の気流閉塞をきたしうる疾患を除外することである。

2）単純X線写真で，肺野の透過性の亢進，肺野末梢の血管陰影の細小化，横隔膜の平低化，滴状心による心胸郭比の減少，肋間腔の開大などを認める。

3）高分解能コンピューター断層撮影（high-resolution computed tomography；HRCT）検査は気腫性病変の描出にきわめて有用である。

4）COPDは，スパイロメトリーでFEV$_1$/FVCと1秒量の低下，機能的残気量の増加，肺拡散能力の低下などを認め，指標として予測1秒量に対する比率（%FEV$_1$）を用いて，病期分類を行う（表10-1）。

治　　療

1）治療の基本方針

COPDの治療の目的は症状の緩和，運動耐容能の改善，合併症の予防と治療，急性増悪の予防，死亡率の低下であり，まず禁煙指導を行う。インフルエンザワクチンの接種はCOPD患者の死亡率を約50%減少させるとの報告がある。また，適度な運動や呼吸リハビリテーションを継続する。痰の喀出（かくしゅつ）が困難な場合は，体位ドレナージや胸背部のタッピングを行う。

2）薬物療法

薬物療法は症状およびQOLの改善，運動耐容能と身体活動性の向上および維持，増悪の予防に有用である。その中心は気管支拡張薬（抗コリン薬，β$_2$刺激薬，メチルキサンチン）であり，吸入薬が最も勧められている。さらにステロイド薬（吸入または全身投与）や喀痰調整薬が用いられる。

3）酸素療法

重症のCOPDは，在宅酸素療法（home oxygen therapy：HOT，自宅に酸素を供給できる装置を置いて酸素吸入ができる方法）の適応である。急性期で生命を脅かす状態にある場合は人工呼吸管理を考慮する。

表10-1　COPDの病期分類

病期	特徴
Ⅰ期：軽度の気流閉塞	% FEV$_1$≧80%
Ⅱ期：中等度の気流閉塞	50%≦FEV$_1$<80%
Ⅲ期：高度の気流閉塞	30%≦FEV$_1$<50%
Ⅳ期：きわめて高度の気流閉塞	% FEV$_1$<30%

気管支拡張薬投薬後のFEV$_1$/FVC70%未満が必須条件。
出典）日本呼吸器学会：『COPD（慢性閉塞性肺疾患）診断と治療のためのガイドライン2022（第6版）』，メディカルレビュー社（2022）

表 10 - 2　推奨される栄養評価項目

必 須 の 評 価 項 目	・体重（% IBW，BMI） ・食習慣 ・食事摂取時の臨床症状の有無
行 う こ と が 望 ま し い 評 価 項 目	・食事調査（栄養摂取量の解析） ・簡易栄養状態評価表（MNA®-SF） ・%上腕囲（% AC） ・%上腕三頭筋部皮下脂肪厚（% TSF） ・%上腕筋囲（% AMC：AMC＝AC－π×TSF） ・体成分分析（LBM，FM，BMC，SMI） ・血清アルブミン ・握力
可 能 で あ れ ば 行 う 評 価 項 目	・安静時エネルギー消費量（REE） ・Rapid turnover protein（RTP） ・血漿アミノ酸分析（BCAA/AAA比） ・呼吸筋力 ・免疫能

IBW：ideal body weight，BMI：body mass index，REE：resting energy expenditure，AC：arm circumference，TSF：triceps skin fold thickness，AMC：arm muscle circumference，LBM：lean body mass，FM：fat mass，BMC：bone mineral content，SMI：skeletal muscle mass，BCAA/AAA比：分枝アミノ酸/芳香族アミノ酸比
IBW：80≦% IBW＜90：軽度低下
　　　70≦% IBW＜80：中等度低下
　　　% IBW＜70　　：高度低下
出典）日本呼吸器学会：『COPD（慢性閉塞性肺疾患）診断と治療のためのガイドライン2022（第6版）』，メディカルレビュー社（2022）

4）栄養管理

　Ⅲ期（重症）以上のCOPDでは約40％，Ⅳ期では約60％に体重減少がみられる。軽度の体重減少は脂肪量（FM）の減少が主体であり，中等度以上の体重減少は除脂肪体重（LBM）の減少を伴うものの血清アルブミンは保たれるというマラスムス型のたんぱく質・エネルギー栄養障害である。気流閉塞や肺過膨張に基づく呼吸筋酸素消費の増大が安静時エネルギー消費量の増大につながる。炎症性メディエーターの増加なども関与する。

　推奨される栄養評価項目（表10-2）のうち，%標準体重（% IBW）やBMIは，% FEV_1などの呼吸機能と相関し，LBMの減少は呼吸筋力や運動耐容能の低下と関連している。そして体重減少は，気流閉塞とは独立したCOPDの予後因子であるが，LBMの方が予後を鋭敏に反映する。

　高エネルギー，高たんぱく質食の指導が基本であり，たんぱく質源としてBCAAを多く摂取することが推奨される。

2. 気管支喘息

　病因と病態　　　気管支喘息とは，「気道の慢性炎症を本態とし，変動性を持った気道狭窄による喘鳴，呼吸困難，胸苦しさや咳などの臨床症状で特徴付けられる疾患」である（日本アレルギー学会 喘息ガイドライン専門部会：喘息予防・管理ガイドライン2021）。

表 10 - 3　気管支喘息の分類

	アトピー型	非アトピー型
発　　症　　年　　齢	小児・思春期	通常40歳以上
症　　　　　　　　状	発作型	間欠型・慢性型
増　　　　悪　　　　期	春　秋	冬　季
抗　　　　　　　　体	IgE	認めず
アトピー性疾患の合併・家族歴	あり	通常なし

　主にアトピー型（外因性またはアレルギー性）と非アトピー型（内因性または非アレルギー性）に分類される（表10-3）。小児期に発症する小児喘息は基本的に外因性が多い。大人になって発症する成人喘息の多くは内因性であり、治療抵抗性で予後が悪い。

　外因性では、ハウスダスト、ダニ、動物、真菌、花粉などのアレルゲンの吸入で生じる。粉塵や刺激ガスなど気道の粘膜を刺激する物質、アスピリン、ヨード製剤などの薬物、運動、食物などでも誘発される。またアレルゲンが明らかでなく、心因的要因や感染症などが原因になったりすることもある。中枢気道から末梢気道にかけて、アレルゲンによって好酸球、肥満細胞などの浸潤が認められる。リンパ球がIgEを産生し、肥満細胞のIgE受容体に結合してヒスタミンやロイコトリエンなどの炎症性メディエーターが放出され、アレルギー反応が引き起こされることにより発症する。

症　状　　発作性に呼吸困難、喘鳴、咳嗽が出現する。夜間または早朝に起きやすく、しばしば持続することもある。臥位よりも座位をとると症状が楽になることが多い。呼吸障害が持続することで低酸素状態となり、重症の場合は死亡に至る。

診　断　　呼吸機能検査で閉塞性障害（FEV_1/FVCと1秒量の低下）を認め、気管支拡張薬によって1秒量の改善を認める。喀痰中に好酸球を認め、血液検査では好酸球やIgEの増加を認める。抗原の特定には血清中の抗原特異的IgEや皮膚テストを行う。

治　療　　外因性の場合は、まずアレルゲンとなる物質や誘因を避ける。食物アレルギーの場合は食物除去が必須である。食品添加物にも注意する。過労や睡眠不足などにならないように体調管理を整えることも大切である。

　内因性の場合は、基礎となる疾患の治癒が望まれる。

　薬物療法として、発作時は気管支を拡張させるβ_2-刺激薬の吸入、さらに副腎皮質ホルモン製剤（ステロイド）やアミノフィリンの点滴静注を行う。重症の場合はアドレナリンの皮下注射を行う。慢性期にはステロイドの吸入を中心に、β_2-刺激薬の吸入、テオフィリン徐放薬内服、抗アレルギー薬内服などが選択される。ハウスダスト、ダニなどの場合は減感作療法を行うことがある。

3. 肺　　炎

病因と病態　　肺炎は通常は感染性肺炎のことを指し、肺実質（肺胞腔および肺胞上皮細胞）に炎症が生じた感染症の総称である。これに対し、肺間質（肺胞中隔）に炎

症が起こる場合を間質性肺炎として区別する。間質性肺炎では炎症細胞の浸潤や間質の浮腫，そして線維化が起こり，肺が拡張しにくくなって拘束性障害を生じる。

症　状　　主な症状は咳，痰，発熱である。持続する咳による胸痛が起こる，胸水の貯留も認められることがある。重症では呼吸困難やチアノーゼが出現し致命的になる。

診　断　　症状から肺炎を疑い，X線検査で浸潤陰影を確認する。血液検査でCRPの上昇や赤沈の亢進を認める。細菌感染では白血球増加を認めるが，ウイルス感染では認めないことが多い。痰の塗抹標本と培養で起炎菌の同定と薬物感受性検査を行う。

1）細菌性肺炎と非定型肺炎

細菌による細菌性肺炎では，感染した気管支区域に一致する浸潤陰影を認める。肺葉全体に広がるものを大葉性肺炎という。ウイルスやマイコプラズマ，肺炎クラミドフィラ（新生児ではクラミジア）感染などでは，肺胞およびその周囲の間質にも炎症が及び，X線検査で気管支区域に一致しない浸潤陰影を認め，白血球増加も認めないか軽度であることから，これらによる肺炎を非定型肺炎と呼ぶ。

2）市中肺炎と院内肺炎

一般的には比較的健康であった者が地域社会のなかで発症する肺炎を市中肺炎と呼び，入院後48時間以降に新たに発症した肺炎を院内肺炎という。また長期療養型病床や介護施設に入所中もしくは90日以内に病院を退院した病歴，介護を必要とする高齢者や身体障害者，通院にて継続的に血管内治療（透析や抗菌薬，化学療法，免疫抑制薬等による治療）を受けている場合には，医療・介護関連肺炎（NHCAP）として扱い，市中肺炎，院内肺炎，NHCAPそれぞれの診療ガイドラインが作成されている。抵抗力が低下している患者では感染症を起こしやすく，日和見感染と呼ばれる。日和見感染を起こす原因としてMRSA（メチシリン耐性黄色ブドウ球菌），緑膿菌などが多い。またウイルス，真菌，原虫がある。

3）誤嚥性肺炎

水や食物，あるいは逆流した胃内容物の誤嚥が原因で起こる場合を誤嚥性肺炎（嚥下性肺炎）という。脳梗塞後遺症や胃食道逆流や嚥下障害のある高齢者にみられ，不顕性誤嚥が多い。

治　療　　感染性肺炎には細菌性の場合，起炎菌に効果をもつ抗菌薬を使用する。ウイルスに対しては抗ウイルス薬，真菌に対しては抗真菌薬を用いる。呼吸状態が悪化すると，酸素投与や人工呼吸器装着が必要になる場合がある。間質性肺炎ではステロイドや免疫抑制薬が用いられる。

発熱や呼吸困難などで食事摂取量が不足し，脱水にも陥りやすい。また消費エネルギーが増加しているため，高齢者や小児では低栄養状態になることがある。食事摂取が困難な場合は輸液にて必要な水分とエネルギー，ビタミンの補給を行う。また誤嚥性肺炎の予防として，食品の粘稠度をあげる（とろみをつける），口腔ケアを十分に行

う，食後はしばらく半座位を保つなどのケアも重要である。

4. 肺がん

病因と病態　肺がんは肺腫瘍のうち上皮性の悪性腫瘍をいう。肺原発（原発性肺がん）と，他の臓器のがんからの転移（転移性肺がん）に分けられる。また組織学的，臨床的あるいは治療戦略から，小細胞がんとそれ以外のがん（非小細胞がん）に分けられる。非小細胞がんには，扁平上皮がん，腺がん，大細胞がん，腺扁平上皮がん，カルチノイド腫瘍などが含まれる。

肺がんは現在，死亡率が男女とも増加傾向で，特に高齢者において高い。最も多い原因は喫煙である。その他，職業的に曝露する物質（アスベスト，クロムなど），受動喫煙や排気ガスなどの大気汚染などがある。

症　状　一般的に咳，痰，血痰，呼吸困難などの呼吸器症状や，胸，肩，背部の疼痛が生じる。腫瘍が肺の末梢側にある場合は，早期は無症状のことが多く，肺門部にある場合は呼吸器症状が比較的早期に出てくる。周辺の組織を障害することにより，反回神経麻痺による嗄声や誤嚥をきたしたり，そのほかに感染性肺炎や胸水貯留，心膜液貯留をきたしたりする。

診　断　症状よりがんを疑い，あるいは，がん検診などの胸部X線検査で腫瘍が疑われると，胸部CTやMRIで形状や大きさ，周辺組織への浸潤などを確認する。喀痰中の細胞診や気管支鏡検査，気管支鏡下生検，または胸腔鏡検査や胸腔鏡下肺切除などで腫瘍の組織診断を行う。

治　療　手術療法，放射線療法，化学療法（抗がん薬）があり，単独あるいは組み合わせによって治療される。抗がん薬の副作用は種類や投与量によるが，悪心・嘔吐，食欲低下，下痢などの消化器症状，汎血球減少などの骨髄造血の抑制，しびれや頭痛などの神経症状などがある。

参考文献

- Fukuchi Y, Nishimura M, Ichinose M, Adachi M, Nagai A, Kuriyama T, Takahashi K, Nishimura K, Ishioka S, Aizawa H, Zaher C：COPD in Japan：the Nippon COPD Epidemiology study. Respirology, **9**, p. 458-465, (2004)
- Nichol KL, Margolis KL, Wuorenma J, Von Sternberg T：The efficacy and cost effectiveness of vaccination against influenza among elderly persons living in the community. N Engl J Med, **331**, p. 778-784, (1994)
- 日本呼吸器学会：『COPD（慢性閉塞性肺疾患）診断と治療のためのガイドライン2022（第6版）』，メディカルレビュー社（2022）
- 日本アレルギー学会　喘息ガイドライン専門部会：『喘息予防・管理ガイドライン2021』，協和企画（2021）

第 11 章

運動器（筋・骨格）系疾患

1. 骨粗鬆症（osteoporosis）

概　念　　骨粗鬆症は，骨強度の低下を特徴とし，骨折のリスクが増大しやすくなる骨格疾患である。基質や骨塩に質的な変化はないが，量的に減少する病態を示す。骨密度（bone mineral density：BMD）の減少により骨強度が低下し，脆弱性骨折を起こしやすくなる。脆弱性骨折とは「低骨量が原因で，軽微な外力によって発生した非外傷性骨折」をいう。

血清カルシウムと骨代謝　　血清カルシウム濃度の調節に骨吸収（骨破壊）と骨形成（骨新生）は大きくかかわっている。血清カルシウム濃度が低下すると，パラソルモン（副甲状腺ホルモン）の分泌が亢進し，骨吸収によるカルシウムの放出，腸管での吸収，腎臓での再吸収が起こり，血清カルシウム濃度は上昇する。反対に，血清カルシウム濃度が上昇すると，パラソルモンの分泌は抑制され，逆にカルシトニンの分泌が亢進して，血清カルシウムが骨形成に利用されて骨に取り込まれるとともに，腎臓での再吸収が抑制されて，血清カルシウム濃度は低下する。

病態と分類　　骨は，破骨細胞による骨吸収と，骨芽細胞による骨形成を絶えず繰り返している。これを骨のリモデリング（再構築・改変）という。通常，骨吸収と骨形成は均衡（骨形成＝骨吸収）しているが，さまざまな原因により，骨吸収が骨形成を上回った状態（骨形成＜骨吸収）が続くと骨粗鬆症が発症する。

　骨粗鬆症は，基礎疾患を持たない原発性骨粗鬆症と，骨代謝に影響を及ぼす原疾患によって二次的に発症する続発性骨粗鬆症に大きく分類される（表11-1）。原発性骨粗鬆症の代表的なものは閉経後骨粗鬆症，老人性骨粗鬆症である（図11-1）。

1）閉経後骨粗鬆症

　閉経後骨粗鬆症は，骨のリモデリングの頻度の増加（骨形成も骨吸収も亢進している高回転の骨代謝）と，骨吸収と骨形成のアンバランスによって起こる。閉経後には，破骨細胞による骨吸収を抑制する作用を持つエストロゲンの欠乏などにより，異常に高まった骨吸収によって失った骨量を骨形成によって十分に埋めることができず，急速な骨密度の減少を招く（図11-2）。骨梁に深い吸収窩がたくさんできることで，連結性の低下や断裂から力学的強度が弱まり，脆弱性骨折のリスクが高まる。

表 11 - 1　骨粗鬆症の分類

原発性骨粗鬆症	・退行期骨粗鬆症 　・閉経後骨粗鬆症 　・老人性骨粗鬆症 ・若年性骨粗鬆症
続発性骨粗鬆症	・内分泌性（副甲状腺機能亢進症，甲状腺機能亢進症，性腺機能低下症，クッシング症候群） ・栄養性（カルシウム不足，ビタミンD活性化障害，リン・ナトリウム過剰摂取など） ・薬物性（ステロイド，免疫抑制薬，ヘパリンなど） ・不動性（臥床，麻痺など） ・先天性 ・その他の原因疾患（関節リウマチ，糖尿病，腎疾患，肝疾患など）

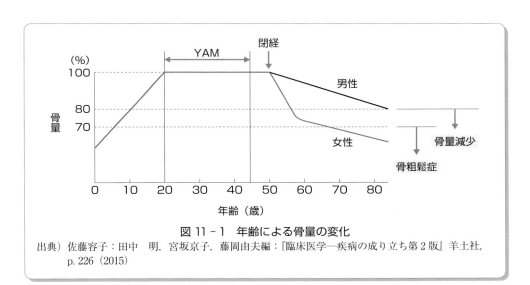

図 11 - 1　年齢による骨量の変化

出典）佐藤容子：田中　明，宮坂京子，藤岡由夫編『臨床医学―疾病の成り立ち第 2 版』羊土社，p. 226（2015）

2）老人性骨粗鬆症

　老人性骨粗鬆症では，加齢による多くの要因が複合的に作用する。閉経期と異なって一般的には低回転の骨代謝となる。腸管機能低下や腎機能低下による活性型ビタミンD合成能の低下は，腸管からのカルシウム吸収を低下させて血清カルシウム濃度の低下を引き起こし，これがパラソルモンの分泌を促して骨吸収を促進する。また加齢によるカルシトニンの分泌低下も骨吸収を促進する。運動量の低下は骨粗鬆症を促進する（図11-2）。

　症　候　　骨粗鬆症の臨床症候は脆弱性骨折と，これに続発する機能障害や慢性疼痛である。骨は，表面を覆う皮質骨（緻密骨）と，内部はスポンジ状の構造である海綿骨から成っており，骨粗鬆症は海綿骨から減少する。背骨などの海綿骨が多い部

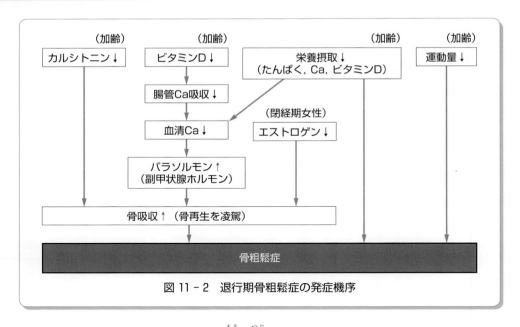

図 11 - 2　退行期骨粗鬆症の発症機序

分では，骨構造の切断や減少により脆く潰れやすくなっており，圧迫骨折を生じる。骨粗鬆症による骨折の起こりやすい箇所は，胸椎・腰椎（圧迫骨折により身長が縮む，背中が曲がるなど），大腿骨頸部（転倒による下肢の付け根の骨折），橈骨遠位端（転倒時に手をついた際の手首の骨折）などである。

検　査　　骨量の検査は，二重エネルギーX線吸収測定（dual energy X-ray absorptiometry：DEXA）による腰椎の測定が標準だが，大腿骨近位，橈骨，踵骨でも測定される。

血清生化学検査では，カルシウムとリンは正常を示すが，アルカリホスファターゼは正常または上昇する。骨吸収マーカーである尿中DPD（デオキシピリノジン），血清・尿中NTX（Ⅰ型コラーゲン架橋N-ペプチド），尿中CTX（Ⅰ型コラーゲン架橋C-ペプチド），および骨形成マーカーであるBAP（骨型アルカリホスファターゼ）は高値を示す。

診　断　　診断は脆弱性骨折の有無と骨密度を用いた診断基準によってなされる（表11-2）。骨密度（単位体積あたりの骨量）は，20歳から44歳までの若年成人平均値（young adult mean：YAM）を基準とした％で表される。

治　療

1）食 事 療 法

食事療法だけでは骨量の増加や骨折の予防は期待できないので，カルシウム摂取はあくまで基本的な治療と考える。

2）薬 物 療 法

骨吸収を抑制する薬剤として，ビスホスホネート，エストロゲン製剤，カルシトニン製剤，選択的エストロゲン受容体調整薬（selective estrogen receptor modulator：SERM，ラロキシフェン塩酸塩など）が用いられる。そのほか，骨形成を促進するビタ

表11-2 骨粗鬆症の診断基準（日本骨代謝学会，日本骨粗鬆症学会，2015）

Ⅰ．脆弱性骨折あり
1．椎体骨折または大腿骨近位部骨折あり 2．その他の脆弱性骨折があり，骨密度[注1]がYAMの80％未満
Ⅱ．脆弱性骨折なし
骨密度[注1]がYAMの70％以下または－2.5SD以下

YAM：若年成人平均値（腰椎では20〜44歳，大腿骨近位部では20〜29歳）
注1　骨密度は原則として腰椎または大腿骨近位部骨密度とする。また，複数部位で測定した場合にはより低い％値またはSD値を採用することとする。

ミンK₂製剤，骨吸収と骨形成の均衡を調整する薬剤に，活性型ビタミンD₃製剤，イソフラボン系薬剤，たんぱく同化ステロイド，カルシウム製剤がある。

ビスホスホネート，選択的エストロゲン受容体調整薬は閉経後骨粗鬆症の第1選択薬として用いられる。

3）運 動 療 法

骨折の原因となる転倒を防止するためには，運動療法（特に下肢筋・背筋）が有効である。骨折は支援や介護が必要となり，特に大腿骨近位部骨折は，寝たきりの原因として高齢者のQOLを著しく阻害する。骨は，物理的刺激により強度が増すといわれており，重力がかかる歩行や跳躍のほか，筋力トレーニングが効果的である。運動介入には骨密度を上昇させる効果がある。

4）予　　防

骨密度は，成長期に獲得される骨密度（骨量頂値：peak bone mass）と，成人期以降の骨密度の喪失速度によって決定される。成長期における骨量を増加させ，高い骨量頂値を獲得することが重要である。食生活では，1日あたり700〜800mgのカルシウム摂取や，ビタミンDやビタミンKの必要量の摂取を心がけ，運動面では日常生活での運動習慣を身につけること，さらに禁煙や過度の飲酒を制限するなどの生活習慣が骨粗鬆症の予防に必要である。

2. 骨軟化症（osteomalacia），くる病

概　念　骨組織の石灰化障害により類骨が過剰に形成されるものである。骨粗鬆症が骨質の量的な変化であるのに対して，骨軟化症は質的な変化であるといえる（図11-3）。骨端線の閉鎖前に発症したものをくる病，閉鎖後に発症した場合を骨軟化症という。

病　態　原因は，ビタミンDの欠乏または活性化障害である。日照により皮膚で産生されるビタミンD₃や，腸管から吸収されるビタミンD₂やD₃は，肝臓と腎臓で1α,25-水酸化ビタミンDに活性化される。活性型ビタミンDは，腸管からのカルシウムやリンの吸収を促し，腎尿細管ではカルシウムの再吸収を促進，さらに副甲状腺

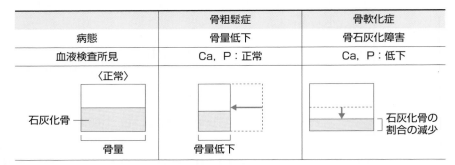

図 11 - 3　骨粗鬆症と骨軟化症の比較

出典）佐藤容子：田中　明，宮坂京子，藤岡由夫編：『臨床医学―疾病の成り立ち第 2 版』羊土社，p. 228（2015）

ホルモンの血中濃度を低下させる。この作用が欠如すると，低カルシウム血症，低リン血症となり，骨の石灰化に必要なカルシウム，リンが不足することになる。

　くる病では，先天的なリンの再吸収障害とビタミンDの無反応性による「低リン血症性ビタミンD抵抗性くる病」が多く，骨軟化症は，慢性腎臓病（chronic kidney disease：CKD）に伴うビタミンDの活性化障害による腎性骨異栄養症（renal osteo-dystrophy：ROD）が多い。

　症　　候　　くる病では，成長障害や骨変形（下肢O脚変形やX脚変形など）の骨格の変形が主症状であり，骨軟化症では，腰背部痛，筋力低下，歩行障害，膝や足部の疼痛がみられる。

　検査と診断　　骨生検による類骨の増加を確定診断とし，X線像では，くる病では骨幹端部の不整と拡大，杯状変形，四肢長管骨の彎曲がみられ，骨軟化症では偽骨折（長骨に垂直に走る骨硬化を伴う透明帯）が確認される。血液検査では，ビタミンDの活性化障害によるカルシウム，リンの低下と，アルカリホスファターゼの上昇を呈する。

　治　　療　　薬物療法では，活性型ビタミンD，リン酸塩，カルシウム剤が投与される。くる病では，骨格の変形に対して矯正骨切り術や脚延長術，装具療法などが行われる。

3. 変形性関節症（osteoarthrosis：OA）

　変形性関節症は，長年にわたる運動や衝撃などの機械的刺激により軟骨の変性や磨耗が生じ，関節が変形する。関節周囲の滑膜の炎症が併発する。関節周囲の血管増生や線維化による関節包の線維化は，疼痛や腫脹による可動域の制限を起こしやすくなる。

　変形性膝関節症（図11- 4 ）は，最も頻度が高く，女性に多く高齢者ほど罹患率が高い。初期には動作時の疼痛（安静により回復）があり，中期には正座や階段の昇降

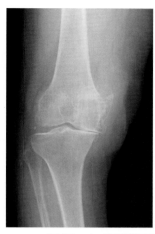

下記の所見がみられる
・関節の変形
・関節裂隙の狭小化（内側）
・軟骨下骨の硬化像
・骨棘形成
・軟骨下骨の嚢腫様変化

図 11 - 4　膝関節症のＸ線像（79歳女性）

が困難となり，末期では安静時にも疼痛が継続しO脚変形が目立ち歩行困難となる。治療法は表11- 3に示した。

変形性関節症は膝関節以外に股関節や脊椎の関節にもみられる。後者は変形性脊椎症と呼ばれ，頸椎や腰椎にみられやすい。椎骨の変形によって脊髄や神経を圧迫すれば上肢や下肢の痛みやしびれ，運動麻痺などの神経症状も出現する。

表 11 - 3　変形性膝関節症の治療法

食　事　療　法	過体重の場合は，食事量を調整して適正体重を維持する
温　熱　療　法	患部を温めることにより疼痛を軽減させる
薬　物　療　法	鎮痛薬，外用薬のほか，関節内ヒアルロン酸（関節液成分）注射
運　動　療　法	大腿四頭筋の増強や関節可動域の改善訓練（運動器リハビリテーション）を行う 過体重は関節の負担を増強するので，減量する場合は，膝への負担が少ない運動（エアロバイク，水中運動）が望ましい
手　術　療　法	症状が重い場合は，骨切り術（骨を切って変形を矯正する），人工膝関節置換術
日常生活での予防	足底板による矯正靴や膝装具により関節を保護する 正座を避け，椅子の使用による洋式のライフスタイルが望ましい

4．サルコペニア，廃用性筋萎縮

サルコペニア（sarcopenia）は，sarco（筋肉）のpenia（減少）に注目した名称であるが，骨格筋量減少とともに，その機能低下（握力低下，歩行速度低下など）を含む概念である。原因によって一次性，二次性に分類される。一次性サルコペニアは加齢以外には明かな原因がないものをいい，二次性サルコペニアは活動不足（長期臥床など）・疾患（臓器不全，炎症性疾患，悪性腫瘍，内分泌疾患など）・栄養不良などによって起こるものをいう。加齢によるサルコペニアは30歳ころから始まるが，定期的な運動や適切なたんぱく質摂取によって，その進行を停止させたり遅らせたりする予防が可能である。

廃用性筋萎縮は，骨折などによる固定や１〜２週間の臥床においても出現し，二次性サルコペニアの一因と考えられている。筋萎縮に伴う筋力低下や易疲労性は，運

動耐容能力を低下させる。リハビリテーションは，筋萎縮の軽減と早期回復を目的として行われている。

5. ロコモティブシンドローム（運動器症候群：locomotive syndrome）

概　念　　ロコモティブシンドローム（ロコモ）は，予防医学的観点から提唱された概念で，「運動器の障害によって移動機能が低下し，介護・介助が必要な状態，またはそうなるリスクが高い状態」をいう。認知症，メタボリックシンドロームと並び，健康寿命短縮，寝たきり状態，要介護状態への三大要因の１つとされる。

原因疾患　　運動器の３つの構成要素である骨と，関節および脊椎の椎間板，筋肉・神経系における疾患が原因となる。頻度の高いものでは，骨粗鬆症，大腿骨頸部骨折，変形性関節症，変形性脊椎症，脊柱管狭窄症，サルコペニアなどがある。

症　候　　関節や背部の疼痛，可動域の制限，変形，筋力低下，バランス障害などが主な症候である。これらによって移動機能が低下し，日常生活動作（ADL）や社会活動の制限，QOLの低下，要介護状態へと進展する。

診断・評価　　予防の観点からまず機能低下を自覚することが重要で，片足立ち・つまずき・階段昇降・歩行・買い物などの日常動作での障害を判断するための自記式の運動機能評価尺度が考案されている。診療場面では，立位姿勢・歩行の様子や速度，関節の動きなどの全体の運動機能に加え，下肢筋力や座り立ち，関節の可動域や変形，身体の前後屈，神経学的所見，下肢の血流などの身体所見，さらに年齢・性別を総合的に判断して診断される。

予防・治療　　立ち，歩くという機能の維持・改善には，足腰の筋力強化，バランス力の強化，膝・腰への過剰の負荷を避ける，の３点が必要である。これらを満たすための運動（ロコモーショントレーニング）として，開眼片脚立ちおよびスクワットがよく用いられる。転倒や大腿骨近位部骨折，骨粗鬆症を予防するのに有効である。疼痛がある場合には，腰痛体操などの体操が有効である。また腰や膝関節への負担を減らし，骨や筋肉の脆弱化を防ぐために，適正体重を維持するための適切な食事が重要である。

6. フレイル（frailty）

概　念　　フレイルは，老年症候群の１つであり「加齢に伴う様々な機能変化や予備能力低下によって，健康障害に対する脆弱性が増加し，機能障害，要介護状態，死亡などの不幸な転機に陥りやすい状態」である。生理的な加齢変化と，機能障害・要介護状態の間にある状態として理解されているが，明確な定義は確定していない。身体的側面に注目した概念であるが，精神・心理学的要因（うつ状態，認知機能低下）や社会的な要因（独居，閉じこもり，貧困）も含めるべきとの考えも多い。

病　態　　低栄養や筋肉量低下など複数の要因が重なり合い，かつ互いに増悪させて悪循環を引き起こし，フレイル・サイクルと呼ばれる病態を引き起こす（図11-

5）。種々の要因で活動量が低下すると，食欲低下等によって食事摂取量が減少，これが筋肉量を減少させ，基礎代謝量が低下，これがさらに活動量を低下させ，サルコペニアが増悪，運動能力の低下で転倒などを誘発するという具合である。個々の要因は当初は軽度のものであっても，悪循環によって機能障害を引き起こし，最終的に寝たきり状態になる危険性がある。

診　断　診断基準は確立していない。一般に体重減少・疲労感・握力低下・歩行速度低下・活動低下の5つのうち3つ以上満たせばフレイルであるとされるが，移動能力・筋力・認知機能・栄養状態・バランス能力・身体活動性・社会性など総合的に判断して診断する。

治療・予防　多面的な要因により発症することから，慢性疾患の管理，栄養管理，認知機能低下を含む精神心理面への対応，機能低下への対応など，多面的な介入が必要である。たんぱく質やビタミンDを十分に摂取し，適切な運動を行い，積極的な社会参加を促し，感染予防に留意し，多剤同時投与に注意する．早期発見，適切な介入で生活機能の維持・向上が期待できる。

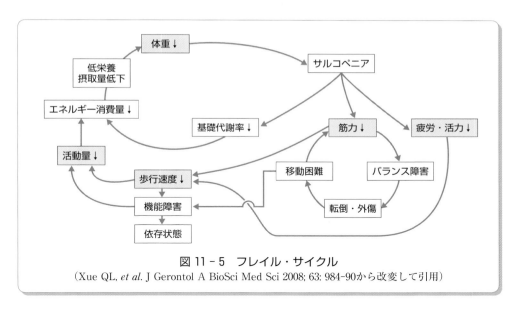

図 11 - 5　フレイル・サイクル
(Xue QL, *et al.* J Gerontol A BioSci Med Sci 2008; 63: 984-90から改変して引用)

参考文献

- 骨粗鬆症の予防と治療ガイドライン作成委員会：『骨粗鬆症の予防と治療ガイドライン2015年版』，ライフサイエンス出版（2015）
- 中村耕三：ロコモティブシンドローム（運動器症候群），日老会誌，49：393-401（2012）
- サルコペニア診療ガイドライン作成委員会：『サルコペニア診療ガイドライン2017年版』，ライフサイエンス出版（2017）
- 荒井秀典（編）：『フレイル診療ガイド2018年版』，ライフサイエンス出版（2018）

第 12 章

生殖器系疾患

1. 妊娠高血圧症候群 （hypertensive disorders of pregnancy：HDP）

概　　念　　従来の高血圧，たんぱく尿，浮腫を三主徴とした妊娠中毒症に代わり，病態の本態としての高血圧を重視した妊娠高血圧症候群に2005年度から名称が変更され，さらに2018年には新たな定義・分類が示された。新たな定義では「妊娠時に高血圧を認めた場合，妊娠高血圧症候群とする。妊娠高血圧症候群は妊娠高血圧腎症，妊娠高血圧，加重型妊娠高血圧腎症，高血圧合併妊娠に分類される」（日本産科婦人科学会，2018）と定められた。

病型分類　　病型としては4つ，亜分類として高血圧の程度による重症，発病時期による早発型，遅発型がある。

①　**妊娠高血圧腎症** （preeclampsia：PE）　　1）妊娠20週以降に初めて高血圧を発症し，かつたんぱく尿を伴うもので分娩12週までに正常に復する場合。2）妊娠20週以降に初めて発症した高血圧にたんぱく尿を認めなくても一定の条件（ここでは省略）を認める場合で，分娩12週までに正常に復する場合。3）妊娠20週以降に初めて発症した高血圧に，たんぱく尿を認めなくても子宮胎盤機能不全を伴う場合。

②　**妊娠高血圧** （gestational hypertension：GH）　　妊娠20週以降に初めて高血圧を発症し，分娩12週までに正常に復する場合で，かつPEの定義に当てはまらないもの。

③　**加重型妊娠高血圧腎症** （superimposed preeclampsia：SPE）　　1）高血圧が妊娠前あるいは妊娠20週までに存在し，妊娠20週以降にたんぱく尿，もしくは基礎疾患のない肝腎機能障害，脳卒中，神経障害，血液凝固障害のいずれかを伴う場合。2）高血圧とたんぱく尿が妊娠前あるいは妊娠20週までに存在し，妊娠20週以降にいずれかまたは両症状が増悪する場合。3）たんぱく尿のみを呈する腎疾患が妊娠前あるいは妊娠20週までに存在し，妊娠20週以降に高血圧が発症する場合。4）高血圧が妊娠前あるいは妊娠20週までに存在し，妊娠20週以降に子宮胎盤機能不全を伴う場合。

④　**高血圧合併妊娠** （chronic hypertension：CH）　　高血圧が妊娠前あるいは妊娠20週までに存在し，SPEを発症していない場合。

⑤　**重症について**　　次のいずれかに該当するものを重症と規定する。なお，軽症

という用語はハイリスクでないと誤解されるため，原則用いない。

　　1）GH・PE・SPE・CHにおいて，収縮期血圧160mmHg以上，または拡張期血圧110mmHg以上の場合。2）PE・SPEにおいて，母体の臓器障害または子宮胎盤機能不全を認める場合。なお，たんぱく尿の多寡による重症分類は行わない。

<u>成因・病態</u>　　成因は不明だが，妊娠15週までの胎盤の血管形成異常という説がある。病態の基本は血管の攣縮（れんしゅく）で，腎血流が低下すればたんぱく尿，浮腫（ふしゅ），高血圧となり，脳血管が攣縮すれば子癇となり，肝血管が攣縮すればHELLP症候群を呈すると考えられる。胎盤の血流が低下すれば，IUGR（子宮内胎児発育遅延），羊水過少症，胎児仮死を合併する。

<u>症状・検査所見</u>　　HELLP症候群では頭痛，不快感，嘔気（おうき）・嘔吐（おうと），上腹部痛を認める。検査で溶血性貧血（hemolytic anemia），肝逸脱酵素上昇（elevated liver enzymes），血小板低下（low platelet count）を認め，これらの頭文字からHELLP症候群という。

<u>治　療</u>　　安静，栄養・食事療法（塩分制限，カロリー制限）で管理が可能だが，重症例やHELLP症候群では緊急に急遂分娩または帝王切開によるターミネーション（妊娠継続の終了）が必要となる。

2.　子宮頸部がん・子宮体部がん

<u>概　念</u>　　子宮に発生するがんを子宮がんと呼ぶが，子宮頸部に発生するものを子宮頸部がん，子宮体部に発生するがんを子宮体部がんと呼び区別する。子宮頸部がんは子宮がんの約90%を占める。従来，わが国では体部がんは欧米に較べ頻度ははるかに低かったが，近年増加傾向にあり生活習慣の欧米化によると考えられている。

<u>成　因</u>　　同じ子宮がんであるが，頸部がんと体部がんはまったく別のがんと認識する必要がある。

　①　**子宮頸部がん**　　疫学的には女性側では初交年齢が低い，パートナーの男性に陰茎がんの既往や性交相手が多いことが危険因子で，何らかの伝染性の発がん因子が疑われている。子宮頸部がんではヒトパピローマウイルス（16，18，31型）が高率に検出されており，発生にウイルスの関与が濃厚である。

　②　**子宮体部がん**　　疫学的には早発月経，晩発閉経，不妊，未婚，未産，高血圧，糖尿病，肥満，高脂肪食，エストロゲン投与が危険因子とされている。不妊症では排卵不全のため黄体が形成されずプロゲステロンの分泌がない，肥満では脂肪組織で副腎より分泌されたアンドロゲンがエストロゲンに変化する。子宮内膜の腺細胞はエストロゲンにより増殖しプロゲステロンにより分化することより，子宮内膜のエストロゲンへの長期曝露が病因とされる。

<u>病　態</u>

　①　**子宮頸部がん**　　子宮頸部の扁平上皮（へんぺいじょうひ）と円柱上皮の接合部である扁平円柱上皮境界が好発部位で，大部分は扁平上皮がんで，前がん状態として異形成の時期を経て，上皮内にとどまる上皮内がんとなり，さらに周囲の組織へと浸潤（しんじゅん）する。異型性は

表 12 - 1　生殖器疾患

		好発年齢	病因・危険因子	病理組織	症　候	治療・管理
乳房	乳がん	50歳前後	エストロゲン，喫煙，飲酒，高脂肪食	90%は乳管がん　10%は小葉がん	乳房のしこり，乳房のえくぼなどの皮膚の変化，遠隔転移	乳房切除術，化学療法，ホルモン療法
子宮	子宮頸部がん	20〜40歳，70歳	HPV*感染	扁平上皮がん　腺がん	不正性器出血，帯下の増加	円錐切除，単純子宮全摘，広汎性子宮全摘
	子宮体部がん（子宮内膜がん）	50〜60歳	不妊，肥満，エストロゲン	類内膜がん　腺がん	不正性器出血，閉経後出血	子宮全摘＋両側付属器切除
	子宮肉腫	30〜70歳	不明，骨盤内放射線照射	平滑筋肉腫内膜間質肉腫	下腹部痛，性器出血，LDH上昇	子宮全摘＋両側付属器切除
	子宮筋腫	40歳以上	エストロゲン	平滑筋腫	過多月経，月経困難，不妊	経過観察，筋腫核出術
	子宮腺筋症	30歳	不明	子宮筋層内に子宮内膜組織が存在	月経困難，下腹部痛，CA125陽性	経過観察　閉経に従い縮小
前立腺	前立腺肥大症	40歳より増加し続け，80歳では80％が罹患	人種，高栄養・高脂肪食	前立腺の内腺肥大，過形成	排尿障害，残尿，頻尿	経尿道的前立腺切除術
	前立腺がん	65歳以上	高齢，黒人，家族歴，高脂肪食	前立腺の外腺に発生する腺がん	前立腺肥大の症状，下腹部不快感，骨転移，PSA陽性	前立腺全摘術，ホルモン療法

＊HPV：ヒトパピローマウイルス

30歳代に多く，そのまま放置しても多くは消滅する。

②　**子宮体部がん**　前がん状態として子宮内膜の増殖が認められる。40歳以下の発症はまれで，55歳ごろに好発する。多くは腺がんである。初期には外向性増殖や子宮壁のびまん性肥厚を起こす内向性増殖を示すが，進展すれば，子宮内腔を充満し，筋層，漿膜へと浸潤する。

症状・診断　頸部がんは，初期には無症状であるが，進行がんでは性交時の異常出血や性交痛により婦人科を受診し，診断される。早期がんの診断には定期的ながん検診（擦過細胞診）が必要である。体部がんでは90%の患者で不正性器出血を認め，進行すると，膿性帯下，陣痛様下腹部痛を呈する。早期診断には内膜細胞診，子宮鏡検

査，経腟超音波検査が行われる。

治　療

　①　**子宮頸部がん**　　上皮内がんの状態で診断されると，手術（円錐切除術）やレーザー治療で完治可能である。浸潤がんでは手術療法（広汎性子宮全摘術）と放射線療法，化学療法が行われる。現在4価ワクチンであるガーダシルと2価ワクチンのサーバリックスがわが国では子宮頸がん予防の目的で接種可能である。

　②　**子宮体部がん**　　進行がんでは手術療法，放射線療法が原則である。腫瘍がエストロゲン受容体を発現している（エストロゲン依存性）場合，抗エストロゲン療法（プロゲステロン）がある程度有効性である。

3. 乳 が ん

概　念　　乳管上皮由来のがんであり，子宮筋腫や子宮体がんと同様にエストロゲン依存性を呈するホルモン依存性がんである。高脂肪食，アルコールなどの生活習慣との関連が深いがんで，近年わが国で増加傾向にあり1996年以降，罹患率では女性のがんで第1位を占め，死亡率も増加傾向にあり，2015年では大腸がん，肺がん，胃がん，膵臓がんに次いで5位となっている。

成　因　　乳がん発生の危険因子として，①初経が早く閉経が遅い場合や閉経後にエストロゲン補充療法を行っているなどエストロゲン曝露期間が長い，②授乳が少ない，③高脂肪食，アルコール，肥満，④放射線曝露，⑤遺伝があげられている。男性と30歳までに卵巣の摘除を受けた女性には極端に乳がんの発生は少ないことから，乳がんの発生と進展にエストロゲンが不可欠であると考えられる。肥満では，肥大した脂肪組織からのエストロゲン産生と高インスリン状態が発がんに関与すると考えられている。

病態・症候　　多くは無痛性で硬い腫瘤を触知する。特にがんが乳房提靱帯に浸潤すると触診で皮膚をつまむと皮膚が陥凹を呈するのが特徴である。がん細胞は発生より数十年をかけて増大し，診断時には約60%でエストロゲン受容体が陽性であり，卵巣摘除や抗エストロゲン薬に反応する。

診　断　　診断には視触診（しこり），レントゲン検査（マンモグラフィー），超音波エコー検査，細胞診と組織診断を行う。乳頭腫，乳管上皮過形成などの良性病変との鑑別が必要である。

治　療　　進行がんでは手術，放射線照射，抗がん剤投与，ホルモン製剤投与などの治療法を必要に応じて組み合わせる集学的治療が主流となっている。

　①　**手術療法**　　乳房温存術，単純乳房切除術，拡大乳房切除術がある。

　②　**放射線療法**　　乳房温存療法に放射線療法を相補的に付加することで，定型的乳房切除術と同等の治療域をカバーすることを目指す。

　③　**薬物療法**　　抗がん剤の適応は，腋窩リンパ節転移，大きさが2cm以上，エストロゲン受容体とプロゲステロン受容体がともに陰性である場合である。ホルモン

療法は，抗エストロゲン薬であるタモキシフェンを利用する。これは特にエストロゲン受容体が陽性の場合に奏効する。erbB2は膜上の増殖因子であり，モノクローナル抗体でこれをブロックする療法が転移性乳がんで利用可能である。

4. 前立腺がん

概　念　前立腺は射精管周囲の中心域，尿道周辺の移行域（内腺）と辺縁域（外腺）に組織学的に分けられる。前立腺がんは辺縁域の腺房上皮由来の腺がんである。前立腺肥大症は，主として移行域の前立腺上皮と間質細胞の結節状過形成のことである。前立腺がんは，近年増加しており，男性では2019年の部位別がん罹患率で第1位である（e-Stat，全国がん登録による）。

成　因　危険因子は年齢（60歳以上の高齢者で増加），遺伝（近親者に前立腺がんがあると罹患率が高い），人種（日本を含むアジアでは少なく，欧米，黒人に多い），食事（高たんぱく質・高脂肪食）である。腫瘍細胞は男性ホルモン依存性の増殖を示し，アンドロゲンの関与が推測されている。

病　態　剖検あるいは前立腺肥大の摘出材料に偶然認められることも多く，この場合，偶発がん（ラテントがん，潜伏がん）と呼ぶ。前立腺がんは多くが腺がんで，一般に異型性が軽度であるため，腺管の2層性構造の消失が良性病変との鑑別点となる。局所進展として精嚢浸潤が多く精液に血液の混入を認める，遠隔転移では骨硬化像を伴う骨転移（造骨性変化）が特徴である。尿道や膀胱に浸潤すると排尿障害，血尿，頻尿などの症状が現れ，尿管の閉塞で水腎症，腎不全となる。

診　断　直腸診，経直腸的超音波検査と血中前立腺マーカーである前立腺特異抗原（PSA）と前立腺酸性ホスファターゼにより診断される。確定診断は前立腺の針生検が必要である。

治　療　開腹による前立腺全摘術が基本となる。進行がんでも約80％は内分泌療法に反応するため，手術療法（去勢術）にエストロゲンや抗アンドロゲン薬の投与を行う。化学療法の有効率は低い。放射線療法では従来の外照射に加えて，前立腺永久挿入密封小線源照射治療（brachytherapy）が日本でも可能となった。

参考文献

● 黒川　清（編）：『内科学』（第2版），文光堂（2003）
● がん研究振興財団：がんの統計
● 国立がん研究センター　がん情報サービス　https://ganjoho.jp
● 伊藤昌春，草薙康城：診療の基本—妊娠高血圧症候群，日産婦誌，**58**（5），pp. N61-N70（2006）
● 妊娠高血圧症候群新定義・臨床分類，第70回日本産科婦人科学会学術講演会，2018

第 13 章

血液系疾患

1. 貧血（anemia）

概　念　血液中の赤血球数もしくは血色素（ヘモグロビン，Hb）濃度が低下した状態を貧血という。ヘモグロビン濃度の正常範囲は年齢，性別などによって異なるが，おおむね男性では13g/dL未満，女性（妊婦以外）では12g/dL未満，妊婦では11g/dL未満，高齢者では11〜12g/dL未満を貧血とする。貧血の原因は多岐にわたるが，失血，溶血，骨髄での造血障害に大別される。

症　状　赤血球のヘモグロビンによる組織への酸素供給が障害されることにより，動悸，息切れ，全身倦怠感，頭痛，食欲不振などが起こる。また，皮膚粘膜が蒼白となる。

検査所見

①　**赤血球指数（恒数）**　赤血球数，ヘモグロビン濃度，ヘマトクリット値から算出される「赤血球指数（恒数）」は，赤血球の大きさとヘモグロビン量に基づく貧血の分類に用いられる（表13-1）。

②　**血清フェリチン値**　健常者の体内では鉄はヘモグロビンのほか，貯蔵鉄としてフェリチンというたんぱく質と結合して肝臓などに分布している。血清フェリチン値は，体内貯蔵鉄の量を反映する。ただし，悪性腫瘍や肝障害，炎症性疾患では貯蔵鉄と無関係に変動する。

③　**不飽和鉄結合能・総鉄結合能**　トランスフェリンは肝臓から産生される鉄結合たんぱく質であり，血清中の鉄はトランスフェリンと結合している。血清鉄と結合していないトランスフェリンを不飽和鉄結合能と呼び，血清鉄と不飽和鉄結合能の合計（すなわち，すべてのトランスフェリンが結合できる鉄の総量）を総鉄結合能と呼ぶ（図13-1）。

2. 鉄欠乏性貧血

病　態　鉄はヘモグロビンの酸素結合部位を構成している。血中の鉄が欠乏するとヘモグロビンを合成できず，貧血となる。これを鉄欠乏性貧血と呼ぶ。

成　因　鉄欠乏性貧血は，鉄の摂取不足や吸収低下，鉄喪失（出血，消化器疾患，外科手術など），生体の鉄需要増大（妊娠，慢性炎症，悪性腫瘍など）によって起こ

表 13 - 1　赤血球指数（恒数）

	MCV （平均赤血球容積）	MCHC （平均赤血球血色素濃度）	MCH （平均赤血球血色素量）	代表的疾患
基　準　値	男性：82.7〜101.6fL 女性：79〜100fL	男性：31.6〜36.6% 女性：30.7〜36.6%	男性：28 〜34.6pg 女性：26.3〜34.3pg	
小　球　性 低色素性貧血	低値	低値	低値	・鉄欠乏性貧血 ・鉄芽球性貧血 ・サラセミア ・慢性疾患に伴う 　二次性貧血
正　球　性 正色素性貧血	基準範囲	基準範囲	基準範囲	・溶血性貧血 ・再生不良性貧血 ・腎性貧血 ・急性出血 ・白血病
大球性正(高) 色素性貧血	高値	基準範囲	基準範囲〜高値	・巨赤芽球性貧血

MCV（平均赤血球容積）：赤血球１個あたりの平均容積，MCHC（平均赤血球血色素濃度）：赤血球の一定容積中のヘモグロビン量（濃度），MCH（平均赤血球血色素量）：赤血球１個あたりの平均的ヘモグロビン量，fL：フェムトリットル，pg：ピコグラム。

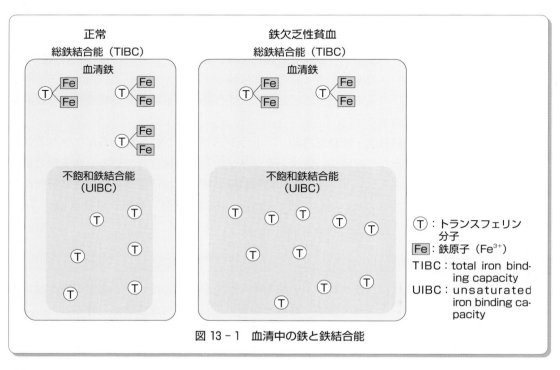

図 13 - 1　血清中の鉄と鉄結合能

る。また，ヘリコバクター・ピロリ菌感染との関連も示唆されている。

症状・検査 貧血に共通な症状のほか，爪の中央部が凹む匙状爪（スプーンネイル）が特徴的にみられる。鉄欠乏性貧血に舌乳頭萎縮や嚥下障害を伴うものをプランマー-ヴィンソン（Plummer-Vinson）症候群と呼ぶ。軽度や慢性の貧血では，症状を自覚しないことも多い。

　血液検査では小球性低色素性貧血となり，赤血球の大小不同がみられる。血清鉄濃度および血清フェリチン値は低値を示す。鉄欠乏性貧血では肝臓でのトランスフェリン産生が増加するため，不飽和鉄結合能や総鉄結合能は上昇する（図13-1）。

治　療 鉄欠乏をきたしている原因を治療するとともに，通常は経口鉄剤を投与する。貯蔵鉄（血清フェリチン値）が回復するまで投与を継続する。動物性たんぱく質やビタミンCは非ヘム鉄の吸収を促進する。

3. 巨赤芽球性貧血

病　態 赤血球の成熟が障害されて正常な赤血球ができず，骨髄中に巨赤芽球が出現する貧血を巨赤芽球性貧血と呼ぶ。主な原因は，細胞のDNA合成に必須なビタミンB_{12}または葉酸の欠乏による（表13-2）。食事制限やアルコール依存症による摂取不足のほか，胃切除や胃炎などによる内因子（胃の壁細胞から分泌され，ビタミンB_{12}の小腸での吸収に必要な糖たんぱく）の不足，あるいは小腸でのビタミンB_{12}吸収障害などによる。特に，自己免疫性胃炎のため胃粘膜が萎縮し，胃内因子の分泌が障害されるためビタミンB_{12}の吸収が障害されて生じる巨赤芽球性貧血を悪性貧血という。

症状・検査 貧血一般の症状のほか，舌乳頭の萎縮・発赤，舌の疼痛〔ハンター（Hunter）舌炎〕がみられる。ビタミンB_{12}欠乏症ではしびれや知

表 13-2　巨赤芽球性貧血の原因

1. ビタミンB_{12}欠乏	1) 摂取不足：偏食，菜食主義者など 2) 吸収障害 ・胃疾患（内因子の欠乏）：胃切除，悪性貧血など ・小腸疾患：小腸切除，吸収不良症候群など
2. 葉酸欠乏	1) 摂取不足：偏食，アルコール中毒など 2) 吸収障害：吸収不良症候群など 3) 需要増大：妊娠，悪性腫瘍など
3. 薬剤によるDNA合成障害	代謝拮抗薬：葉酸拮抗薬（メトトレキサート），抗がん剤（シタラビン，フルオロウラシルなど）
4. その他	先天性酵素欠損など

覚異常などの神経症状がみられ，進行性の脊髄変性をきたしたものを亜急性連合性脊髄変性症という。血液検査では多くは大球性正色素性貧血を認め，白血球，血小板の減少を伴うこともある。原因により，血清中ビタミンB₁₂または葉酸の低下がみられる。悪性貧血では，抗胃壁抗体や抗内因子抗体などが検出され，ビタミンB₁₂吸収が低下している（シリング試験）。

治　療　　原因除去に加え，ビタミンB₁₂または葉酸を投与する。内因子欠乏や小腸での吸収障害の際は，ビタミンB₁₂は経口投与でなく筋肉注射とする。

4. その他の貧血

4. 1　再生不良性貧血

骨髄造血幹細胞の異常により骨髄での造血能が低下し，重篤な汎血球減少（赤血球，白血球，血小板すべての減少）をきたす。先天性と後天性に分けられ，後者の多くは原因不明であるが，薬剤，放射線やウイルスなどによるものもある。貧血，感染症・発熱，出血症状などがみられる。血液検査で汎血球減少，骨髄検査で骨髄細胞数の減少（低形成髄，脂肪髄）を認める。

治療は，免疫抑制療法（抗胸腺細胞グロブリン・シクロスポリン），骨髄移植，たんぱく同化ステロイド療法，支持療法（輸血など）を重症度に応じて行う。

4. 2　溶血性貧血

病　態　　溶血とは赤血球が異常に破壊されて赤血球寿命が短縮することを指し，溶血のために起こる貧血を溶血性貧血という。赤血球自体の異常によって起こる場合（内因性）と，他の何らかの要因によって赤血球が破壊される場合（外因性）がある。

症状・検査　　貧血一般の症状に加え，溶血で生じるビリルビンのために黄疸や褐色尿，脾腫などを認める。検査では正球性正色素性貧血となり，網赤血球の著明増加，骨髄で赤芽球増加を認める。血清では，間接ビリルビンや乳酸脱水素酵素（LDH）の値が高くなる。ヘモグロビン輸送たんぱくであるハプトグロビン（肝臓で産生）が，溶血で細胞外に出た多量のヘモグロビンによって消費されるため，血清ハプトグロビン濃度は低値となる。

溶血性貧血をきたす代表的疾患

①　**自己免疫性溶血性貧血**（後天性疾患）：自己の赤血球に対する抗体が生じ，抗原抗体反応により赤血球が傷害されて溶血が起きる自己免疫疾患である。赤血球表面に免疫グロブリン（抗体）が結合しているかどうかを調べるクームス試験が陽性となる。治療には副腎皮質ステロイドを用いる。

②　**遺伝性球状赤血球症**（遺伝性疾患）：赤血球膜の遺伝的異常のために赤血球が球状となり，物理的に脾臓を通過できず破壊され溶血を起こす。黄疸や胆石がみられる。治療としては，手術で脾臓を摘出する（脾摘）。

5. 出血性疾患

5. 1 播種性血管内凝固症候群

(disseminated intravascular coagulation syndrome：DIC)

病　態　何らかの基礎疾患をもとに，全身の微小血管内で止血凝固反応が持続的に活性化されて血栓が多発し，血小板や凝固因子が消費されて減る一方，線溶の活性化も起こって出血症状も生じる病態である。基礎疾患としては，悪性腫瘍（白血病など），重症感染症（敗血症など），および産科疾患が多い。

症　状　多彩な出血症状（皮膚の紫斑，鼻出血，皮内・筋肉内出血，頭蓋内出血など），および微小血栓による臓器の虚血障害（中枢神経系，腎臓，呼吸器，消化器など）が起こる。血液検査で血小板数は減少し，凝固因子（フィブリノゲン）も消費され低下する。プロトロンビン時間（PT）や活性化部分トロンボプラスチン時間（APTT）などの凝固時間の延長，また線溶系亢進を反映して，FDP（フィブリン・フィブリノゲン分解産物）やD-ダイマー（フィブリンの分解産物）の増加も認められる。

治　療　予後不良であり，緊急対応を要する。対症療法としてヘパリンなどによる抗凝固療法，血漿や血小板の輸血を行うほか，原因疾患の治療を行う。

5. 2 特発性血小板減少性紫斑病（idiopathic thrombocytopenic purpura：ITP）

血小板膜のたんぱく質に対する自己抗体が血小板と結合し，脾臓でマクロファージなどによって破壊され血小板が減少する自己免疫疾患の一つである。急性型は小児に多く，ウイルス感染に続いて急激に起こり，数週から数か月で自然寛解する。一方，慢性型は成人に多い。いずれも，皮下出血（点状出血・紫斑），歯肉出血，鼻出血，下血，血尿，頭蓋内出血などの出血症状がみられるが，健診で偶然に見つかることも多い。血液検査では血小板減少を認めるが，赤血球数，白血球数，凝固時間は正常である。血小板結合性免疫グロブリン（PAIgG）の増加をみることもある。

治療は副腎皮質ステロイド投与が第1選択薬となる。近年，ITPでヘリコバクター・ピロリ菌陽性の場合，抗生物質（抗菌薬）でピロリ菌を除菌すると多くの症例で血小板数が増加することがわかり，ピロリ菌陽性の場合は除菌療法が行われる。

5. 3 血　友　病

凝固因子の遺伝的な欠損または活性低下による血液凝固異常で，X染色体連鎖劣性遺伝のため男児のみに症状が発現する。原因となる凝固因子により血友病A（第Ⅷ因子）と血友病B（第Ⅸ因子）に分けられる。いずれも症状は反復する出血（深部出血・内出血）であり，皮下出血，関節出血（血友病性関節症をきたす），筋肉出血をみる。また外傷や抜歯後の止血が困難である。検査では，内因系凝固因子異常を反映し，APTTが延長するが，出血時間や血小板数，PTは正常である。治療は，出血時または予防的に，欠乏している凝固因子の血液製剤を投与する。

6. 白血病，悪性リンパ腫

6. 1 白 血 病

病　態　　　白血病とは白血球系腫瘍細胞の異常な増殖を特徴とする血液系悪性腫瘍の総称である。発症様式により急性と慢性に，また腫瘍細胞の起源によって骨髄球性（骨髄性）とリンパ球性に分類される。多くは原因不明であるが，慢性骨髄性白血病は，遺伝子転座で生じるフィラデルフィア（Ph[1]）染色体がつくるBCR/ABLたんぱく質が病因であり，成人T細胞白血病（ATL）はレトロウイルス（HTLV-I）が原因であることがわかっている。

症状・検査　　　急性白血病では，未分化な腫瘍細胞（芽球）が骨髄で急激に増殖し，正常な造血ができず，易感染性，貧血，出血傾向などが起こる（表13-3）。慢性白血病は進行が遅く，無症状のまま健診で見つかることも多い。進行すると倦怠感やリンパ節腫大などがみられる。

　血液検査では，芽球（白血病細胞）の増加を反映し，白血球数が数万個/μLに増加する。骨髄穿刺や骨髄生検では幼若な芽球の増加を認める。

治　療　　　寛解導入と完全治癒を目標として，抗がん剤を組み合わせた強力な多剤併用化学療法，分化誘導療法（急性前骨髄球性白血病に対するオールトランス型レチノイン酸（ATRA：all-trans retinoic acid，ビタミンAの誘導体）など），分子標的療法（慢性骨髄性白血病では，BCR/ABLたんぱく質の活性を阻害する経口薬イマチニブメシル酸塩が有効）などが行われる。また，造血幹細胞移植も検討される。

6. 2 悪性リンパ腫

　リンパ球の悪性腫瘍化で，腫瘍細胞の種類によりホジキンリンパ腫と非ホジキンリンパ腫に大別される。症状はリンパ節腫脹（頸部，腋窩，鼠径部など）のほか，発熱，体重減少，盗汗（顕著な寝汗）などが現れる。リンパ節生検や画像診断などで組織学的分類および病期を診断し，化学療法や放射線治療，生物学的製剤（抗CD20抗体）による治療などを行う。

表 13 - 3　急性白血病の主な症状

貧血症状	顔面蒼白，全身倦怠感，動いたときの動悸・息切れなど
感染症状	発熱，咽頭痛，咳，下痢など
出血症状	紫斑，鼻出血，歯肉出血など
感染症状	骨痛，肝脾腫，リンパ節腫脹，頭痛，嘔気，腫瘤形成など

出典）国立がん研究センターがん対策情報センター

6. 3　多発性骨髄腫（multiple myeloma：MM）

　多発性骨髄腫は形質細胞（成熟したBリンパ球で免疫グロブリンを産生する）の腫瘍性増殖が起こる疾患であり，高齢者に多い。腫瘍細胞から単一の種類の免疫グロブリンが大量に産生され（この異常な免疫グロブリンをMたんぱくと呼ぶ），正常な免疫グロブリンの産生は抑制される。腫瘍細胞が骨髄内で増殖し，骨破壊，骨粗鬆症（病的骨折），高カルシウム血症，腎障害などをきたす。このため，腰痛や胸痛・背部痛，倦怠感や口渇などが生じる。正常造血が抑制され，赤血球減少（正球性正色素性貧血），白血球減少，血小板減少が起こる。血液のたんぱく電気泳動検査でMたんぱくによるピークが出現する。また，尿中に「ベンス・ジョーンズたんぱく」がみられることがある。治療には，分子標的薬や抗がん剤の併用化学療法，自己造血幹細胞移植が行われる。

参考文献

● Beutler E, Waalen J：The definition of anemia: what is the lower limit of normal of the blood hemoglobin concentration? Blood, **107**, pp. 1747-1750（2006）
● 厚生労働省　難病情報センター　https://www.nanbyou.or.jp/
● 高久文麿監修『臨床検査データブック2015-2016』，医学書院（2015）

第 14 章

免疫・アレルギー疾患

1. 食物アレルギー

概　念　　特定の食物を摂取後，免疫学的機序によって生体に不利益な症状が起こることを食物アレルギーという（表14-1）。多くは即時型（Ⅰ型）アレルギーであり，食物に特異的なIgE抗体がかかわっている。

症　状　　原因食物を摂取した後2時間以内に，皮膚症状（じんま疹，浮腫など），呼吸器症状（鼻汁，喘鳴，呼吸困難など），消化器症状（嘔気・嘔吐，腹痛，下痢など）またアナフィラキシーショック*などの全身症状が現れる。

> ＊**アナフィラキシー**：全身に吸収されたアレルゲンによる全身性のⅠ型アレルギー反応である。軽度の場合は口腔内違和感やじんま疹などの症状をみるが，重症の場合は急激に多臓器の障害を起こし，血圧低下，意識障害，呼吸停止・心停止から死亡に至る（アナフィラキシーショック）。気道確保，血圧維持，輸液などの緊急治療が必要である。アレルギーの既往があり，アナフィラキシーショックを起こす可能性のある患者には，医師の指導のもとでアドレナリン自己注射が可能である。

検査所見　　原因食物に対するIgE抗体が検出される。末梢血好酸球数の増加がみられることがある。

診　断　　血中抗原特異的IgE抗体価（IgE-RAST），皮膚プリックテストなどによって診断する。必要に応じて食物除去・負荷試験を行う（表14-2）。

治　療　　原因食物を正確に同定し，除去食を中心とした栄養・食事療法を行う。除去食の解除は経口負荷試験などによって判断する。対症療法として抗ヒスタミン薬の投与などを行う。

食物アレルギーの特殊型

①　**食物依存性運動誘発アナフィラキシー**　　ある特定の食物（小麦・魚介類など）と運動が組み合わさってアレルギー症状が起こるもので，一般的には食後2時間以内の運動によって症状が起こる。たとえば給食で魚を食べた児童が昼休みに運動してじんま疹や喘鳴，呼吸困難を起こす場合がある。したがって運動する前には原因食物を摂取しないよう指導する。

②　**口腔アレルギー症候群（OAS）**　　特定の食物をとった後に口の中に過敏症状が現れる口腔アレルギーである。原因食物は果物（キウイ，メロン，スイカ，リンゴ，モモ）や野菜（トマト）などが多い。また，花粉症（シラカバ，ハンノキなど）やラテッ

表 14 - 1　食物アレルギーの臨床型分類

臨　床　型		発症年齢	頻度の高い食物	耐性の獲得（寛解）	アナフィラキシーショックの可能性	食物アレルギーの機序
新 生 児 ・ 乳 児消 化 管 ア レ ル ギ ー		新生児期乳児期	牛乳（育児用粉乳）	多くは寛解	（±）	主にIgE非依存性
食物アレルギーの関与する乳児アトピー性皮膚炎*		乳児期	鶏卵，牛乳，小麦など	多くは寛解	（＋）	主にIgE依存性
即時型症状（じんま疹，アナフィラキシーなど）		乳児期〜成人期	乳児〜幼児：　鶏卵，牛乳，小　麦，ピーナッツ，　木の実類，魚卵　など学童〜成人：　甲殻類，魚類，　小麦，果物類，　木の実類など	鶏卵，牛乳，小麦は寛解しやすいその他は寛解しにくい	（＋＋）	IgE依存性
特殊型	食物依存性運動誘発アナフィラキシー（FEIAn/FDEIA）	学童期〜成人期	小麦，エビ，果物など	寛解しにくい	（＋＋＋）	IgE依存性
	口腔アレルギー症候群（OAS）	幼児期〜成人期	果物・野菜・大豆など	寛解しにくい	（±）	IgE依存性

＊慢性の下痢などの消化器症状，低たんぱく血症を合併する例もある。
すべての乳児アトピー性皮膚炎に食物が関与しているわけではない。
出典）日本アレルギー学会：『アレルギー総合ガイドライン2013』，協和企画（2013），AMED免疫アレルギー疾患実用化研究事業『食物アレルギーの診療の手引き2020』（2020）

クス（ゴム）アレルギーとの交差反応があることが少なくない。症状は口周囲や口腔内の腫れ，痒み，ピリピリ感などで，まれに呼吸器症状や全身症状の出現・ショックに至る。予防のためには原因食物の摂取を避ける。

2.　膠原病，自己免疫疾患

概　念　　自己の構成成分に対する免疫反応（自己免疫）によって起こる病態を自己免疫疾患という。主に生体のどの部分に対する自己免疫かにより，全身性自己免疫疾患と臓器特異的免疫疾患に分類される（表14-3）。自己免疫疾患のうち，コラーゲンなどの結合組織（膠原線維）に病変があると考えられる疾患群を膠原病と呼び，関節リウマチ（rheumatoid arthritis：RA），全身性エリテマトーデス（systemic lupus erythematosus：SLE），強皮症などが含まれるが厳密には区別されていない。

表 14 - 2　食物アレルギーの診断

1.　問　　　診	・症状を起こす食品の種類・摂取量 ・摂取してからどのくらいの時間でどのような症状を起こすかなど ・食物日誌の活用
2.　血中抗原特異 　　的IgE抗体	・疑われる食物（アレルゲン），特異的なIgE抗体価（IgE-RAST）を検査する（IgE抗体価が陽性であることと症状の出現や重症度とは必ずしも一致しないことに注意）
3.　皮膚テスト	・プリックテスト：アレルゲンエキスを皮膚の表面に滴下してから皮膚を針で刺して小さな傷をつけ，反応をみる（15分後に判定） ・プリックプリックテスト：口腔アレルギー症候群の診断のために行われるもので，原因となる野菜や果物そのもの（新鮮なもの）を刺した針で直接皮膚を刺す
3.　食物除去試験	・疑わしい原因食物を１〜２週間完全除去し，症状が改善するかどうか観察する
4.　食物負荷試験	・確定診断のために必要に応じて行うが，アナフィラキシーショックのリスクを伴うため，緊急時に対応できる施設で十分に注意して行う

出典）日本アレルギー学会：『アレルギー疾患　診断・治療ガイドライン2010』，協和企画（2010）

表 14 - 3　自己免疫疾患

全身性自己免疫疾患
- 全身性エリテマトーデス（SLE）
- 混合性結合組織病
- 強皮症
- 多発性筋炎・皮膚筋炎
- 血管炎
- 関節リウマチ
- シェーグレン症候群
- 自己免疫性溶血性貧血
- 特発性血小板減少性紫斑病
- 多発性硬化症
- 重症筋無力症
- １型糖尿病
- 自己免疫性肝炎
- 自己免疫性膵炎
- 原発性胆汁性肝硬変
- 慢性甲状腺炎（橋本病）
- バセドウ病
- 天疱瘡
臓器特異的自己免疫疾患

代表的な自己免疫疾患を示す。おおむね全身性自己免疫疾患と臓器特異的自己免疫疾患に分けられるが，疾患または症状が合併することも多く，厳密な分類ではない。

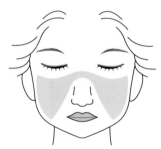

図14-1　SLE患者にみられる蝶形紅斑
日光を浴びた後などに，鼻から両側の頬に，蝶が羽を広げたような赤みが現れる。

2．1　全身性エリテマトーデス

　全身の多くの臓器が障害される原因不明の全身性自己免疫疾患で，20～40歳代の妊娠可能年齢の女性に多い。自己のさまざまな体成分に対する抗体（自己抗体）がつくられるが，そのうち細胞の核成分に対する抗体（抗核抗体，抗DNA抗体）が抗原抗体反応により免疫複合体を形成して糸球体などに沈着し組織が傷害される。症状は多彩で，発熱，皮疹（蝶形紅斑，図14-1），光線過敏症，脱毛，口内炎，関節炎，腎障害（ループス腎炎），精神・神経症状，間質性肺炎，胸膜炎，レイノー現象など全身にさまざまな症状が出現し，寛解と増悪を繰り返す。血液検査では白血球数や血小板数が減少し，溶血性貧血がみられることもある。免疫学的検査で抗核抗体，抗2本鎖DNA抗体，抗カルジオリピン抗体などの自己抗体が陽性となり，血清中の免疫複合体は増加，補体価は低下する。病変部の免疫組織検査で免疫複合体の沈着がみられる。

　治療は副腎皮質ホルモン製剤（ステロイド）投与が主体で，免疫抑制薬も用いられる。重症時はステロイドパルス療法を行い，軽快したら徐々に減量し，少量内服で維持する。ヒドロキシクロロキン内服も用いられる。日常生活では，日光（紫外線）を避け，感染症に注意する。妊娠出産は医師と相談する。

2．2　関節リウマチ

　多関節に慢性の炎症が生じる原因不明の関節疾患である。関節内の滑膜組織に対する自己免疫が原因と考えられ，滑膜の炎症性増殖がみられる。30～50歳の女性に多い。

　手指，手関節，肘，膝，肩，足関節，足趾など複数の関節に痛みや左右対称の腫れがみられ，早朝から午前中は関節が動かしにくい。進行すると軟骨や骨が破壊され関節の変形・破壊に至り，日常生活動作が著しく制限される（図14-2）。骨粗鬆症をきたすことも多く，また頸椎が亜脱臼し，しびれや歩行障害などをきたすこともある。皮下結節，間質性肺炎，血管炎などの関節外症状や，他の自己免疫疾患の合併も多いが，症状の経過・進行には個人差が大きい。検査所見ではCRPや赤沈など炎症反応が

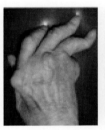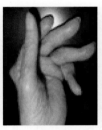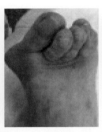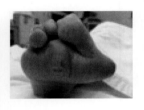

図 14 - 2　関節リウマチ患者にみられる手指および足趾の関節変形
（聖マリアンナ医科大学難病治療研究センター・遊道和雄教授提供）

高値となる。また抗CCP抗体（抗シトルリン化ペプチド抗体）が陽性となることが多い。
　治療は，非ステロイド性抗炎症薬や副腎皮質ステロイドで症状を抑えながら，早期からメトトレキサート（MTX）をはじめとする抗リウマチ薬や免疫抑制薬などを投与する。近年，炎症性サイトカインである腫瘍壊死因子（TNF）-αやインターロイキン（IL）-6などの活性を阻害する生物学的製剤によって，リウマチの進行を抑制することが可能になってきている。

2.3　強　皮　症

　皮膚の硬化がみられる疾患を強皮症という。皮膚のみが障害される限局性強皮症と，内臓障害，血管障害（末梢循環障害）も伴う全身性強皮症とに分けられるが，一般的に強皮症といえば全身性強皮症のことを指す。発症は30〜50歳が主で，女性に圧倒的に多い。多彩な自己抗体が認められる全身性自己免疫疾患の一つである。
　症状は多彩で，皮膚症状（指先の血行障害によるレイノー現象*や皮膚潰瘍，手指や体幹部・顔面の皮膚硬化など），関節炎，間質性肺炎・肺線維症，肺高血圧症（肺動脈圧が上昇し，進行すると息切れや呼吸困難の原因となる），消化管障害（食道蠕動運動の低下，嚥下困難，胸やけ），腎クリーゼ（急激な血圧上昇を伴う重篤な腎障害）などが出現する。血清中に抗トポイソメラーゼⅠ抗体，抗セントロメア抗体などの自己抗体がみられる。
　　＊レイノー現象：寒冷刺激や精神的緊張によって手足の指先に起こる色調変化であり，冬季や寒冷刺激などによって指先の色が白や紫に変わる。

　治療は，皮膚の保温や保湿に留意するほか，対症療法を行う。間質性肺炎を伴う場合などは免疫抑制薬を投与する。

2.4　シェーグレン（Sjögren）症候群

　全身の外分泌腺を標的とする臓器特異的自己免疫性疾患であり，主に涙腺，唾液腺組織が傷害されて眼や口腔の乾燥症状をきたす。発症は50歳代がピークであり，女性に圧倒的に多い。
　主な症状としては，涙液の減少による眼乾燥（ドライアイ），唾液分泌減少による口

腔乾燥（ドライマウス）などがある。また唾液腺炎や関節炎，間質性肺炎など全身の臓器に病変が生じることもある。まれに悪性リンパ腫の合併をみる。検査では，涙腺の分泌低下（シルマーテスト，ローズベンガル試験/蛍光色素試験），唾液の分泌低下（ガムテスト，サクソンテスト，唾液腺造影など）が認められる。血清抗Ro/SS-A抗体や抗La/SS-B抗体などの自己抗体が陽性となることが多い。

ドライアイやドライマウスに対しては，唾液分泌促進薬の投与や人工涙液，人工唾液が利用される。味覚障害や嚥下困難などがある場合は食事に配慮する。

3. 免疫不全

3. 1 原発性免疫不全症候群

免疫にかかわる各種の細胞やたんぱく質が先天的に欠損あるいは欠乏し，十分な免疫能が獲得できない疾患の総称であり，欠乏する因子により多数の病型がある。最も重症なものは，T細胞・B細胞ともに欠損する重症複合型免疫不全症（アデノシンデアミナーゼ欠損症など）であり，生下時から細胞性免疫・液性免疫とも欠如し，すべての病原体に対する抵抗力がなく，重篤な感染症を繰り返す。その他，B細胞の異常による抗体産生不全症（X連鎖性無γグロブリン血症），胸腺形成不全による細胞性免疫不全（ディジョージ症候群），補体欠損症，食細胞機能不全（慢性肉芽腫症）などがある。

3. 2 後天性免疫不全症候群（AIDS）

レトロウイルスの一種であるヒト免疫不全ウイルス（human immunodeficiency virus：HIV）が，T細胞上のCD4分子を結合部位として感染することによってCD4陽性Tリンパ球を破壊するため，T細胞の持続的減少による高度の免疫不全をきたす感染症である。

血液や体液を介してヒトからヒトへ感染し，感染経路の多くは異性間または同性間の性行為である。母子感染については，適切な予防措置（抗HIV薬投与，帝王切開など）を行うことで新生児への感染を予防できる。

感染初期（感染後2〜3週間程度）には，感冒様症状（発熱，咽頭痛，筋肉痛など）のみで感染に気づかないことも多く，その後数か月から数年以上明らかな自覚症状のないまま（無症候性キャリア），T細胞が減少を続ける。数か月から数年（10年以上のこともある）を経てCD4陽性T細胞が200個/μL程度より少なくなると，AIDS関連症候群と呼ばれる一連の症状（発熱，体重減少，リンパ節腫脹，慢性下痢，全身倦怠感，寝汗，頭痛など）や，さまざまな日和見感染症（ニューモシスチス感染，サイトメガロウイルス感染，結核，真菌症など）や悪性腫瘍（悪性リンパ腫，カポジ肉腫など），精神症状などが出現し，未治療の場合は数年で死に至る。

抗HIV抗体検査やHIV遺伝子検出（PCR法）などで診断され，治療は抗HIV薬（逆転写酵素阻害薬，プロテアーゼ阻害薬，インテグラーゼ阻害薬など）の併用療法に加え対症療法も行われる。

参考文献

● 厚生労働省リウマチ・アレルギー情報：リンク集　https://www.mhlw.go.jp/new-info/kobetu/kenkou/ryumachi/link.html
● 日本アレルギー学会：『アレルギー総合ガイドライン 2013』，協和企画（2013）
● 大阪医療センター−HIV/AIDS先端医療開発センター　https://osaka.hosp.go.jp/department/khac/

第 15 章

感　染　症

1. 病原微生物と感染・感染症

　自然界には，多くのウイルス，細菌，真菌などの微生物が生息しているが，そのなかの一部の微生物は，飲食や接触を通じて人体に侵入し増殖して疾病の原因となる。こうした，疾病の原因となる微生物を病原微生物（病原体，表15-1）といい，侵入を受ける側であるヒトを宿主という。また，病原微生物が宿主内に侵入し増殖することを感染といい，感染により生体に病的変化が生じることを感染症という。

　感染症では，病原微生物が感染してもすぐには症状が現れず，最初に症状が現れるまでには一定の期間を要する。この期間のことを潜伏期といい，病原微生物が生体内で増殖するために必要な時間である。たとえば，麻疹（はしか）では，麻疹ウイルス

表 15 - 1　病原微生物（病原体）

病　原　体	代　表　例
細　　　菌	黄色ブドウ球菌，溶血性連鎖球菌，腸球菌，緑膿菌，チフス菌*，大腸菌，サルモネラ*，肺炎球菌，結核菌，レジオネラ菌，破傷風菌，ピロリ菌，淋菌，梅毒トレポネーマ，ペスト菌
ウ イ ル ス	インフルエンザウイルス，ヘルペスウイルス，サイトメガロウイルス，麻疹ウイルス，風疹ウイルス，A型・B型・C型肝炎ウイルス　エイズウイルス（HIV），ムンプスウイルス，狂犬病ウイルス，日本脳炎ウイルス
クラミジア	肺炎クラミジア，トラコーマクラミジア
リケッチア	発疹チフスリケッチア，ツツガムシ病リケッチア
マイコプラズマ	肺炎マイコプラズマ
真　　　菌	白癬菌，カンジダ，アスペルギルス，クリプトコッカス
原　　　虫	赤痢アメーバ，マラリア原虫，腟トリコモナス
寄　生　虫	回虫，ぎょう虫，顎口虫，条虫

＊チフス菌，サルモネラ：チフス菌もサルモネラの一属であるが，ここに掲げたサルモネラは，食中毒の原因となりやすい菌型という意味でチフス菌とは別に扱った。

に感染後1～2週間の潜伏期を経て発熱，結膜炎などの麻疹特有の症状が出現し始める。

　病原微生物の感染により症状が出ることを発症という。しかし，感染してもすべてのヒトが発症するわけではなく，発症するかどうかは病原微生物の病気を発症させる力（病原性）と宿主の感染防御力（免疫力）の力関係によって決まる。感染症による症状が明らかに出現している場合を顕性感染，症状が出現しない場合を不顕性感染という。

2. 病原微生物の感染経路

　病原微生物は，微生物によって生体に侵入しやすい経路が決まっており，主にその経路を介して感染する。この経路を感染経路というが，病原体によっては複数の感染経路を持つ場合もある。食物などを介して口から感染（経口感染）する，くしゃみや咳などにより気道から感染（経気道感染）する，血液を介して感染する，蚊や蚤などが病原微生物を媒介する感染などがある（表15-2）。

表15-2　病原微生物（病原体）の主な感染経路

感染経路		病原体
経口感染		赤痢菌，腸チフス菌，ビブリオ菌，A型・E型肝炎ウイルス
空気感染（経気道感染）		インフルエンザウイルス，麻疹ウイルス，レジオネラ菌，結核菌，肺炎球菌
経皮感染	節足動物を媒介にした感染	ペスト菌（蚤），マラリア原虫（蚊），日本脳炎ウイルス（蚊），ツツガムシ病リケッチア（ダニ）
	動物の咬傷	狂犬病ウイルス（犬）
	血液を介した感染	B型・C型肝炎ウイルス，エイズウイルス
接触感染	経性器感染	淋菌，梅毒トレポネーマ，エイズウイルス*，B型・C型肝炎ウイルス*

＊複数の感染経路を持つ。

3. 性感染症・性行為感染症（sexually transmitted disease：STD）

　性行為（性交または性器以外の接触など性交に類似した行為を含む）を介してヒトからヒトへと感染する接触感染症をいうが，異性間だけでなく，同性間の性行為も含める。代表的なものに，B型肝炎，エイズ（AIDS），尖圭コンジローマ（原因ウイルスはヒトパピローマウイルス）などのウイルス感染，クラミジア，梅毒や淋病などがあり，多くは性器などの接触部位から感染する。一方，B型肝炎ウイルスやエイズウイルス

による感染は，血液を介して感染するSTDとしても重要である。

4. 日和見感染症（opportunistic infection）

緑膿菌，セラチアなどの細菌，サイトメガロウイルス，カンジダやアスペルギルスといった真菌，ニューモシスチスなどの原虫に代表される弱毒で普段は無害である病原微生物が，感染に対する抵抗力（免疫力）が低下した宿主に感染し発症する感染症をいう。

免疫力低下の原因としては，白血病や悪性リンパ腫など血液系のがん，進行した血液系以外のがん，エイズ，糖尿病などの代謝疾患が基礎疾患としてある場合，疾患治療に伴う副腎皮質ホルモン，抗がん剤，免疫抑制薬の投与など医療行為による場合がある。

5. 院内感染（hospital infection）

病院内で起こるすべての感染は院内感染である。入院中に発症しても入院前にすでに感染し，潜伏期の間に入院してきた場合は院内感染とはいわないが，入院中に感染し退院後に発症した場合は院内感染という。患者，医療従事者あるいは面会人などヒトを介して感染する場合と医療行為に用いる医療機器・器具などを介する場合がある。

ヒトに感染を起こすすべての病原微生物が原因となるが，普段はヒトに病原性を有しない弱毒性の常在微生物や薬剤耐性菌（多剤耐性菌）が原因となる日和見感染の色彩が強いことが院内感染の特徴である。その理由として，病院内には免疫力の低下した患者が多く存在すること，抗菌薬の不適切な使用があげられる。

6. 新興感染症（emerging infection），再興感染症（re-emerging infection）

新興感染症は，WHO（世界保健機関）の定義によれば，「かつては知られていなかった，この20年間に新しく認識された感染症で，局地的に，あるいは国際的に公衆衛生上の問題となる感染症」とされる。

新興感染症の病原微生物は，ウイルス，細菌，寄生虫とさまざまであり，現在，30種類以上が知られている。代表的なものとして，ウイルスではエイズ，C型肝炎や小児下痢症のロタウイルスがある。細菌では出血性大腸炎の原因菌である大腸菌O（オー）157や胃潰瘍の原因として注目されているヘリコバクター・ピロリなどがあげられる。

再興感染症は，WHOによって「かつて存在した感染症で，公衆衛生上ほとんど問題とならないようになっていたが，近年再び増加してきたもの，将来的に再び問題となる可能性がある感染症」と1990年に定義された。すなわち，抗菌薬の発達などにより一時的に抑制できていた感染症が再び出現するようになった。原因として，耐性菌の出現と病原微生物の強毒化，交通手段などの発達により海外渡航が頻繁となり社

会がグローバル化してきたこと，さらには温暖化など地球を取り巻く環境の変化があげられる。具体的疾患には，細菌では多剤耐性肺結核や百日咳菌，ウイルスでは狂犬病，原虫ではマラリアなどがある。

7. 抗菌薬・抗生物質

抗生物質は，もともとは「微生物によってつくられ，細菌の発育を阻害する物質」と定義されたが，現在では，ほとんどの抗生物質が化学合成されるようになった。一方，抗菌薬は，細菌に対して殺菌的あるいは静菌的に作用する物質のことで，完全に化学合成された合成抗菌薬と前述の抗生物質から成る。したがって，歴史的には図15-1に示すように抗菌薬は，抗生物質と合成抗菌薬から成り立っているが，最近は両者を合わせて抗菌薬と一本化して扱うようになった。しかし，現在でも臨床現場では，抗菌薬よりもむしろ抗生物質という表現が多く用いられている施設も少なくない（本章では，抗菌薬に統一する）。

抗菌薬は，病原体に殺菌的あるいは静菌的に作用する薬剤をいう。抗菌薬による抗菌作用のメカニズムは，①細胞膜合成阻害，②核酸合成阻害，③たんぱく質合成阻害に代表される。

①　**細胞壁合成阻害**　　β-ラクタム系薬剤であるペニシリン系，セフェム系に代表され，多くは殺菌的に作用する。カルバペネム系，モノバクタム系もある。現在最も汎用されている抗菌薬である。

②　**核酸合成阻害**　　ニューキノロン系抗菌薬は，核酸合成阻害により殺菌的に作用する。腸管出血性大腸菌O157にも有効である。

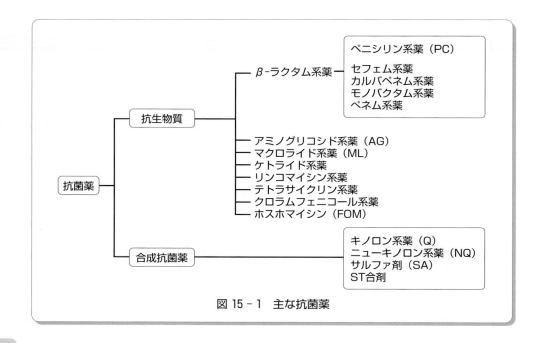

図 15 - 1　主な抗菌薬

③　たんぱく質合成阻害　アミノグリコシド系薬剤，マクロライド系薬剤，テトラサイクリン系薬剤が代表である。マイコプラズマ肺炎には，マクロライド系薬剤が第1選択薬である。

また，細菌以外の微生物に対しても，それぞれの特徴に応じて，抗ウイルス薬，抗真菌薬，抗寄生虫薬などが開発されており，感染症の治療（化学療法）に用いられている。

感染症の化学療法では，早期に病原微生物の同定と，その微生物に対して最も有効な薬剤の選択をすることが重要である。そのうえで，患者の年齢，性別，体格および病状を考慮して，適切な投与量を，適切な期間に限って投与する。化学療法中は，常に患者の状況を観察し，副作用*の出現に十分な注意を払う。

＊副作用は多彩で，肝機能障害，腎機能障害，出血性大腸炎，じんま疹，ショックなどあらゆる症状が出現する可能性がある。

また，後述する薬剤耐性菌の出現を予防するために，抗菌薬の乱用や効果のない抗菌薬を漫然と使用し続けることは厳に避けなければならない。

8.　薬剤耐性菌・多剤耐性菌

もともとは有効であった抗菌薬（ある細菌に対して"感受性がある"という）に対して抵抗力を持つことにより，その抗菌薬が効かなくなった細菌（"感受性がなくなった"という）のことを薬剤耐性菌（耐性菌）という。最近は，複数の抗菌薬が効かなくなった細菌が増えており，多剤耐性菌という。こうした細菌を生み出した最大の理由に，抗菌薬の乱用がある。抗菌薬使用時の原則は，原因となっている菌に有効な抗菌薬を適切な量，適切な期間使用することである。抗菌薬は，本来ウイルス感染（たとえば，風邪症候群）には効果がないにもかかわらず長期間漫然と使用してきた，あるいは細菌感染であっても，その菌に対して有効でない抗菌薬を長期間投与し続けた，などが耐性菌を生み出した原因といえる。代表的な耐性菌として，メチシリン耐性黄色ブドウ球菌（MRSA），バンコマイシン耐性腸球菌（VRE），ペニシリン耐性肺炎球菌（PRSP），多剤耐性緑膿菌（MDRP）があり，これらは院内感染の原因菌としても注目されている。こうした耐性菌は，多くの抗菌薬が無効であり，治療に重大な支障をきたし，近年の深刻な問題となってきている。

また，ヒトの口腔，消化管，腟などには，普段は病原性を示さない数種類の常在細菌が一定の均衡を維持しながら生息している（正常細菌叢）。悪性腫瘍や重症感染症などで，大量の抗菌薬が使用されると，感受性のある細菌のみが減少あるいは消滅し，耐性菌は残存して異常増殖するといった現象が起きる。これを菌交代現象といい，元来病原性を示していなかった細菌が，異常に増殖することによって病原性を示すようになり，新しい病気を引き起こすことがある。ここでも，耐性菌の問題が大きくクローズアップされている。

付表　主要臨床検査基準値

Ⅰ．血液学的検査

1．赤血球系

検査項目	試　料	基準値と注意点
赤血球数（RBC）	全血	男性：420-554×10⁴/μL 女性：384-488×10⁴/μL
ヘモグロビン量（Hb）		男性：13.8-16.6 g/dL 女性：11.3-15.5 g/dL
ヘマトクリット値（Ht）		男性：40.2-49.4 % 女性：34.4-45.6 %
平均赤血球恒数		
MCV		男性：82.7-101.6 fl 女性：79.0-100.0 fl
MCH		男性：28.0-34.6 pg 女性：26.3-34.3 pg
MCHC		男性：31.6-36.6 g/dL 女性：30.7-36.6 g/dL
網赤血球（Ret）		0.8-2.0 %

2．白血球系

検査項目	試　料	基準値と注意点
白血球数（WBC）	全血	3,500-9,200/μL
白血球百分率		
桿状核好中球	全血	7.5 %（2-13 %）
分葉核好中球	全血	47.5 %（38-58.9 %）
好酸球	全血	3 %（0.2-6.8 %）
好塩基球	全血	0.5 %（0-1 %）
リンパ球	全血	36.5 %（26-46.6 %）
単球	全血	5 %（2.3-7.7 %）

3．止血・血栓系

検査項目	試　料	基準値と注意点
血小板数（Plt）	全血	15.5-36.5×10⁴/μL
血小板凝集能	多血小板血漿	たとえば，2-5 μg/mL コラーゲン刺激で40-80 %
出血時間		1-3分（Duke法）， 3-10分（Simplate法）
プロトロンビン時間（PT）		
凝固時間	血漿（クエン酸血漿）	11-13秒
INR		0.9-1.1
PT比		0.85-1.15
PT活性		70 %以上
活性化部分トロンボプラスチン時間（APTT）	血漿（クエン酸血漿）	27-37秒
フィブリノゲン	血漿（クエン酸血漿）	160-350 mg/dL
トロンボテスト（TT）	血漿・全血（クエン酸加）	70-130 %
ヘパプラスチンテスト（HPT）	血漿・全血（クエン酸加）	70-130 %
アンチトロンビン（AT）	血漿（クエン酸血漿）	80-130 %
フィブリン・フィブリノゲン分解産物（FDP）	血清	5 μm/mL以下

4．全血液

検査項目	試料	基準値
赤沈（赤血球沈降速度，ESR）	クエン酸加全血	成人男性：7 mm/時以下 成人女性：16 mm/時以下

Ⅱ．血液生化学的検査

1．糖質および関連物質

検査項目	試　料	基準値と注意点
グルコース（ブドウ糖）	全血・血漿	70-109 mg/dL（空腹時，静脈血漿）。全血で測定すると血漿の測定値より低くなる
ケトン体	血清	
総ケトン体		120 μM以下
アセト酢酸		68 μM以下
β-ヒドロキシ酪酸		74 μM以下

2．脂質および関連物質

検査項目	試料	基準値と注意点
トリグリセリド（中性脂肪）（TG）	血清	50-150 mg/dL 食後高値を示す。日差変動が大きい
遊離脂肪酸（FFA）	血清	100-800 μEq/L 生理的な変動が激しい
総コレステロール（TC）	血清	130-220 mg/dL 20歳以降，加齢に伴い徐々に増加。特に女性は更年期以降急速に増加
HDL-コレステロール（HDL-C）	血清	40-65 mg/dL 女性は男性より高値
LDL-コレステロール（LDL-C）	血清	70-139 mg/dL 20歳以降，加齢に伴い徐々に増加。特に女性は更年期以降急速に増加

3．蛋白質および窒素化合物

総蛋白（TP）	血清	6.3-7.8 g/dL 臥位よりも立位で高値。運動で高値
アルブミン（Alb）	血清	3.7-4.9 g/dL 臥位よりも立位で高値。 運動で高値。脱水で高値
アルブミン/グロブリン比 （A/G比）	血清	1.2-2
蛋白分画	血清	
アルブミン（Alb）		60.5-73.2 %
α_1-グロブリン		1.7-2.9 %
α_2-グロブリン		5.3-8.8 %
β-グロブリン		6.4-10.4 %
γ-グロブリン		11-21.1 %
トランスサイレチン （プレアルブミン）	血清	21-43 mg/dL 女性は男性より高い傾向を示す
トランスフェリン	血清	202-386 mg/dL
レチノール結合蛋白 （RBP）	血清	男性：3.4-7.7 mg/dL 女性：2.2-6 mg/dL
血中尿素窒素（BUN）	血清	9-21 mg/dL 男性は女性より10-20 %高値。 強度の運動で上昇
尿酸（UA）	血清	男性：3-7.2 mg/dL 女性：2.1-6 mg/dL 絶食，脱水，強い運動で高値
クレアチニン	血清	男性：0.6-1.2 mg/dL 女性：0.4-0.9 mg/dL 筋肉量に比例する
アンモニア	全血	40-80 μg/dL 高蛋白食や強度の運動で上昇

4．電解質・無機質

ナトリウム（Na）	血清	135-149 mEq/L
カリウム（K）	血清	3.5-4.9 mEq/L
クロール（Cl）	血清	96-108 mEq/L
カルシウム（Ca）	血清	8.5-10.5 mg/dL （4.2-5.2 mEq/L） 補正血清Ca値＝Ca実測値＋ （4－血清アルブミン）
マグネシウム（Mg）	血清	1.8-2.4 mg/dL （1.5-2 mEq/L）
無機リン（IP）	血清	2.5-4.5 mg/dL
動脈血ガス・酸塩基平衡		
炭酸水素イオン	血漿	22-26 mEq/L
Paco$_2$	動脈血	35-45 Torr （加齢に伴い上昇）
Pao$_2$	動脈血	80-100 Torr （加齢に伴い低下）
pH	動脈血	7.38-7.42
浸透圧	血清	275-295 mOsm/kgH$_2$O
鉄（Fe）	血清	男性：64-187 μg/dL 女性：40-162 μg/dL
総鉄結合能（TIBC）	血清	男性：238-367 μg/dL 女性：246-396 μg/dL
不飽和鉄結合能（UIBC）	血清	男性：117-275 μg/dL 女性：159-307 μg/dL
フェリチン	血清	男性：15-220 ng/mL 女性：10-80 ng/mL
亜鉛（Zn）	血清	80-160 μg/dL 食後に低下

5．酵　　素

AST（GOT）	血清	11-40 IU/L 激しい運動で上昇
ALT（GPT）	血清	6-43 IU/L
アミラーゼ（AMY）	血清	60-200 IU/L
γ-GTP（γ-GT）	血清	成人男性：10-50 IU/L 成人女性：9-32 IU/L
クレアチンキナーゼ （CKまたはCPK）	血清	男性：57-197 IU/L 女性：32-180 IU/L 激しい運動，筋肉注射で上昇
CKアイソザイム	血清	CK-MM（骨格筋由来）：88-96 % CK-MB（心筋由来）：1-4 % CK-BB（脳・平滑筋由来）：1 %未満
コリンエステラーゼ （ChE）	血清	男性：322-762 IU/L 女性：248-663 IU/L

乳酸脱水素酵素 （LDH，LD）	血清	200-400 IU/L 溶血により高値。運動，筋肉注射により上昇することがある
アルカリホスファターゼ （ALP）	血清	80-260 IU/L 成長期，妊娠後期に上昇する
前立腺ACP（PAP）	血清	3 ng/mL以下
リパーゼ	血清	36-161 IU/L

6．ビリルビン

総ビリルビン	血清	0.2-1.2 mg/dL
直接ビリルビン	血清	0-0.4 mg/dL
間接ビリルビン	血清	0-0.8 mg/dL

7．ビタミン

ビタミンA	血清	レチノール：30-80 μg/dL
ビタミンB₁	全血	25-75 ng/mL
ビタミンB₂	全血	58-110 ng/mL
ビタミンB₆	血清	ピリドキシン換算：4-17 ng/mL ピリドキサールリン酸換算：6-25 ng/mL
ビタミンB₁₂	血清	260-1,050 pg/mL
ビタミンC	血清	0.55-1.5 mg/dL
パントテン酸	血清	0.2-1.8 μg/mL
ナイアシン	全血	285-710 μg/dL
ビタミンE	血清	0.58-1.8 mg/dL
葉酸	血清	4.8-12 ng/mL

Ⅲ．肝機能検査

検査項目	試料	基準値と注意点
チモール混濁試験（TTT）	血清	0.5-6.5 U
硫酸亜鉛混濁試験（ZTT）	血清	2.3-12 U
ブロムスルホフタレイン （BSP）試験	血清	5 %以下（45分値）
インドシアニングリーン	血清	10 %以下（15分停滞率）

（ICG）試験	血清	0.168-0.206（血中消失率）

Ⅳ．腎機能検査

検査項目	試料	基準値と注意点
糸球体濾過量（GFR）	血清・尿	男性：129±26 mL/分 女性：97±13 mL/分
クレアチニンクリアランス（Ccr）	血清・尿	91-130 mL/分
PSP試験	尿	25-50 %
Fishberg濃縮試験	尿	尿比量：1.022以上 尿浸透圧：850 mOsm/kg 以上

Ⅴ．内分泌機能検査

1．下垂体機能

検査項目	試料	基準値と注意点
副腎皮質刺激ホルモン（ACTH）	血漿	9-52 pg/mL
甲状腺刺激ホルモン（TSH）	血清	0.34-3.5 μU/mL
成長ホルモン（GH）	血清	6 ng/mL
卵胞刺激ホルモン （FSH）	血清	男性：成年期 4-15 mIU/mL 女性：卵胞期初期 4-10 mIU/mL 　　　排卵期ピーク 16-23 mIU/mL 　　　黄体期 4-7 mIU/mL 　　　妊娠時 1 mIU/mL以下 　　　閉経後 15 mIU/mL以上
黄体形成ホルモン（LH）	血清	男性：成年期 1.5-55 mIU/mL 女性：卵胞期初期 1.5-5 mIU/mL 　　　排卵期ピーク 10-50 mIU/mL 　　　黄体期 1-3 mIU/mL 　　　妊娠時 0.2 mIU/mL以下 　　　閉経後 15 mIU/mL以上
プロラクチン（PRL）	血清	女性：30-65 ng/mL 男性：15-30 ng/mL
抗利尿ホルモン（ADH）	血漿	0.3-3.5 pg/mL

2．甲状腺機能

遊離トリヨードサイロニン（FT₃）	血清	2.5-4.5 pg/mL
遊離サイロキシン（FT₄）	血清	0.7-1.7 ng/dL
抗サイログロブリン抗体（TgAb）	血清	0.3 U/mL以下
抗甲状腺ペルオキシダーゼ抗体（TPOAb）	血清	0.3 U/mL以下

TSH受容体抗体（TRAb, TBII）	血清	10 %以下

3．副甲状腺機能

副甲状腺ホルモン（PTH）（intact）	血漿	15-50 pg/mL
カルシトニン（CT）	血清	25-50 pg/mL

4．膵内分泌機能

血糖		「Ⅱ．血液生化学的検査」を参照
75g経口ブドウ糖負荷試験（OGTT）　2時間値	全血・血漿	140 mg/dL未満（静脈血漿）
インスリン（IRI）	血漿	5-15 μU/mL（空腹時）
ヘモグロビンA1c（HbA1c）	全血	4.6-6.2 %（NGSP値）
グリコアルブミン	血清または血漿	11-16 %
C-ペプチド（CPR）	血清	1.2-2 ng/mL 空腹時 1.7±0.1 ng/mL
抗GAD抗体	血清	陰性

5．副腎皮質機能

コルチゾール	血清	2.7-15.5 μg/dL
アルドステロン	血清	安静臥位 30-160 pg/mL

6．性腺機能

エストラジオール（E$_2$）	血清	妊婦：前期（10-20週）0.05-15 ng/mL 中期（21-30週）6-29 ng/mL 後期（30-42週）9-40 ng/mL 非妊婦：卵胞期前期 11-82 pg/mL 卵胞期後期 52-230 pg/mL 排卵期 120-390 pg/mL 黄体期 9-230 pg/mL 男性：20-50 pg/mL
テストステロン	血漿	男性：250-1,000 ng/dL 女性：10-60 ng/dL

Ⅵ．血清学的検査

検 査 項 目	試　料	基準値と注意点
C反応性蛋白（CRP）	血清	成人0.3 mg/dL以下
抗ストレプトリジンO抗体（ASO価）	血清	166 Todd 単位以下
梅毒血清反応（STS）　CL抗原法	血清	陰性（ガラス板法，RPR）

TP抗原法		陰性（TPHA，TPLA，FTA-ABS）
リウマチ因子（RF）	血清	陰性
LEテスト	血清	陰性
抗核抗体（ANA）	血清	陰性（40倍未満）
抗DNA抗体	血清	PHA法：陰性（80倍未満） RIA法 7 IU/mL以下
直接Coombs試験	血液	陰性
間接Coombs試験	血清	陰性
A型肝炎ウイルス（HAV）	血清	HA抗体：陰性
HBs抗原	血清	PA：陰性（8倍未満） RIA：陰性（0.9以下）
HBs抗体	血清	PA：陰性（4倍未満） RIA：陰性（0.9以下）
HBe抗原	血清	RPHA：陰性（4倍未満） RIA：陰性（0.9以下）
HBe抗体	血清	HI：陰性（4倍未満） RIA：陰性（29 %以下）
HBc抗体	血清	PHA：陰性（64倍未満） RIA：陰性（29 %以下）
HCV抗体	血清	陰性
HIV抗体	血清	陰性
HTLV-1抗体	血清	陰性
IgG	血清	739-1,649 mg/dL
IgA	血清	107-363 mg/dL
IgM	血清	46-260 mg/dL
IgD	血清	2-12 mg/dL
IgE	血清	RIST：250 IU/mL以下 RAST：0.34 PRU/mL以下
補体価（CH$_{50}$）	血清	33-48 U/mL

T細胞・B細胞百分率	全血	T細胞百分率：60-83 %
		B細胞百分率：5-17 %

白血球数	尿	1-3個1視野以内
上皮数	尿	1個10視野以下
硝子円柱数	尿	1-2個全視野以内
細菌, 真菌, 原虫	尿	

Ⅶ. 腫瘍マーカー検査

検査項目	試　料	基準値と注意点
癌胎児性抗原（CEA）	血清	IRMA：2.5 ng/mL以下 CLIA：5 ng/mL以下
α-フェトプロテイン（AFP）	血清	10 ng/mL以下
PIVKA-Ⅱ	血漿, 血清	40 mAU/mL以下
CA19-9	血清	37 U/mL以下
CA125	血清	男性, 閉経後の女性：25 U/mL以下 閉経前の女性：40 U/mL以下

＊下線は基本的項目を示す。

（矢冨　裕：杉本恒明ほか編：『内科学』（第9版），朝倉書店，付．pp. 1〜23（2007）より一部改変し，許可を得て掲載）

Ⅷ. 尿　検　査

検査項目	試　料	基準値と注意点
尿量	尿	800-1,600 mL/日
比重	尿	通常：1.015-1.025 水制限時：1.03-1.035 水負荷時：1.001-1.005
潜血反応	尿	陰性
ケトン体	尿	陰性
蛋白	尿	定性：陰性 定量：0.044-0.295 g/日
微量アルブミン	尿	随時尿：30 mg/L未満, 27 mg/gクレアチニン未満
糖	尿	定性：陰性（感度0.1g/dL未満） 定量：0.029-0.257 g/日
pH	尿	4.6-7.8
浸透圧	尿	100-1,300 mOsm/kgH$_2$O
ビリルビン	尿	－（感度0.8 mg/dL）
ウロビリノーゲン	尿	±〜＋
クレアチニン	尿	成人男性：1.1-1.9 g/日 成人女性：0.5-1.6 g/日
尿沈渣 　赤血球数	尿	1個1視野以内

索　引

〔編著者〕 (執筆分担)

田中　　明 （た なか　あきら）　吉祥寺二葉栄養調理専門職学校教授　　　　　　第4章
　　　　　　　　　　　　　女子栄養大学名誉教授

加藤　昌彦 （か とう　まさひこ）　椙山女学園大学生活科学部教授　　　　　　　　序章，第5章9.～14.，第15章

〔著　者〕（執筆順）

津田　博子 （つ だ　ひろこ）　中村学園大学名誉教授　　　　　　　　　　　　　第1章，付表

豊田　　元 （とよだ　はじめ）　元東京医療保健大学大学院教授　　　　　　　　　第2章

横越　　浩 （よこごし　ゆたか）　四国大学生活科学部教授　　　　　　　　　　　第3章，第8章，第12章

苅部ひとみ （かる べ）　元人間総合科学大学人間科学部教授　　　　　　　　　　第5章1.～8.

藤岡　由夫 （ふじおか　よしお）　神戸学院大学栄養学部教授　　　　　　　　　　第6章，第10章

今中　美栄 （いまなか　み え）　島根県立大学看護栄養学部教授　　　　　　　　　第10章

金内　雅夫 （かなうち　まさお）　畿央大学名誉教授　　　　　　　　　　　　　　第7章

進藤　政臣 （しんどう　まさおみ）　元松本大学大学院健康科学研究科教授　　　　第9章，第11章

藤岡由美子 （ふじおかゆ み こ）　松本大学人間健康学部准教授　　　　　　　　　第9章，第11章

増子　佳世 （ますこ　か よ）　山王メディカルセンター予防医学センター　　　　第13章，第14章
　　　　　　　　　　　　　国際医療福祉大学講師

Nブックス

疾病の成り立ち：臨床医学〔第5版〕

2012年（平成24年）3月30日	初版発行～第3刷	
2015年（平成27年）9月1日	第2版発行～第2刷	
2018年（平成30年）1月25日	第3版発行	
2018年（平成30年）11月1日	第4版発行～第3刷	
2022年（令和4年）9月15日	第5版発行	

編 著 者　　田 中　　　明

加 藤 昌 彦

発 行 者　　筑 紫 和 男

発 行 所　　株式会社 建 帛 社
KENPAKUSHA

〒112-0011　東京都文京区千石4丁目2番15号
TEL (03) 3944-2611
FAX (03) 3946-4377
https://www.kenpakusha.co.jp/

ISBN 978-4-7679-0734-5 C3047　　　　　壮光舎印刷／ブロケード
© 田中・加藤ほか，2012，2022．　　　　　Printed in Japan
（定価はカバーに表示してあります）